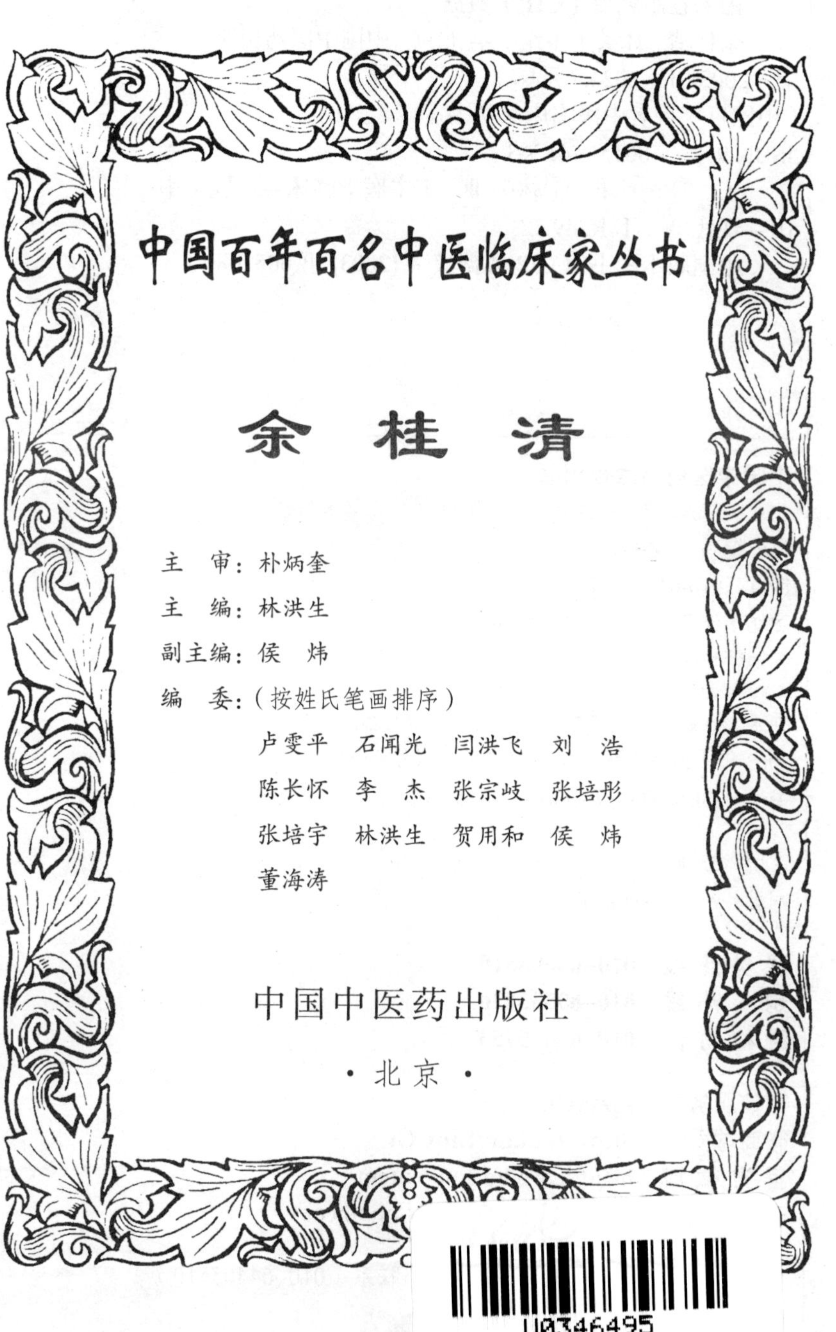

中国百年百名中医临床家丛书

余桂清

主　审：朴炳奎

主　编：林洪生

副主编：侯　炜

编　委：（按姓氏笔画排序）

卢雯平　石闻光　闫洪飞　刘　浩

陈长怀　李　杰　张宗岐　张培彤

张培宇　林洪生　贺用和　侯　炜

董海涛

中国中医药出版社

·北京·

图书在版编目（CIP）数据

余桂清/林洪生主编. -- 北京：中国中医药出版社，2003.01（2024.7 重印）

（中国百年百名中医临床家丛书）

ISBN 978-7-80156-415-3

Ⅰ. ①余… Ⅱ. ①林… Ⅲ. ①中医学临床—经验—中国—现代 Ⅳ. ① R249.7

中国版本图书馆 CIP 数据核字 (2003) 第 005268 号

中国中医药出版社出版

北京经济技术开发区科创十三街 31 号院二区 8 号楼

邮政编码　100176

传真　010-64405721

廊坊市佳艺印务有限公司印刷

各地新华书店经销

开本 880 × 1230　1/32　印张 8.75　字数 204 千字

2003 年 1 月第 1 版　2024 年 7 月第 4 次印刷

书号　ISBN 978 – 7 – 80156 – 415 –3

定价　33.00 元

网址　www.cptcm.com

服务热线　010–64405510

购书热线　010–89535836

维权打假　010–64405753

微信服务号　zgzyycbs

微商城网址　https://kdt.im/LIdUGr

官方微博　http://e.weibo.com/cptcm

天猫旗舰店网址　https://zgzyycbs.tmall.com

如有印装质量问题请与本社出版部联系（010–64405510）

出版者的话

祖国医学源远流长。昔岐黄、神农，医之源始；汉仲景、华佗，医之圣也。在祖国医学发展的长河中，临床名家辈出，促进了祖国医学的迅猛发展。中国中医药出版社为贯彻卫生部和国家中医药管理局关于继承发扬祖国医药学，继承不泥古、发扬不离宗的精神，在完成了《明清名医全书大成》出版的基础上，又策划了《中国百年百名中医临床家丛书》，以期反映近现代即20世纪，特别是新中国成立50年来中医药发展的历程。我们邀请卫生部张文康部长做本套丛书的主编，卫生部副部长兼国家中医药管理局局长佘靖同志、国家中医药管理局副局长李振吉同志任副主编，他们都欣然同意，并亲自组织几百名中医药专家进行整理。经过几年的艰苦努力，终于在21世纪初正式问世。

顾名思义，《中国百年百名中医临床家丛书》就是要总结在过去的100年历史中，为中医药事业做出过巨大贡献、受到广大群众爱戴的中医临床工作者的丰富经验，把他们的事业发扬光大，让他们优秀的医疗经验代代相传。百年轮回，世纪更替，今天，我们又一次站在世纪之巅，回顾历史，总结经验，为的是更好地发展，更快地创新，使中医药学这座伟大的宝库永远取之不尽、用之不竭，更好地服务于人类，服务于未来。

本套丛书第一批计划出版140种左右，所选医家均系在中医临床方面取得卓越成就，在全国享有崇高威望且具有较高学术造诣的中医临床大家，包括内、外、妇、儿、骨伤、针灸等各科的代表人物。

本套丛书以每位医家独立成册，每册按医家小传、专病论治、诊余漫话、年谱四部分进行编写。其中，医家小传简要介绍医家的生平及成才之路；专病论治意在以病统论、以论统案、以案统话，即将与某病相关的精彩医论、医案、医话加以系统整理，便于临床学习与借鉴；诊余漫话则系读书体会、札记，也可以是习医心得，等等；年谱部分则反映了名医一生中的重大事件或转折点。

本套丛书有两个特点是值得一提的：其一是文前部分，我们尽最大可能收集了医家的照片，包括一些珍贵的生活照、诊疗照，以及医家手迹、名家题字等，这些材料具有极高的文献价值，是历史的真实反映；其二，本套丛书始终强调，必须把笔墨的重点放在医家最擅长治疗的病种上面，而且要大篇幅详细介绍，把医家在用药、用方上的特点予以详尽淋漓地展示，务求写出临床真正有效的内容，也就是说，不是医家擅长的病种大可不写，而且要写出“干货”来，不要让人感觉什么都能治，什么都治不好。

有了以上两大特点，我们相信，《中国百年百名中医临床家丛书》会受到广大中医工作者的青睐，更会对中医事业的发展起到巨大的推动作用。同时，通过对百余位中医临床医家经验的总结，也使近百年中医药学的发展历程清晰地展现在人们面前，因此，本套丛书不仅具有较高的临床参考价值和学术价值，同时还具有前所未有的文献价值，这也是我们组织编写这套丛书的初衷所在。

中国中医药出版社

2000年10月28日

目　录

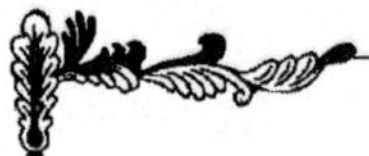

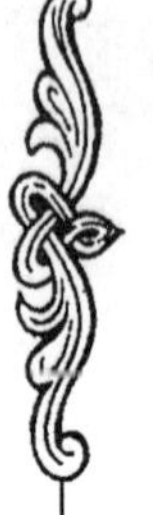

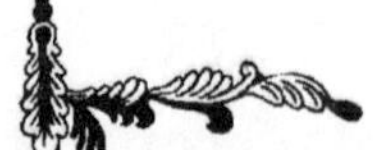

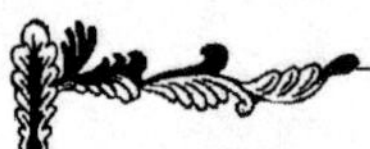

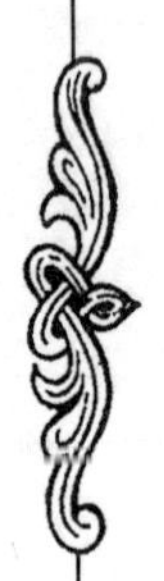

医家小传

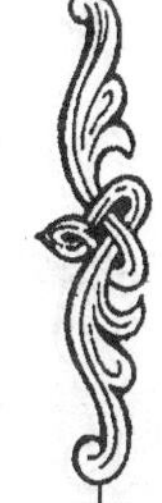

我国中医肿瘤学界的泰斗——余桂清教授，是中国中医研究院广安门医院肿瘤科主任医师、中国中西医结合学会肿瘤专业委员会名誉主任委员，中国中医研究院资深研究员。他创建了我国第一个中医、中西医结合肿瘤专业科室——中国中医研究院广安门医院肿瘤科（现为全国中医肿瘤医疗中心），并历任国家“六五”“七五”“八五”攻关中医肿瘤课题组长。他呕心沥血，战斗在防癌治癌第一线上五十余载。在建立有中国特色的中西医结合防治肿瘤道路上，他是一个永不满足的开拓者。

余桂清 1921 年 9 月 15 日出生于湖北武汉，1947 年毕业于国立江苏医学院。1947 ~ 1955 年先后在江苏镇江基督医院、汉口普爱医院和市立第二工人医院外科工作，由于工作卓越，获得过许多嘉奖。1955 年奉调到卫生部中医研究院，随近代著名中医外科专家段馥亭学习，继承段老在治疗中医外科、骨结核、肿瘤方面的经验。1960 年参加卫生部

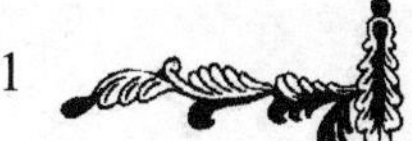

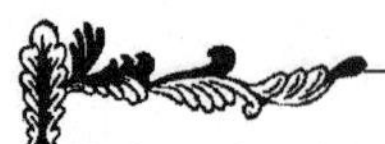

西学中班，毕业后从事骨结核的治疗研究，参与主编《中医外科证治经验》。

中华人民共和国成立后，随着人民生活水平的提高和医疗卫生条件的改善，疾病谱也发生了相应改变。一些严重的传染性疾病得到有效控制，而恶性肿瘤的发病率却在逐年上升。1963年初，经上级决定，正值壮年的余桂清被任命为科主任，承担起创建我国第一个中医、中西医结合肿瘤专业科室——中国中医研究院广安门医院肿瘤科的重担。从此他暗下决心，要向恶性肿瘤进军，一定要啃下这块硬骨头。

几十年来与肿瘤作斗争，余桂清自认为走过了不少弯路。开始总想找到能直接杀死癌细胞的药物和处方，但效果却都不理想，于是他遵循中医的辨证论治和治则治法，从调动人体自身的抗癌能力入手，探索治癌的道路，并孜孜不倦地在临床上总结提高。

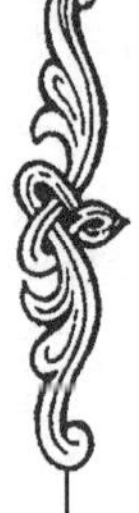

20世纪60～70年代，他作为医疗队长，率队深入太行山区食管癌高发现场——河南林县、河北磁县、武安、涉县等地，进行普查和防治研究。他筛选了数十种抗癌中草药，系统观察了征癌片、抗癌乙片、二术玉灵丹、人工牛黄散、六味地黄丸等中医方药，同姜廷良教授合作完成了“益肾阴法六味地黄丸治疗食管上皮重度增生预防食管癌”和“抗癌乙丸治疗食管重度增生预防食管癌”两项重大科研成果，研究出辅助食管癌诊断的“舌诊法”，并培训农村基层医师数百名。在肿瘤的预防工作中，他强调审证求因，内外结合、预防为主、防微杜渐，重视癌前病变的普查与治疗。在临证过程中，余桂清认真比较了中医、西医治疗肿瘤各自的特点，逐步形成了中西医结合治疗肿瘤的新思路。

20世纪70～80年代，余桂清教授又牵头在中医肿瘤学

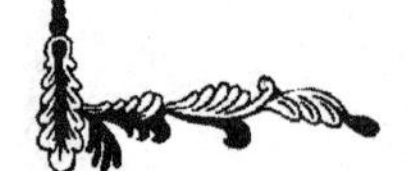

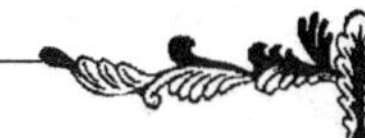

界率先开展对扶正培本治则的研究。他先后主持了三届全国中医肿瘤扶正培本研讨会。他所领导的国家“七五”攻关课题——健脾益肾冲剂合并化疗治疗晚期胃癌，获得卫生部乙级成果奖。猪苓多糖治疗肺癌获得中国中医研究院奖。经过不懈努力，扶正培本法成为中医治疗肿瘤应用最为广泛的治则。

余桂清主任学贯中西，博采众家之长，同时又具有科学、严谨的治学态度和对患者高度负责的精神，为身边的医生树立了榜样。他经常组织病案分析讨论，邀请著名专家进行专题讲座，积极为青年人的成长创造条件，造就了一支高素质的科室人才梯队。在他的带领下，中国中医研究院广安门医院肿瘤科从无到有，从一个普通科室发展为全国中医肿瘤医疗中心。他还高瞻远瞩，在各方面条件都很艰苦的状况下，建立起我国第一个中医肿瘤研究室，进行中医肿瘤的理论整理和基础研究。他提出“以中医理论为基础，应用现代科学技术，中西医结合，临床与实验结合，开展多学科，多途径，全国大协作的研究，取得防治肿瘤的优势”。

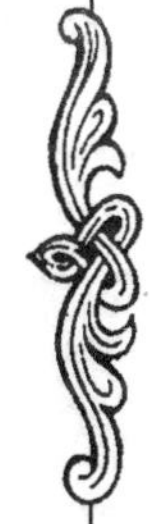

他善于团结各地不同流派的学者，不同资历的中医名家以及西医界的朋友。主持了九届全国中西医结合肿瘤学术大会，三届国际中医肿瘤学术研讨会。在他的带领下，形成了一支中医、中西医结合防治肿瘤的庞大队伍。由于他的许多开创性的工作和成绩，使他成为公认的中医、中西医结合肿瘤学科创始人和学术带头人。

近十年来，余桂清教授的足迹遍及世界五大洲。1987年他在意大利罗马主讲“中医治疗肿瘤”“针灸治疗肿瘤”。1994年应英国牛津大学格林学院邀请他演讲“现代中西医结合肿瘤研究进展”“肺癌、胃癌中西医结合防治”。他多次到日本、意大利、法国、美国、朝鲜、印度尼西亚、英国、

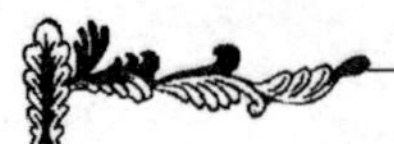

新加坡等国进行访问、会诊、讲课，引起世界医学界对中医药防治肿瘤的高度重视。

余桂清教授先后发表40余篇学术论文及多部专著，如“肿瘤扶正培本几个问题的探讨”“中医、中西医结合防治恶性肿瘤新进展”“肺癌、鼻咽癌、食管癌等中西医结合治疗”“关于胃癌的讨论”，以及《历代中医肿瘤案论选粹》《中西医结合治疗肿瘤有效病例选》等。1988年他被世界文化委员会授予阿尔伯特·爱因斯坦奖，1994年被美国传记研究所载入《国际名人录》。

余老说：“我只要有一点时间，就要为党、为人民尽力做工作，我的座右铭是学无止境。我这支蜡烛两头都要点上，要为振兴中医、中西医结合防治肿瘤事业，这支蜡烛一直燃烧下去。”

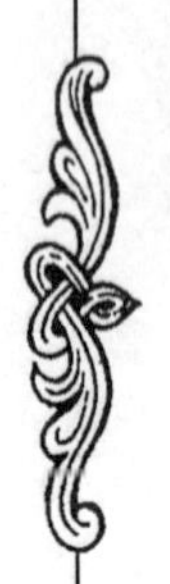

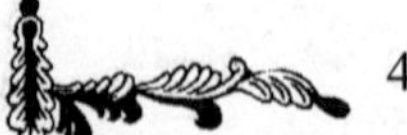

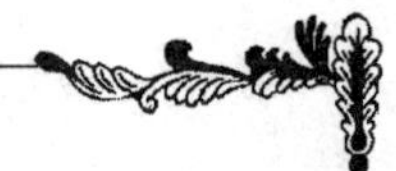

专病论治

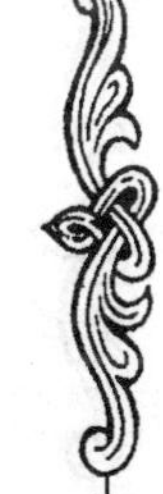

肺 癌

一、概况

原发性肺癌是世界上最常见的恶性肿瘤之一，且是发病率持续增高的肿瘤之一。以美国为例，1997 年全美肺癌的发生数量为男性 98300 例，女性 79800 例，分别为男女肿瘤发病率第二位。1997 年因肺癌死亡的人数为 160400 人，居恶性肿瘤死亡率第一位，占全美肿瘤死亡患者的 29%。在过去 20 年中，我国大中城市中肺癌的发病率亦逐年上升，尤以近 10 年为甚。以上海为例，20 世纪 70 年代男性肺癌发病率在 50/10 万左右，而到了 90 年代初上升到 70/10 万左右，女性从 15/10 万左右上升到 20/10 万。1995 年上海市男性肺

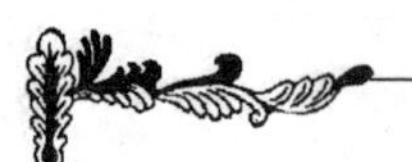

癌发病率为76.1/10万，女性为30.6/10万，分别为男女恶性肿瘤发病率的第一位和第二位。

目前已有充分证据证明吸烟习惯与肺癌发病有关。每日吸烟量大，吸烟年限长，早年开始吸烟，吸入的程度深，香烟中的焦油和烟碱含量高，以及吸无滤嘴的香烟均可使肺癌的危险性增加。停止吸烟的年数越长肺癌的危险性则越低。职业暴露于某些致癌物质，如石棉、氡、二氯甲醚、多环芳烃化合物、铬、镍以及无机砷化合物可使肺癌危险性增加。越来越多的证据表明，遗传因素在肺癌危险度方面也起重要作用。

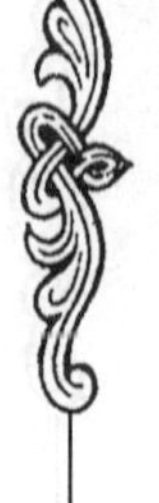

Ⅰ期非小细胞肺癌（NSCLC）的治疗目前仍以手术切除为最佳选择，只要无剖胸探查禁忌症，都建议患者接受手术治疗。术后放疗和化疗不适于Ⅰ期NSCLC患者。Ⅰ期NSCLC被绝大多数的肿瘤专家学者认为是能单独为外科手术治愈的肿瘤。如果能完全切除，术后的5年生存率可达60%～80%。Ⅱ期NSCLC的治疗仍以手术切除为首选，Ⅱ期患者完全切除术后的5年生存率可达40%～60%，疗效优于单独化疗和单独放疗者。对Ⅰ期Ⅱ期非小细胞肺癌完全性切除后无须进行术后的辅助性放射治疗，但对切缘阳性或纵隔淋巴结阳性的患者仍应考虑给予辅助性放射治疗。Ⅱ期NSCLC患者行术后化疗，应采取含有铂类的化疗方案且患者体重的减轻不能超过5%。对Ⅲa期患者有多组纵隔淋巴结转移者（N2），临床经验证实，它们有较高远处转移倾向（50%～70%），手术后的五年生存率较差，建议对这些患者使用术前诱导治疗，包括化疗或加术前放疗（常规放疗45Gy）。部分临床研究显示提高了疗效。对Ⅲa期病灶不适合手术者，应用放疗和化疗的综合治疗。已有证明采用非常

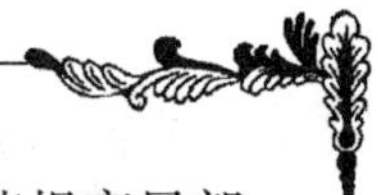

规放疗，包括超分割、加速超分割照射方法有可能提高局部控制率和生存率，特别是对预后较好型的患者。对Ⅲb期患者，由于已有纵隔重要脏器受侵，或锁骨上淋巴结转移，只适合放疗加联合化疗。Ⅲ期NSCLC能做手术切除或辅以放疗者5年生存率为15%～30%，而单纯放疗者仅5%～10%。Ⅳ期预后差，多数患者在1年内死亡，主要使用全身化疗，辅以免疫、中草药治疗和对症处理。

局限期小细胞肺癌（SCLC）有以下几种联合方案可供选择。①手术加化疗：即对原发灶可作手术切除的病例（TNM分期Ⅰ、Ⅱ期），先行手术，术后用6个疗程化疗；②化疗加手术，先做3～4个疗程化疗，然后评价化疗效应，若有肿瘤残留，则考虑手术切除，术后再用2～3个疗程化疗。③放化疗交替使用，保留手术作为处理放化疗后残留灶的手段。化疗每3～4周为一个疗程，每疗程3～5天，在化疗疗程间隙中进行放疗。放疗结束后若肿瘤仍有残留，则考虑手术，术后继续化疗。④化疗和放疗同时进行，放疗后继续用化疗，至用满6个疗程为止。⑤化疗后放疗，先用4～6个疗程化疗，然后加用胸腔放疗。化放疗联合使用的方案中，化放疗同时进行者效果最好，而且胸腔放疗开始得越早越好。局限期SCLC的5年生存率达33%。广泛期SCLC治后的5年生存率仅0～1%，以化疗为主，经化疗后疗效较佳者，可作局部残留肿瘤的补充放疗。

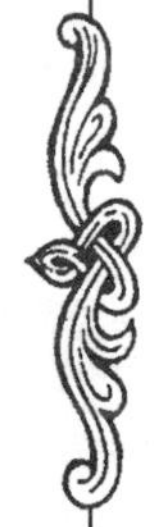

由于肺癌与古代及近代描述的肺积、息贲、肺疽、肺痈、肺痿、肺疮等病症有许多相似之处，故现代常将肺癌与上述疾病的诊断、治疗、预后和病因病机相类比。《素问·咳论》说：“肺咳之状，咳而喘息有音，甚则唾血，咳则心痛，喉中介介如梗状，甚则咽肿喉痹；肝咳之状，咳则两胁下

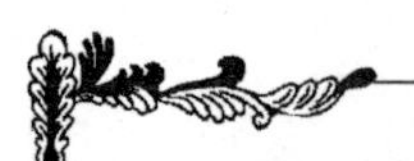

痛，甚则不可以转，转则两胁下满，……。”这些症状在肺癌中均可见到。《金匮要略·肺痿肺痈咳嗽上气病脉证治》中的“寸口脉数，其人咳，口中反有浊唾涎沫”的肺痿，“咳即胸中隐隐痛，脉反滑数……咳唾脓血”的肺痈，在肺癌患者也可见到。《素问·玉机真脏论》说：“大骨枯槁，大肉陷下，胸中气满，喘息不便，内痛引肩项，身热脱肉破䐃。”等，颇似肺癌晚期之表现。《难经》“肺之积，名曰息贲，在右胁下，覆大如杯，久不已，令人洒淅寒热，喘咳，发肺壅。”后世医书《济生方》论述：“息贲之状，在右胁下，覆大如杯，喘息奔溢，是为肺积；诊其脉浮，其色白，其病气逆，背痛少气，喜忘目瞑，肤寒，皮中时痛，或如针刺。”而在《圣惠方》一书中也有许多治疗息贲、咳喘等类似肺癌症状的药方记载。几乎所有的古代和近代医学家都认为此类疾病的治疗是十分困难的，且预后不佳。

二、中医药治疗

（一）肺癌的病因病机

肺居胸中，经脉下络大肠，与大肠互为表里。肺主气，司呼吸，主宣发肃降，通调水道，外合皮毛，开窍于鼻。肺为娇脏，喜润恶燥，因而，肺的病证有虚实之分。正如《内经》所云“邪之所凑，其气必虚”，以及“诸气者，皆属于肺”。因此，肺癌主要是正气虚损，阴阳失调，六淫之邪乘虚而入，邪滞于肺，导致肺脏功能失调，肺气阻郁，宣降失司，气机不利，血行受阻，津液失于输布，津聚为痰，痰凝气滞，气滞血瘀，瘀阻络脉，于是痰气瘀毒胶结，日久形成肺部积块。由此可见，肺癌是一种全身属虚，局部属实的疾

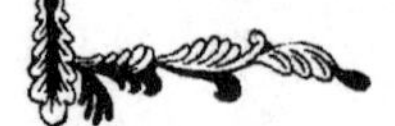

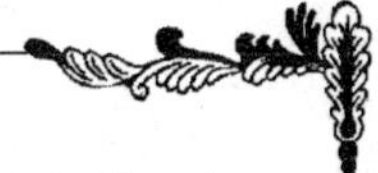

病，虚则以气虚、阴虚、气血两虚为多见，实则以痰凝、气滞、血瘀毒结为多见。

（二）肺癌与息贲、肺痈、肺疽、肺痿、虚损的关系

1. 肺癌与息贲

息贲症始载于《素问·阴阳别论》“二阳之病发心脾……其传为息贲者，死不治。”《灵枢·经筋》“手太阳之筋起于大指之上……其病当所过者支转筋痛，甚成息贲，胁急吐血。”在《难经·第五十六难》始有详细的论述，“肺之积名曰息贲，在右胁下，覆大如杯。久不已，令人洒淅寒热，喘咳，发肺壅”。由《素问》《灵枢》《难经》所述息贲的症状、发病过程、疾病转归与肺癌的临床表现密切相关，临床将息贲症的辨治方法运用于肺癌治疗，对缓解症状，延长生存期均有一定意义。可选用息贲汤（陈言《三因极一病证方论》）、息贲丸（李东垣《兰室秘藏》）等方化裁施治。

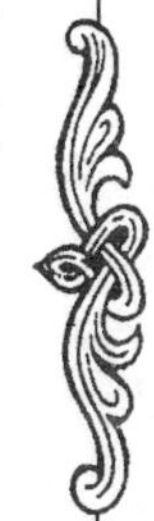

2. 肺癌与肺痈、肺疽

从《难经》中对息贲病症的论述，可知肺痈为息贲的一种临床表现；而肺癌发展到一定阶段，也可见类似肺痈症状，诸如发热、咳吐脓血、胸痛等症。临床选用麦门冬汤、葶苈大枣泻肺汤、桔梗汤、千金苇茎汤等治疗。均能获一定疗效。肺癌的发病过程中，也可见有肺疽症。古籍中对肺疽所述甚少，只作为与肺痈相鉴别的证候，没有就其脉因症治作详细论述；《东医宝鉴·痈疽篇》“痈疽发于内者当审脏腑，如中府隐隐而痛者肺疽，上肉微起者肺痈也。”故认为肺疽系发于肺脏，与肺痈临床表现相似，而性质不同，其特点为发病甚缓，郁结日久，胸痛隐隐，是内联五脏的难治之症。故肺疽症更酷似肺癌的发病过程。可选用治疗肺疽之方如犀黄丸、小金丹、飞龙夺命丹、阳和汤、洗髓丹等加减治疗肺

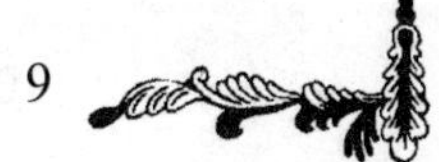

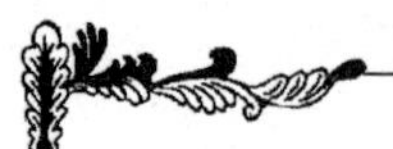

癌，能取得一定疗效。

3. 肺癌与肺痿

肺痿始载于《金匮要略·肺痿肺痈咳嗽上气病脉证治》"寸口脉数，其人咳，口中反有浊唾涎沫"，"脉虚数……肺中冷，……目眩……"表现为肺阴虚衰，重伤津液，咳而吐涎沫，胸中隐痛，身体消瘦，眩晕乏力，脉虚数，与肺癌临床的肺阴虚型、气阴两虚型所见颇为一致。据报道，肺癌患者肺阴虚型及气阴两虚型占大多数（82%），特别是晚期肺癌占绝大多数。运用治疗肺痿的方法治疗肺癌取得一定疗效，临证可根据脉症之不同选用麦门冬汤、清燥救肺汤、沙参麦门冬汤等方施治。

4. 肺癌与虚损

目前肺癌临诊者大多为Ⅲ期以上中晚期患者，尤其是中医就诊者绝大多数为晚期患者，临床多表现为气血阴阳虚衰。有学者总结上海龙华医院、杨浦区中医医院、北京中医学院东直门医院、中医研究院广安门医院等医疗单位临床观察病例共430例，其中Ⅲ、Ⅳ期患者352例，占81.8%，其中属于阴虚内热型、气虚型、气阴两虚型、阴阳两虚型者349例，占81.1%。可见临床肺癌辨治与虚损有密切关系，运用扶正固本法辨治，均能减轻或消除肺癌病人症状，使不少晚期肺癌患者，肿瘤有所缩小、恢复工作能力或长期荷瘤生存。临床可根据气血阴阳的虚衰状况选用补中益气汤、当归补血汤、归脾汤、六味地黄丸、百合固金汤、保元汤等方加减施治。

综上所述，肺气闭郁，积聚日久为息贲，气积痰壅、化热聚毒为肺痈，气积寒凝、阴毒瘀积为肺疽，咳唾日久、肺津大伤为肺痿，气血虚衰、阴阳亏损为虚损。息贲以气积为

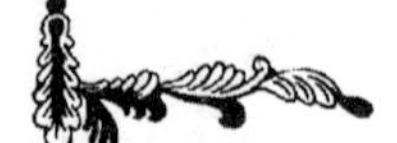

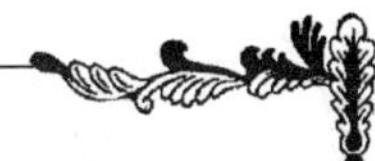

主，肺痈以痰热为重，肺疽以瘀毒为甚，肺痿以津伤为要，虚损以阴阳为本。肺癌与此五证均有密切关系，可以认为肺癌的病因、病理及转归由气积、痰热、瘀毒、津液、阴阳五方面得以体现。今重温古籍，凡肺癌Ⅰ、Ⅱ期患者可参考息贲、肺痈、肺疽的辨治方法，Ⅲ、Ⅳ期患者则可参考肺痿、虚损的辨治方法，并紧紧把握气积、痰热、瘀毒、津液、阴阳五大环节，有助于提高疗效。

（三）扶正培本法在肺癌治疗中的应用

肺癌是一种全身性疾病，但由于形而上学思想的影响，过去西医治疗肺癌多从局部着眼，依靠手术切除或用放射线、化学药物杀灭肿瘤细胞，对于如何调动机体内在的抗病能力来战胜肿瘤，研究得较少。近年来肿瘤免疫学研究的进展，愈来愈使人们对肿瘤与机体的关系有了新的见解。中医学对疾病的治疗一向强调整体观念，注意从机体的内部因素着手治疗疾病。既看到整体，也看到局部，余主任注意把二者有机地结合起来。在治法上既注意祛邪，更注意扶正，要求正确处理“正”与“邪”的关系，使祛邪而不伤正，扶正而不留邪。这些原则都是我们在治疗恶性肿瘤中应当予以遵循的。

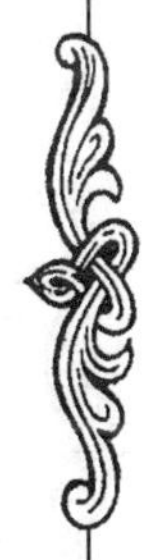

近年来应用中医学的扶正培本法治疗肺癌已经取得一些可喜的成绩。实践证明，扶正培本法与西医治疗手段相结合，不仅能保证治疗的顺利进行，而且可以提高机体免疫能力，改善症状，延长生存期，提高疗效。

余主任认为扶正培本即是扶助正气，培植本源的治疗法则。中医学认为：人体是一个对立统一的整体，各种疾病的发生和发展都是人体阴阳气血、脏腑功能不平衡所致，故有“阴平阳秘，精神乃治，阴阳离决，精气乃绝”之说。扶正

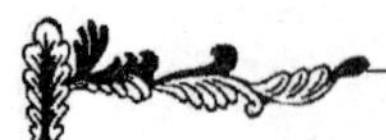

培本治则的临床应用，主要是调节人体阴阳、气血、津液和脏腑功能的不平衡，以增强机体的抗病能力，消除各种虚弱证候，达到强壮身体、祛除病邪之目的。中医学把人体对外界致病因素的防御能力和机体生存的物质基础及其正常活动功能，统称为正气，简称为“正”；一切致病因素及其病理产物（如水、痰、湿等）则简称为“邪”。正邪处于斗争之中，“邪之所凑，其气必虚”，“正气存内，邪不可干”，说明扶正与祛邪是相辅相成的。“正”“邪”矛盾的斗争，其矛盾的主要方面随条件而转化，但在通常情况下，疾病的发生、发展取决于正气的盛衰，故中医临床上特别强调人体正气即机体的抗病能力。疾病发生的根本原因并不完全在于外因，外因是通过内因起作用的，而内因主要为阴阳、气血、脏腑等矛盾运动的变化。

扶正培本的主要措施包括一方面采用药物调补人体气血不足与脏腑失调，另一方面从精神、饮食、锻炼身体调摄以达人体精神平衡、气血充足。《黄帝内经》中说：“形不足者，温之以气，精不足者，补之以味。”中医学认为肾为先天之本，脾为后天之本，故扶正培本多从脾肾入手，但具体应用时尚需根据具体情况，辨证论治。

常用的几种扶正培本方法

1. 益气健脾法：是治疗气虚的基本方法。常用药物有：黄芪、党参、太子参、白术、茯苓、怀山药、甘草等。当气虚影响到肾出现肾气虚时，须用肉苁蓉、巴戟天、补骨脂、菟丝子、枸杞子等填精益髓药物配伍。在大剂量化疗时应用益气健脾和胃药物，往往可以减少化疗所致的胃肠道反应，减轻化疗对造血功能的损害。

2. 温肾壮阳法：适用于肾阳或脾肾不足之证。常用药物

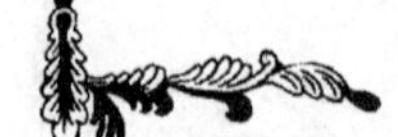

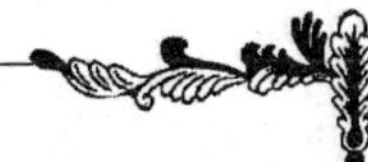

有：附子、肉桂、鹿茸、淫阳藿、仙茅、锁阳、肉苁蓉、巴戟天、补骨脂。根据“阴阳互根”的理论，运用补肾阳药物时，常以熟地、龟板、山萸肉、菟丝子等益肾精、补肾阴的药物作为配伍。

3. 滋阴补血法：适用于血虚证，常用药物有：熟地、当归、阿胶、白芍、龟板胶、何首乌、枸杞子、女贞子、龙眼肉、紫河车、红枣、花生衣、鸡血藤等。这类药物大多具有补血填精的作用，常与补气健脾等药同用。

4. 养阴生津法：适用于阴虚及阴虚内热之证。常用药物有：生地、麦冬、南北沙参、天冬、玄参、石斛、龟板、鳖甲、玉竹、黄精、天花粉、知母。这一类药物具有养阴润肺、养阴增液和滋补肝肾的功用，对阴虚患者有治疗作用。在放疗及化疗的过程中，或治疗后出现阴津耗伤时，应用此类药物可以减轻反应。

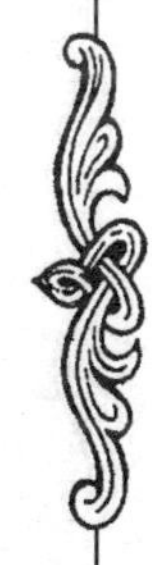

（四）运用扶正培本法治疗肺癌的几个原则

1. 正确处理扶正与祛邪的关系

必须以中医学的辨证论治原理及方法，权衡扶正与祛邪之间的轻重缓急。在正虚为矛盾主要方面时，采用扶正为主、抗癌为辅；在邪盛为矛盾主要方面时，则应采用抗癌为主、扶正为辅的治疗原则。

2. 注意辨别气血阴阳和脏腑的盛衰情况

（1）必须辨别气、血、阴、阳孰盛孰衰，分别采取以补气为主、补血为主、补阳为主或补阴为主的扶正方法。以肺癌的辨证来说，以气虚、阴虚最为多见，因此补气养阴的方药最常用。但由于人体“阴阳互根”和“气血同源”，所以在气虚和血虚、阴虚和阳虚之间，并不是一成不变的。在治疗上要分别主次、抓住疾病矛盾的主要方面，才能给予恰当

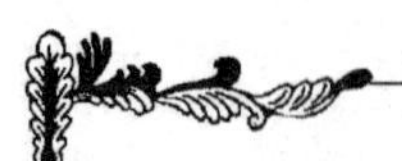

的处理。

（2）在辨别气血、阴阳虚损的基础上，进一步辨别各脏腑经络虚衰，并根据各个脏腑经络的特性来调整其阴阳气血。如肺为娇脏，易伤气阴，一般多见阴虚或气阴两虚；脾主运化，脾气主升，一般多见阳气不足；胃主降而喜润恶燥，故易见胃气上逆与胃阴不足；肝为刚脏，体阴而用阳，故多见阴血不足和肝阳上亢。

3. 扶正宜健脾与补肾并重

中医学认为肾为先天之本，肾阴阳为其他脏腑阴阳的根本，故其他脏腑阴阳失调日久必然影响到肾；脾为后天之本，气血生化之源，故扶正培本多从脾肾入手，余主任成功地继承了这一学术思想，在扶正培本治法中应特别重视健脾益气和温补肾阳，滋养肾阴等法。临床证明许多晚期肺癌采用这些治法后，不仅全身情况好转，而且有利于发挥抗癌药物的作用。

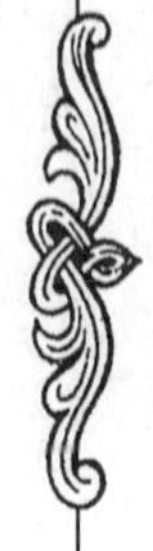

在临床实践中，我们体会到正确地运用中医扶正培本的原则，对于提高人体的抗肺癌的能力，控制肺癌的发展，促进机体的恢复具有重要的意义。实验研究也证实，健脾益肾，扶正培本既可以增加机体免疫功能，也能增强患者骨髓的造血功能。

4. 遣方用药应平和且顾护脾胃

选用药物时，注意患者具体情况和某些补药性味之偏颇。如使用补气壮阳药时，应注意不使过于温燥而伤阴，适当照顾阴液，佐以养阴之剂，使阳得阴助而生化无穷；使用滋阴养血药时，勿过于滋腻而碍胃，适当照顾阳气，佐以理气之品，使阴得阳生而泉源不竭。

（五）肺癌的辨证施治

1. 肺脾气虚型

症状：咳嗽无力，痰液清稀，声低神疲，胸闷气短，自汗恶风；纳呆肢困，或时有便溏，面色无华。舌苔淡白或舌胖有齿痕，脉虚弱。

治法：益气补肺，健脾化痰。

方药：黄芪（或太子参）、白术、茯苓、陈皮、半夏、杏仁、桔梗、山药、生苡仁、防风、白花蛇舌草、半枝莲、生甘草。

方解：此型在肺癌Ⅰ、Ⅱ期多见，病之早期，只见气虚证，或轻微的咳嗽，咯痰之症状。往往只有肺气虚，偶表现脾虚的症状。以黄芪、太子参益气；白术、茯苓、山药、生苡仁健脾；陈皮、半夏、茯苓、甘草、杏仁、桔梗以理肺化痰；白花蛇舌草、半枝莲及薏苡仁等解毒抗癌；加防风、白术、黄芪为玉屏风散益气固表，可防感冒等并发症。此型在术后复发初期也常见到。

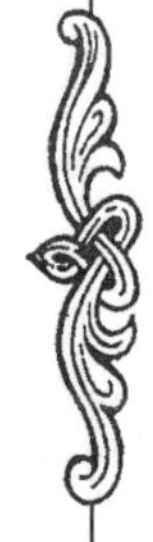

2. 肺肾阴虚型

症状：干咳无痰，或痰少黏稠，或痰中带血，或口咽干燥，形体消瘦，午后潮热，五心烦热，盗汗颧红，便干尿黄，声音嘶哑，舌红少津，无苔或少苔，脉细数。

治法：滋阴润肺，清热散结。

方药：沙参、生地、元参、麦冬、百合、鳖甲、知母、青蒿、地骨皮、黄芩、川贝母、杏仁、草河车、半枝莲、生牡蛎、仙鹤草。

方解：此型多见于肺癌的Ⅱ期，偶见于Ⅲ期患者。沙参、元参、麦冬、百合养阴润肺；鳖甲、青蒿、地骨皮、黄芩、知母清阴分之热；川贝、杏仁、仙鹤草化痰止血；草河

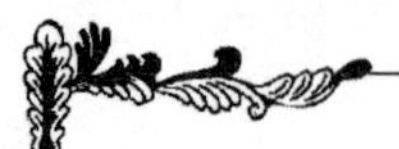

车、半枝莲、生牡蛎、仙鹤草清热散结抗癌。

3. 气阴两虚型

症状：咳嗽有痰或无痰，神疲乏力，汗出气短，口干发热或午后潮热，手足心热，有时心悸，纳呆脘胀，便干或稀，舌质红苔薄，或舌质胖嫩有齿痕，脉细数无力。

治法：益气养阴，化痰散结。

方药：黄芪（或太子参）、沙参、麦冬、鳖甲、百合、生地、五味子、百部、全瓜蒌、川贝、白花蛇舌草、鱼腥草。

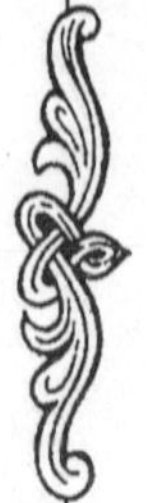

方解：此型多见于Ⅲ期，在Ⅱ、Ⅳ期也可见到。黄芪、太子参益气；沙参、麦冬、鳖甲、生地、五味子养阴；全瓜蒌、鱼腥草、川贝、白花蛇舌草等化痰、清热解毒，均有抗癌作用。在这一型往往兼证较多，病情亦转化，应根据症状随症加减。如湿困脾胃加苍白术、防风，脾气不运，胃气不和加木香、砂仁、枳壳、陈皮；偏重气虚者多用益气药；偏重于阴虚有热者，加重养阴清热之药。

4. 气滞血瘀型

症状：胸胁胀痛或刺痛，咳嗽气短而不爽，大便或干，舌质暗紫有瘀斑，脉弦或涩。

治法：行气活血，化瘀解毒。

方药：黄芪、枳壳、青皮、赤芍、郁金、丹参、莪术、桃仁、徐长卿、桔梗、败酱草、三七粉。

方解：此型多见于Ⅱ、Ⅲ期患者，以枳壳、青皮、郁金行气；赤芍、丹参、莪术、徐长卿、桃仁、石见穿、三七活血化瘀止痛；黄芪益气而助活血；桔梗引药入肺经，防穿行他脏，损伤其他脏腑，败酱草解毒抗癌。

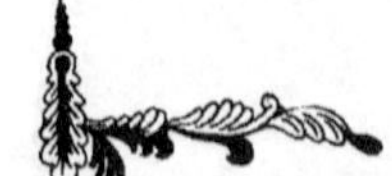

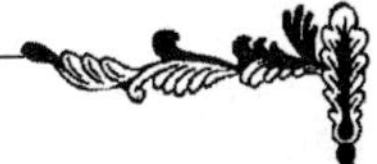

5. 痰湿瘀阻型

症状：咳嗽，痰多，气憋胸闷，或胸胁疼痛，或胁下痞块，刺痛拒按，或发烧，痰黄黏稠，舌质暗或有瘀斑，或胖、苔厚腻，或白、或黄，脉弦滑，或兼数。

治法：祛湿化痰，化瘀解毒

方药：全瓜蒌、冬瓜子、陈皮、半夏、苇茎、桃仁、红花、丹参、山慈菇、僵蚕、杏仁、黄芪、桔梗。

方解：此型多见于晚期患者。患者已属晚期，肿块增大，侵袭范围广，又有远处脏器转移，脏器功能衰竭或受损者多，所以合并症状繁杂。但最终痰湿凝聚，气滞而血瘀为主，当然还是本在虚，治疗上要虚实兼顾，或先祛湿邪。全瓜蒌、冬瓜子、陈皮、半夏、苇茎祛湿化痰；桃仁、红花、丹参活血化瘀；山慈菇、僵蚕、杏仁化痰散结，化瘀消肿；黄芪益气而助药力，桔梗引经入肺。

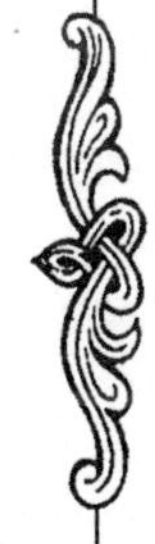

三、中西医结合治疗

肺癌是一种全身性疾病，除了借用手术切除或用放射线、化学药物杀灭肺癌细胞外，还应调动机体内在的抗病能力来战胜肿瘤。因此，多学科综合治疗在肺癌的治疗中发挥愈来愈大的作用。

中医学对疾病的治疗一向强调整体观念，注意从机体的内部因素着手治疗疾病。在治法上既注意祛邪，更注意扶正，要求正确处理“正”与“邪”的关系，并注意把二者有机地结合起来，使祛邪而不伤正，扶正而不留邪。近年来应用中医学的扶正培本，扶正祛邪法治疗肿瘤已经取得可喜的成绩。实践证明，扶正培本法与西医治疗手段相结合，不仅

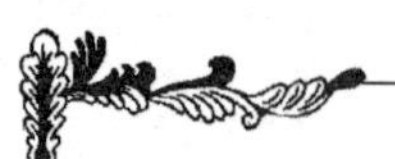

能保证治疗的顺利进行，而且可以提高机体免疫能力，改善症状，延长生存期，提高疗效。

手术、放疗、化疗目前仍是治疗肺癌的三大主要方法。对于适应手术、放疗、化疗的患者确有良好的效果。但手术会损伤脏腑组织器官，引起创伤出血，放、化疗缺乏选择性，毒副作用较大，而且对机体免疫功能有损伤作用。即使癌肿一时缓解，仍可迅速复发或广泛转移。如能在放、化疗过程中配合中医治疗，不但可以减轻毒副反应，使治疗得以顺利进行，而且能加强抗癌作用，提高临床疗效。在手术、放化疗后，配合中医治疗，不但可以促进身体恢复，增强免疫功能，而且能继续发挥抗癌作用，防止复发和转移，提高生存率。因此，在肺癌的治疗中，注意扶正与祛邪相结合，积极运用中医药与手术、放疗、化疗相结合是十分必要的，也是进一步提高疗效的重要途径之一。另外，对于丧失手术治疗机会，又不宜或不愿意行放疗、化疗的中晚期患者，用中医药治疗也能取得一定的疗效，尤其在缓解临床症状，提高生存质量，延长生存期方面的效果尤为突出。

总之，在肺癌的多学科综合治疗中，在不同的治疗阶段，可选择不同的中医治疗方法，其基本原则是：在手术、放疗、化疗期间及恢复期，不宜运用攻伐太过的中药，应以扶正治疗为主；在手术、放疗、化疗后，视患者具体情况，采取或补、或攻、或攻补兼施的治疗；对于稳定期的患者，要定期采用大剂量的散结抗癌之攻伐中药，以防患于未然；对于不能接受手术及放、化疗的患者，如体质尚可，可以攻法为主，辅以扶正治疗，如体质虚弱，则以扶正为主，以攻为辅。总之，只要运用恰当，中医治疗定能起到协同增效、减毒抗癌的目的。

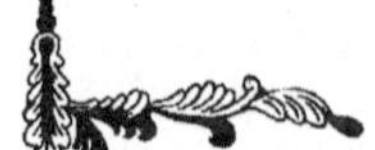

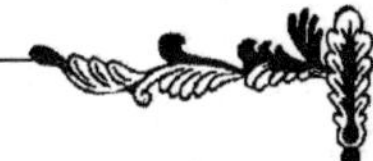

（一）中医与手术治疗结合

手术目前仍是肺癌的主要治疗方法，早期病例可以根治。但由于肿瘤手术切除范围较大，给患者带来各种损伤和并发症，同时手术的彻底性也存在问题，因此仍需综合治疗以提高疗效。肺癌患者手术后的中医药治疗，是目前最常用的综合措施之一。余主任认为，手术易伤血耗气，术后患者多表现为气血双亏或气阴两伤；或脾胃不和或营卫失调。临床实践证明，患者手术后积极地配合中医药治疗，可加速术后的康复，预防复发，并尽快地为及时放、化疗创造条件。一般而言，肺癌手术患者，在可进食后即可服用中药。

1. 健脾和胃：肺癌术后，如出现食欲差，腹胀，或大便秘结等，治疗重点在于健脾和胃，可用六君子汤（党参、白术、茯苓、陈皮、半夏、甘草）加减。如果患者术后体虚明显，则可用补气养血，健脾开胃之药物，如人参、黄芪、党参、当归、鸡内金、麦芽、怀山药、陈皮。

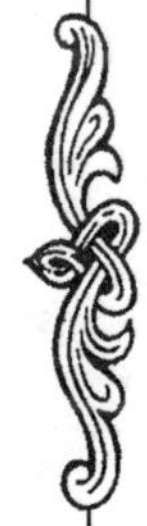

2. 益气固表：肺癌手术需开胸，易伤及肺气，有些患者术后常虚汗淋漓，或动则出汗，或汗后畏冷，或咳喘乏力，此乃术后营卫失调、肺虚不固所致。治宜益气固表，用玉屏风散加减，效果极佳。常用药物：生黄芪、白术、防风、浮小麦、糯稻根、五味子、党参、煅牡蛎。

3. 养阴生津：有些患者术后会出现口干、烦躁、干咳、胃纳差、大便干结、舌红无苔等症，此乃术后肺胃阴伤，津液亏损所致。治宜养阴生津，辅以益气健脾，常能取得较好疗效。常用药物：麦冬、天冬、沙参、玉竹、天花粉、生地、百合、太子参、陈皮、知母、生黄芪。

4. 加强抗癌之功，防止复发转移：若手术后不再行放疗或化疗，则在术后视患者具体情况，在辨证施治的基础上，

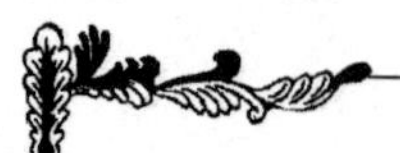

选用大剂量的散结抗癌中药如蚤休、白花蛇舌草、瓜蒌、草河车、七叶一枝花、山慈菇，以增强抗癌之作用。

（二）中医与放射治疗结合

放疗是治疗肺癌的主要方法之一，但放疗可引起一系列副作用及后遗症。在放疗期间同时应用中医药治疗，可达到局部与全身兼治的目的，取得更好的疗效。在放疗后，继续服用中药攻补兼施，以防止复发和转移。

1. 防治毒副反应和后遗症：中医认为，放射线为热毒之邪，易伤阴耗气，治疗应以养阴益气、清热润肺、滋补气血为主。

（1）放射性肺炎：急性放射性肺炎大多发生在剂量在40Gy以上。主要症状是咳嗽、胸痛、气短、发热，严重时出现呼吸困难。中医认为放射性肺炎是由于辐射的燥热灼伤肺阴，故治宜清热养阴润肺。常用药物：沙参、玄参、麦冬、天冬、百合、川贝母、鱼腥草、北杏、桔梗、丹参。出现咯血者，可酌加仙鹤草、白及、花蕊石、阿胶（烊化）。

（2）放射性肺纤维化：多出现在肺部足量放疗后数月。主要症状是气短、干咳，引起继发感染时则发热，咳吐黄痰。治宜养阴润肺，佐以活血化瘀。常用药物：丹参、赤芍、桑白皮、北杏、川贝母、麦冬、天冬、鱼腥草、沙参、桔梗、黄芩。应当指出，在放疗期间应用中药防止和减轻放射性肺纤维化，疗效比放疗后出现肺纤维化时再用药要好。

（3）放射性脑反应：经全脑或脑局部照射后均可引起脑水肿、颅内压增高。主要症状是头痛、恶心呕吐等。治宜利水补肾，佐以活血化瘀。方用五苓散合羚羊钩藤汤加减，常用药物：泽泻、猪苓、车前子、木通、白术、云苓、丹参、枸杞子、僵蚕、钩藤、石决明、羚羊角粉等。

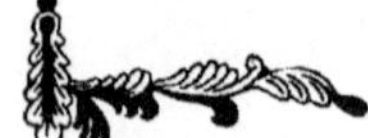

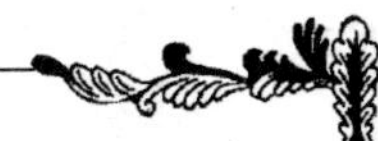

（4）头发脱落：头部放疗可有不同程度的脱发，治宜滋阴养血生发。方用生血丸合七宝美髯丹加减，常用药物：何首乌、阿胶（烊化）、紫河车、鹿角胶（烊化）、女贞子、生地、龟板、黄精、仙灵脾、枸杞子。

2. 中药的放射增敏作用： 临床及实验研究证明，中医药配合放疗，对放疗本身有一定的协同增效作用，其他很多研究也证明了这一点。中日友好医院用扶正增效方（黄芪、白术、太子参、枸杞子、鸡血藤、石斛、沙参、银花、红花、苏木等）配合放射治疗肺癌，有效率（CR+PR）69.9%，明显高于对照组的 40.7%，其锁骨上淋巴结缩小程度明显高于对照组，并提高了患者 1，2，3 年生存率（79.4%、49.4%、23.3%），较对照组提高了 8.6% ~ 22.9%。扶正增效冲剂对 C_{57}BL 小鼠 Lewis 肺癌有明显放射增效作用，可延长荷瘤小鼠的生存期，减少肺转移；对 α-2 肺腺癌细胞有放射增效作用，能增加放射线 DNA 单键断裂，延长细胞周期，即增加射线对瘤细胞生长的抑制作用。另外，从汉防己中提取的汉防己甲素被认为是一种有效的放射增敏剂，上海医科大学附属二院发现放疗加汉防己甲素治疗，对小鼠 W_{256} 抑瘤率显著高于单纯放疗组。很多活血化瘀的中药，如丹参、红花、川芎、毛冬青、田七等均有改善微循环，提高肿瘤组织血液的灌注量及血内含氧量，减轻或解除肿瘤局部的乏氧状态，从而增加了放射线对癌细胞的杀伤力。马鞍山市人民医院报道，用中西医结合方法治疗肺癌放射性肺炎，有效率 86.6%，较对照组（59.4%）有效率高，且 3 年生存率也明显高于对照组。

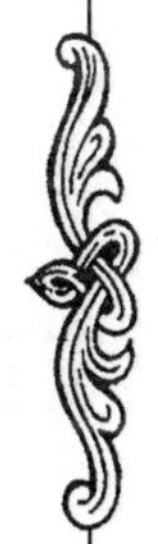

3. 防止复发转移： 放疗后 2 个月内，应在辨证施治的基础上以扶正治疗为主。在 2 ~ 3 个月后，视患者体质恢复及

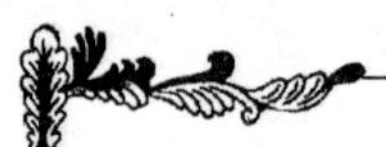

肿瘤情况，在辨证施治的基础上，选用扶正培本、散结抗癌中药加强抗癌之功，防止复发转移。可选用四君子汤或六君子汤加贝母、夏枯草、桔梗、甘草、郁金、白花蛇舌草、蚤休等。

（三）中医与化学治疗结合

化疗是治疗肺癌的主要方法之一，既可单独使用，也可作为综合治疗的重要措施，但因其毒性较大，往往会引起很多毒副反应及合并症、后遗症。而中医药能扶正培本，提高免疫功能，对化疗起到减毒增效的作用，有利于化疗的顺利进行。化疗后，继续应用中医药治疗，攻补兼施，能使虚弱的机体尽快恢复，防止复发和转移。因此，中医与化疗相结合的治疗方法，是肺癌综合治疗中最常用的方法之一。

1. 防治毒副反应和后遗症：中医认为，化疗主要损伤气血，使肝肾亏损，脾胃失调，累及骨髓。因此，治疗当以补益气血、健脾和胃、滋补肝肾为主。

（1）全身反应：主要症状为神疲乏力、气短、头晕、食欲不振、便溏。舌淡白苔薄白，脉沉细。此乃气血亏虚，治宜补益气血为主。常用药物：黄芪、党参、白术、云苓、熟地、鸡血藤、骨碎补、阿胶（烊化）、大枣。出现汗多，可酌加防风、浮小麦、糯稻根、五味子。

（2）消化道反应：症见恶心呕吐，呃逆嗳气，纳呆，腹胀，大便稀溏或便秘，舌苔白腻，脉细滑。此乃脾失健运，胃气上逆。治宜健脾和胃理气。常用方剂为香砂六君子汤加减，选用药物：太子参、白术、云苓、佛手、木香（后下）、砂仁、半夏、陈皮、大枣。便溏者，可酌加淮山、麦芽、鸡内金、神曲；便秘者，体壮则加大黄（后下）、枳实；体虚则加火麻仁、肉苁蓉、玄参；腹胀者，加香附、青皮、陈皮；

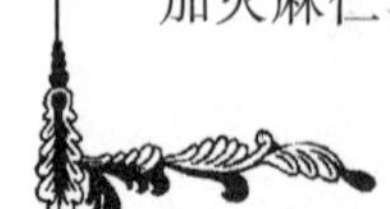

腹痛者，加延胡索、川楝子。

（3）骨髓抑制：表现为外周血象下降，并伴有全身症状，如面色㿠白，头晕失眠，气短心悸，舌淡红或淡白，脉细弱无力。此乃脾肾亏虚，气血不足，治宜健脾补肾，益气养血。常用方药：太子参、白术、云苓、黄芪、阿胶（烊化）、熟地、黄精、大枣、女贞子、骨碎补、鸡血藤、枸杞子。若出现畏寒肢冷者，酌加附片、干姜；腰酸耳鸣者，酌加杜仲、仙灵脾、补骨脂。

（4）中毒性心肌炎：症见心悸，胸闷痛，气短，甚至呼吸困难，浮肿等。此乃邪毒攻心，心脉瘀阻，治宜益心活血安神。常用方剂为炙甘草汤加减：太子参、丹参、沙参、麦冬、五味子、川芎、柏子仁、大枣、黄芪、桃仁、红花。

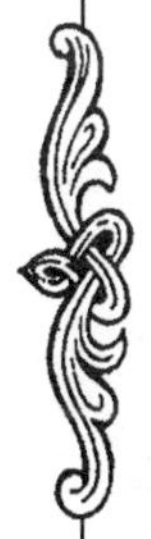

（5）中毒性肝炎：表现为肝肿大，肝区疼痛，甚则出现黄疸，以及肝功能改变。此乃邪毒郁肝，疏泄不及。治宜疏肝利胆，清热利湿。常用方剂为茵陈蒿汤加减：茵陈、大黄、丹参、栀子、丹皮、柴胡、白芍、郁金、虎杖、猪苓、田基黄、五味子。若体虚甚，可酌加黄芪、太子参。

（6）肾功能损伤：可出现血尿，蛋白尿及肾功能改变。治宜益肾健脾利水，方用五苓散合六味地黄汤加减：泽泻、猪苓、白术、生地、淮山、丹皮、山萸肉、茯苓、肉苁蓉、仙灵脾、女贞子、旱莲草。

（7）药物性膀胱炎：症见尿频、尿急、尿痛，甚至血尿。治宜清热利湿，解毒通淋。方用八正散加减：木通、车前草、生地、泽泻、猪苓、白术、茯苓、白茅根、大小蓟。体虚者可酌加黄芪、太子参、大枣等。

（8）脱发：许多化疗药可引起头发脱落，停药后脱发仍会继续。治宜补肾养血，活血生发。常用药物：丹皮、赤

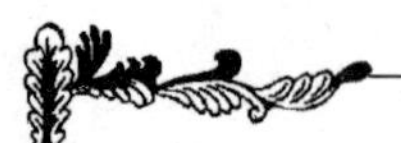

芍、紫河车、何首乌、鹿角胶、阿胶（烊化）、枸杞子、女贞子、黄精、仙灵脾、当归、鸡血藤、熟地。

（9）闭经：许多化疗药均可影响垂体和卵巢功能，引起闭经。治宜补肾活血，疏肝通经。方用六味丸、桃红四物汤及逍遥散加减：女贞子、旱莲草、肉桂、附子、熟地、淮山、肉苁蓉、当归、桃仁、红花、柴胡、白术、云苓、山萸肉。

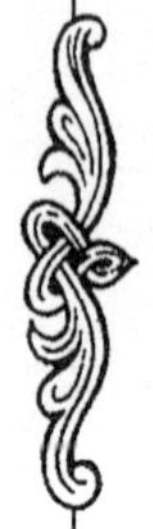

2. 中药对化疗药物的增效作用：临床及实验研究证明，中医药配合化疗不但能减轻化疗的毒副反应，而且对化疗有协同增效的作用。江西省肿瘤医院报道，中药加化疗治疗50例晚期非小细胞肺癌，与单纯化疗组30例作对照，显效率分别为42%和26%；总有效率分别为72%和50%，有显著性差异（$P<0.05$），且治疗组在临床症状改善及生存期方面均优于对照组（$P<0.05$）。福建省肿瘤医院用中医辨证施治配合化疗（EP方案）治疗晚期肺癌36例，与单纯EP方案32例作对照，结果在症状体征改善及生存期方面，治疗组优于对照组（$P<0.01$），在肿瘤缩小方面，治疗组也优于对照组，但统计学处理无显著性差异。北京中日友好医院研制的平肺口服液（该方由鱼腥草、桑白皮、川贝母、白及、白花蛇舌草等组成）治疗109例肺癌，并以联合化疗治疗非小细胞肺癌为对照，结果显示，两组在肿瘤大小变化方面作用相似，改善症状方面中药组优于化疗组，化验指标（碱性磷酸酶、癌胚抗原等）比化疗组下降明显，比较有显著性差异。治疗生存时间中药组为13.7个月，化疗组为9.2个月。无症状存活时间中药组为4.2个月，优于化疗组的3.1个月。显示了对非小细胞肺癌的治疗中，越到晚期，中药治疗总体疗效水平越高于联合化疗组。

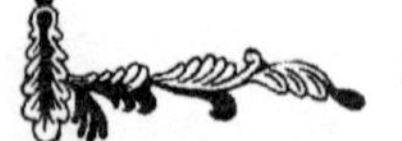

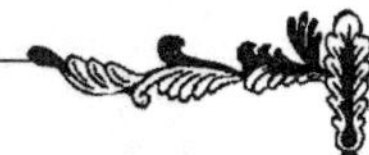

近年来，国内医学界对中药配合化疗防治和减轻副反应的认识基本一致，报道的资料也很多。随着化疗毒副反应的减轻，不但保证了化疗疗程的顺利完成，让化疗药物充分发挥作用，还起到对化疗增效的作用。

总之，在肺癌的整个综合治疗过程中，中医药均有其独特的疗效和作用，尤其是体现在改善症状、提高生存质量以及延长生存期方面。因此，对中医治疗肺癌不能单纯从瘤体缩小方面来评价，而应从其治疗的总体疗效水平来评价。只要运用恰当，取长补短，中西医结合疗法可取得比任何单一疗法更好的疗效。

四、单验方

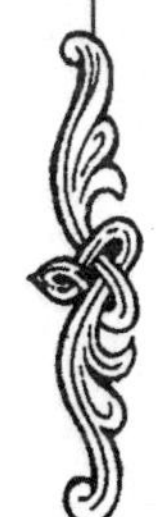

一枝箭方

［处方组成］白及 4.5 克，天花粉、白芷、牙皂各 3 克，金银花 5 克，乳香、半夏、川贝母各 3 克，穿山甲 4 克，当归 4 克，甘草 1.5 克。

［功能主治］活血解毒，化痰散结。治一切无名肿毒，可解毒、消肿、止痛。可试用于治疗肺癌、乳腺癌及其他癌症。

［服用方法］共为细末，生姜两片，水煎去渣，入黄酒一小杯，分两次服用。

［方剂来源］《外科医学心境录》

涤痰方

［处方组成］姜半夏、胆南星各 8 克，橘红、茯苓、枳实各 6 克，人参、菖蒲各 3 克，竹茹 2 克，甘草 1.5 克。

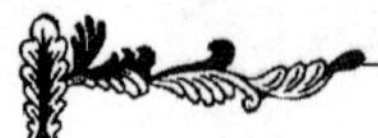

［功能主治］豁痰开窍，理气调中。主治顽痰胶结、痰厥、眩晕、胸脘痞塞及中风痰厥等症。亦用于肿瘤患者具有痰证表现者。

［服用方法］加生姜、大枣，水煎分服。

［方剂来源］《济生方》

犀黄丸

［处方组成］牛黄1.5克，麝香4.5克，乳香、没药各30克。

［制剂方法］研极细末，用黄米饭30克，捣烂为丸，晒干。

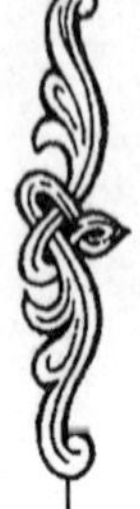

［功能主治］行瘀散结，解毒消肿。主治乳癌，瘰疬痰核，肺癌等。

［服用方法］每服3～6克，陈酒送下，每日二至三次。

［注意事项］久服损胃气。

［方剂来源］《外科全生集》

化毒内托散

［处方组成］乳香、穿山甲、白及、知母、贝母、半夏、银花、皂角刺、天花粉各3克。

［制剂方法］上药共为粗末。

［功能主治］化痰散结，解毒消肿。凡患疽痈发背、对口恶疮、乳岩（癌）乳核、无名歹疮，能令内消。可用于乳腺癌、肺癌等。

［服用方法］用米酒一碗煎至半碗，去渣温服，并佐以解毒抗癌药味。

［方剂来源］《证治准绳》

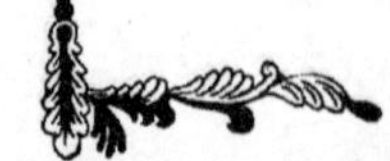

平消丹

［处方组成］枳壳 30 克，炒干漆 6 克，五灵脂 15 克，郁金 18 克，白矾 18 克，仙鹤草 18 克，火硝 18 克，制马前子 12 克。

［制剂方法］共为细粉，水泛为丸。

［功能主治］攻坚破积，祛毒消肿。用于各种恶性肿瘤，结合其他辨证施治方药。

［服用方法］每服 1.5 ~ 6 克，每日三次，开水送下。

［方剂来源］《癌瘤中医防治研究》

五、医案精选

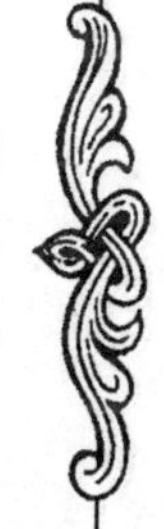

患者杨某，女，59 岁，北京无线电元件十二厂工人。病案号：020638。

患者数次住入北京某医院，经支气管镜、痰细胞学、X 线片检查发现左肺门肿物，疑为原发性肺癌，经止血治疗后，因患者拒绝手术于 1984 年 10 月 4 日入我院肿瘤病房用中医药治疗，患者主诉右肺门肿物伴咳嗽、咯血、胸闷、烦躁、纳差。检查：右肺呼吸音低下，有干鸣音、肝脾未及。锁骨上淋巴结亦未及，血常规、血沉、肝功基本正常。1984 年 10 月胸片：右肺门稍下有块状阴影。边缘不规则，密度不均匀，痰细胞学未见癌细胞。中医辨证：神清、面色晦暗、舌质淡红、苔薄黄、脉缓细。证属“肺积”，气阴俱虚，挟瘀。治以滋阴益气，止咳化痰，祛瘀止血，软坚散结。处方为沙参、麦冬、生黄芪、杏仁、桔梗、鱼腥草、白茅根、仙鹤草、花蕊石、汉三七、白花蛇舌草等。经过两个月中医治疗后，咯血止，痛减，体力增加，但瘤体略有增大而

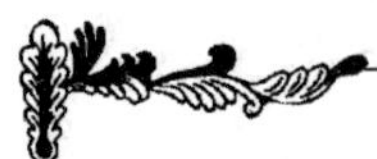

出院。

1985年5月～1986年6月曾因咳嗽、间断咯血、胸痛、憋闷、颜面浮肿、颈部发胀、面部潮红、时有低热等症二次入肿瘤病房。经X线片发现右肺门病灶较1984年10月病灶有所增大且发现肺内有转移灶，1985年6月支气管镜检查，发现右上肺叶前段黏膜充血有肿物，中叶支气管有外压形狭窄，病理活检诊断为肺鳞癌。1986年3月后出现显著的上腔静脉综合征，颧赤、颜面浮肿、颈静脉充盈饱满，血、尿、便常规、血沉均在正常范围。中医辨证：神清、颜面浮肿、咳嗽、间断咯血、胸痛憋喘、颧赤、双颈及腹壁静脉怒张、脉弦细、舌质暗红，苔薄黄微腻。证属“肺积”，肺脾两虚夹瘀。治以清肺健脾，宣肺止咳，祛湿化瘀。处方为芦根、沙参、麦冬、太子参、茯苓、生苡仁、川贝、桔梗、紫菀、清半夏、陈皮、猪苓、防己、赤芍、汉三七等。经中药治疗，右肺肿块大小如前，咳嗽、胸憋、气短、面部浮肿均有所减轻，于1986年6月12日出院。

1987年元月20日又因咳嗽加重，咯血量增多，胸憋闷、气短、面部浮肿、两颧发红等症第四次住院，肺部听诊，双肺呼吸音低弱，时有散在啰音，白细胞10×10^9/L，X线显示右肺肿块较前略增大伴右中叶阻塞性肺炎，右下叶支气管变狭，右上纵隔增宽，大小便常规、血沉均在正常范围，肝肾功能正常。中医认为肺脾两虚，痰气阻胸，治以健脾宣肺，化痰散结。处方用杏仁、生苡仁、茯苓、瓜蒌、清半夏、枳壳、厚朴、白花蛇舌草、夏枯草等。同时加用过青霉素、链霉素、白霉素、红霉素等抗生素，曾因药物过敏，发热十余日，合并周身红色斑点，以活血散风，清热凉血。处方用：防风、僵蚕、赤白芍、丹皮、知母、黄芩、杏仁、桔

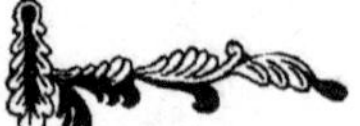

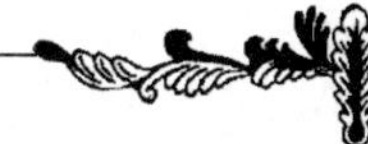

梗、焦三仙、甘草等，并加用氢化可的松 3 日，热退疹消，经中医药调理，于 1987 年 5 月 22 日出院。

1987 年 8 月 26 日第五次住院，因胸中憋闷、胸痛、咳嗽、痰血、纳食不香、全身乏力，动则气喘、时有不规则发热、上腔静脉综合征仍存，白细胞计数（10 ~ 20）$\times 10^9$/L 之间，血色素 70 ~ 90g/L。X 线片显示右下肺肿块较前增大，部分肺不张，右肺转移灶仍存、右侧胸腔积液，右上肺呼吸音降低，右下肺呼吸音消失，血沉 1 小时 65mm。1987 年 11 月下旬，双下肢痿软，行走困难。中医辨证肺气阴两虚，肺失肃降，痰湿内阻，脾胃气虚，脾不健运，影响气血运行。脉细，舌紫，苔微腻且有剥脱。治以益气滋阴，清肺健脾佐以软坚散结。处方为太子参、麦冬、五味子、杏仁、生苡仁、茯苓、猪苓、芦根、泽泻、生黄芪。咳血加侧柏叶、血余炭、仙鹤草等，并加用虎潜丸，病属右肺癌终末期，肺内转移，合并上腔静脉综合征，并疑有肺癌骨转移。患者于 1987 年 12 月 28 日要求出院。

讨论：原发性肺癌，1 年生存率为 20%，5 年生存率低于 10%，近 20 余年来变化不大，晚期肺癌生存率更低，肺鳞癌中位生存期仅 7 ~ 8 个月。本例晚期原发性肺癌，合并肺内转移及上腔静脉综合征，已失去手术、放疗、化疗等治疗机会，主用中医药辨证论治，合并抗菌、止血、输液等西医措施，患者于 1988 年 2 月 5 日终因呼吸循环衰竭死亡，由患病至死亡共存活三年半。本例显示中医药对原发性肺癌有一定作用，值得今后继续探索。

（张培彤　整理）

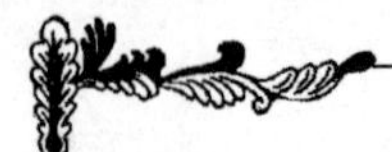

食管癌

一、概况

食管癌是常见恶性肿瘤之一，全世界每年约有30万人死于食管癌。我国是食管癌发病率、死亡率最高的国家，每年因食管癌死亡者约15万人，占全部恶性肿瘤死亡的近四分之一。我国食管癌的分布以晋、冀、豫三省交界之太行山南段为多，呈不规则同心圆分布，其圆心区发病率很高（如河南林县、河北磁县），向四周递减。据全国恶性肿瘤死亡回顾调查资料统计，我国食管癌人口平均死亡率水平最低的为云南省（105/10万），与全国水平相差14倍，与死亡率最高的河南省相差31倍。发病年龄以高年龄组较高，70岁以后逐渐降低。我国食管癌男女合计调整死亡年龄为63.49岁，各年龄段所占比重不同，以55～74岁比例最高。由此可见，食管癌是中老年人的常见病。在世界其他地区，如乌拉圭、法国、波多黎各和智利等食管癌的发病率也较高。

（一）病因学

1. 亚硝胺： 亚硝胺类化合物是一类很强的致癌物，100多种亚硝胺类化合物中有十几种可诱发多种动物患食管癌。膳食中摄入亚硝胺的量与食管癌发病率成正相关。食管癌高发区人胃液中亚硝胺类化合物含量明显高于低发区。

2. 霉菌： 从高发区酸菜、窝窝头、玉米面中分离出多种

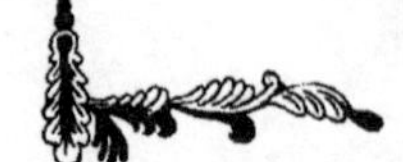

霉菌，粮食霉菌污染率明显高于低发区。粮食中分离的冬青匍柄霉、互隔交链孢霉有致实变作用，所产生的毒素可致染色体畸变。霉菌与亚硝胺有协同致癌作用。

3. 营养、维生素及微量元素：某些维生素及微量元素的缺乏为食管癌发病造成一定条件。高发区食管炎、细胞不典型增生、重度增生较普遍，与高发区摄入蛋白质、水果、蔬菜少有关。

4. 遗传因素：食管癌患者有明显的家族聚集性。在同家族可在同一代或隔几代内发生。临床医生也注意到家族性明显的患者具有症状重、疗效差、病程短的特点。

5. 吸烟饮酒：吸烟量的增加及吸烟时间延长，烟草中亚硝胺等致癌物在体内的积蓄也会增加，发病的危险也随之提高。饮酒与吸烟有协同致癌作用。

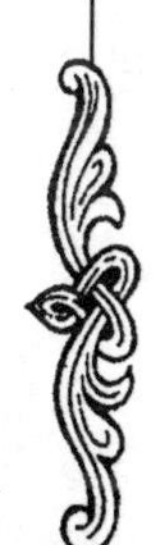

6. 热饮热食：热损伤可能是促进肿瘤发生或成为肿瘤发生的一个条件。

7. 酸菜：酸菜中亚硝酸盐和亚硝酸含量较多，酸菜中还测出致癌化合物苯并芘和其他多环芳烃化合物，调查发现，高发区居民食酸菜者较普遍，食管癌的发病率与食酸菜量呈正相关。

（二）病理类型

1. 鳞状细胞癌：占食管癌的 90% 以上，发生于食管鳞状上皮，可分布于食管任何部位，但以食管中段为最多，其次为下段。

2. 腺癌：食管腺癌较少见，多来自食管腺。另一种食管腺癌显示出腺癌组织中伴有鳞状细胞癌成分。第三类食管腺癌为腺样囊性癌，此种类型较少见。

3. 小细胞未分化癌：为食管较罕见的恶性肿瘤。

4. 癌肉瘤： 来源于上皮与间叶组织发生亚变的肿瘤，多位于食管下段，有两种肿瘤组织成分，其中癌组织分布于瘤体的表面、癌细胞多为分化较好的鳞癌、少数为未分化癌、基底细胞癌或囊性腺样瘤。

（三）扩散与转移

1. 直接播散与浸润： 食管壁内直接扩散。因食管无浆膜层后，很容易穿过疏松结缔组织直接浸润相邻器官。根据部位不同，它所累及的器官也不同。上段食管癌可浸润支气管形成食管气管瘘，也可侵及胸导管、奇静脉、肺门，少数病例癌组织侵及主动脉弓形成主动脉瘘，导致大出血死亡；下段食管癌可侵及心包、膈肌、贲门及肝脏左叶。主动脉弹力膜与椎体黏膜浸润有一定抵御作用。一般认为直接扩散在上段癌最多，下段癌最少。

2. 淋巴结转移： 食管的淋巴道转移较常见，上段食管癌可侵犯食管旁、喉后、颈深和锁骨上淋巴结，如出现声嘶，多由于转移淋巴结压迫喉返神经。中段食管癌常发生食管旁或肺门淋巴结转移，也可向上或向下转移。下段食管癌可侵犯心包旁及腹腔淋巴结，偶可向上转移至上纵隔或颈部锁骨上淋巴结，呈“跳跃转移”现象。

3. 血行转移： 多发生于晚期病例，转移部位依次为肝、肺门、骨、肾、肾上腺、胸膜等，以肝及肺较常见。

（四）临床表现

1. 早期症状

（1）吞咽食物梗噎感：只有轻的吞咽不适症状，一般能进普食，不影响健康，吞咽食物时有停滞感。症状发生常与病人情绪波动有关。

（2）胸骨后疼痛或闷胀不适：约半数病人诉咽下食物时

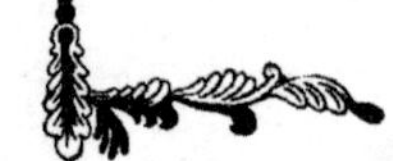

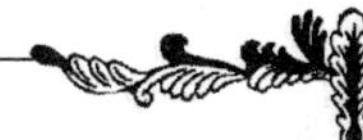

胸骨后有轻微疼痛或闷胀不适，多在吞咽粗糙硬食、热食或具有刺激性食物时疼痛明显，进流质、温食疼痛较轻，咽下食物时疼痛，食后疼痛减轻或消失，也有个别人疼痛较重，呈持续性，病人自觉疼痛部位与食管内病变不一致。

（3）食管内异物感：病人感觉食管内有类似米粒或蔬菜片贴附于食壁，咽不下又吐不出来，与进食无关，即使不做吞咽动作也有异物感觉，异物感的部位与食管病变部位一致。

（4）咽喉干燥与嗓缩感：有1/3的病人诉咽喉部干燥发紧，咽下食物不利或轻微疼痛，进干燥或粗糙食物尤为明显。

（5）食物通过缓慢感及滞留感，饮水也有相同感觉。另外，一些病人有背沉、嗳气等症状。半数以上病人症状出现到确诊的时间在一年以上，有些达四年以之久，对早期食管癌及早做出正确诊断采取正确处理具有重要临床意义。

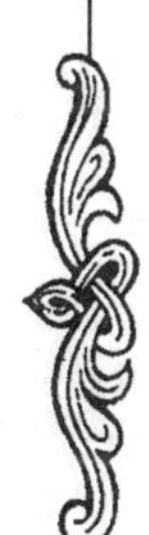

2. 中、晚期症状

（1）吞咽困难：进行性吞咽困难是中、晚期食管癌最典型的症状，开始为固体食物不能顺利咽下，或用汤水冲后咽下，继之半流质饮食也同样受阻，最后进流质饮食咽下也有困难。吞咽不利程度与病理类型有密切关系，缩窄型及髓质型较严重。

（2）疼痛：胸痛或背部疼痛是中晚期食管癌常见的症状之一，疼痛为钝痛、隐痛或烧灼痛、刺痛，可伴沉重感，胸背痛往往是癌瘤外侵引起食管周围炎、纵隔炎，甚至累及邻近器官、神经及椎旁组织所致。溃疡型及髓质型伴有溃疡者疼痛更为常见。

（3）吐黏液：食管病变引起的食管不全或完全梗阻，使

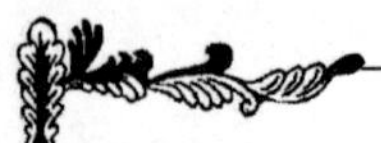

分泌物引流不畅，积于食管狭窄上部，刺激食管逆蠕动后吐出。

（4）颈部、锁骨上肿块：是晚期食管癌常见体征，肿块为无痛性，进行性增大，质硬，多为左侧，也可是双侧。

（5）声音嘶哑：当肿瘤直接侵犯或转移灶压迫喉返神经时出现声带麻痹，导致声嘶，一部分病人可因治疗有效声嘶好转。

（6）出血：癌组织坏死、溃破或侵及大血管引起呕血或黑便，肿瘤侵及主动脉时可引起大出血死亡。

3. 终末期症状

（1）全身广泛转移出现相应症状及体征，如黄疸、腹水、肝功能异常、呼吸困难、咳嗽、头痛、昏迷等。

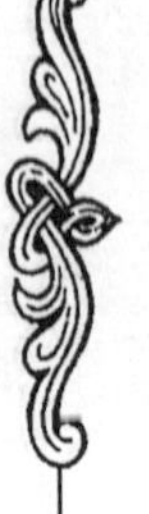

（2）肿瘤侵及食管外膜引起食管穿孔，出现食管 – 气管瘘、食管 – 纵隔瘘。

（3）肿瘤阻塞食管引起完全梗阻、脱水、电解质紊乱、恶病质、全身衰竭。

二、中医药治疗

（一）病因

中医称食道为柔空，《难经集注》称为“胃之系”。《医贯》：“咽系柔空，下接胃本，为饮食之路。”是水谷通行之路，以通为用，以降为顺。如忧郁失度，恣食辛煿，致柔空气机不利，通降失司，痰瘀阻滞，噎膈内生。噎膈是指饮食吞咽受阻，或食入即吐的病证。噎者，指吞咽时梗噎不顺。《诸病源候论》将噎分气、忧、食、劳、努五噎；膈者，指饮食格拒不入，或食入即吐。《诸病源候论》将膈分为忧、

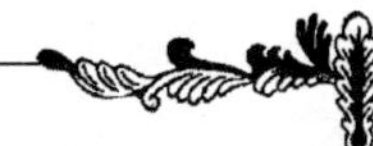

恚、气、寒、热五膈。临床上，噎证可单独出现，亦可为膈证之先驱，故往往噎膈并称。噎膈的中医病因学论述非常详细。包括以下几个方面：

1. 情志致病：早在春秋战国的《黄帝内经》就对情志之因致噎膈有了详尽的描述。《素问·通评虚实论》有“膈塞闭绝，上下不通，则暴忧之病也。”《素问·六元正纪大论》：“木郁之发，鬲咽不通，饮食不下。”《素问·阴阳别论》亦有：“一阳发病，其传为膈”。明·邵达《订补明医指掌》认为噎膈多起于忧郁，忧郁则气结于胸，臆而生痰，久则痰结成块，胶于上焦，道路窄狭，不能宽畅，饮或可下，食则难入，而病已成矣。如好酒之徒，患此者必是顽痰，盖酒能发火，火能生痰，胶结不开，阻塞道路，水饮下咽，亦觉痛涩。”

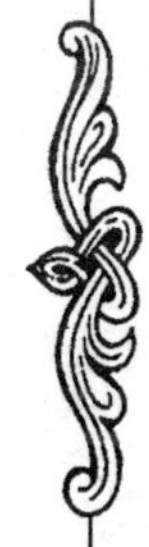

2. 饮食饮酒致病：《济生方》：“过餐五味、鱼腥乳酪；强食生冷、果菜，停蓄胃脘……久则积结为癥瘕。”《证治汇补》：“尝见多郁之人，气结胸臆，聚而成痰，胶固上焦，道路窄狭，不能宽转，又或好酒之徒，湿中生火，火复生痰，痰火交煎，胶结不开，阻塞清道，渐觉涩痛。”《医碥》：“酒客多噎膈，好热者尤多，以热伤津液，咽管干涩，食不得入也。”《医学统旨》：“酒米面炙煿，黏滑难化之物，滞于中宫，损伤脾胃，渐成痞满吞酸，甚则为噎膈反胃。”

3. 年老体衰：《风劳臌膈四大证治》：“噎膈多由暮年之人，其属血干也明甚。盖血结则无以制火，火盛则津液脂膏因炎成痰，水谷道路因火干槁，故痰炎窒塞胸膈而生噎膈也。其中年之人，偶有噎膈，则多属忧思郁怒所致。夫郁怒则气滞，忧思则气结，痰因气聚而生，气因痰碍而愈结，故为噎膈反胃也。”

4. 多种病因致病:《景岳全书》:“噎膈一证，必以忧愁，思虑，积劳，积郁，或酒色过度损伤而成。盖忧思过度则气结，气结则施化不行；酒色过度则伤阴，阴伤则精血枯涸；气不行，则噎膈病于上，精血枯涸，则燥结病于下。”

5. 年龄因素: 在噎膈的发病年龄上，已认识到年老在食管癌发病中的意义。明·张介宾《景岳全书》:“噎膈者，饥欲得食，但噎塞迎逆于咽喉胸膈之间，在胃口之上，未曾入胃，即带痰涎而出，若一入胃下，无不消化，不复出矣。唯男子年高者有之，少无噎膈。……矧少年少见此证，而惟中衰耗伤者多有之，此其为虚为实概可知矣。”《医贯·噎膈论》:“惟男子年高者有之，少无噎膈。”《医贯》:“噎膈……此症多是男子年高五十以外得之。”

6. 体质因素:《医宗必读》:“凡肥胖之人，鲜有噎证，间或有此。”《寿世保元》:“五噎名虽有五，原其要在于气弱血枯之人，思虑劳欲而成者也。气弱则运化不开，血枯则道路闭塞。盖心生血，肾生气，任脉乃阴之母，枯则精涸，任脉不润矣。任脉循咽嗌胸中胃之三脘，一直而下，肾虚则丹田清气不升，故中焦失顺下之化，脾虽思味而爱食，因升降不利而成噎矣。”

余主任认为，肿瘤病因的研究，是我们研究肿瘤的关键问题。肿瘤发生不外乎外内二因，外因即外来之邪，风寒暑湿燥火及秽浊之气，客于经络，留滞不去，而成恶疾。内因是指正气之虚，大致为情志，饮食内伤，年老体衰等因素致机体阴阳失和，痰瘀毒聚而生癌瘤。中医学在肿瘤发病中，尤重视情志之因，如《素问·通评虚实论》即有“膈塞闭绝，上下不通，则暴忧之病也”的论述，随现代医学的发展，情志因素致癌的理论亦得到充分肯定。据现代心理学研

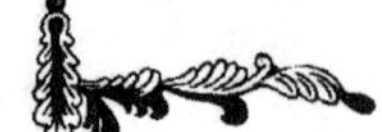

究资料表明，约 70% 肿瘤患者发病前有较长期严重的精神抑郁状态。即说明中医学对情志因素与肿瘤的认识是有科学内涵的。余主任认为噎膈的发病为本虚标实。病位在食道，涉及到脾胃、肝、肾。多由于年老体衰、正气渐亏，脏气衰败而生。食管癌以内伤积损，精气亏虚为本，痰瘀为标，进一步扰乱气血，损伤脏腑，气血津液难以上输布达，使食管清阳失助，津液失濡，精血失荣，加之痰瘀为患，蕴化浊毒，食管败坏，总之，食管癌病位在食管，以肝脾肾亏损为虚，痰瘀蕴化浊毒为标，终以脾胃衰败，脾失健运，痰浊内生，血液运行迟缓，瘀血内停，痰瘀蕴结，阻滞食道，遂成噎膈之患。

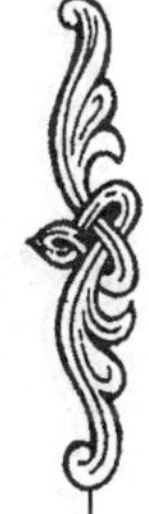

（二）诊断

1. 临床常见症状：《素问·风论》：“胃风之状，颈多汗恶风，食饮不下，鬲塞不通，腹善满，失衣则胀，食寒则泄，诊形瘦而腹大。”《灵枢·邪气脏腑病形》：“脾脉……微极为膈中，食饮入而还出，后沃沫。”《素问·至真要大论》：“鬲咽不通，饮食不下，舌本强食则吐。”《素问·至真要大论》：“厥阴在泉，风淫所胜……民病洒洒振寒，善呻数欠，心痛支满，两胁里急，饮食不下，鬲咽不通，食则呕……”

2. 脉诊的认识：古人早有论述。《医宗必读》：“脉候紧而滑者吐逆；小弱而涩者翻胃；或沉缓无力，或大而弱为气虚；数而无力，或涩小为血虚；弦为痰，滑为痰，寸紧尺涩胸满不能食而吐”。《难经》曰：“脉革则吐逆。”《证治汇补》：“脉法：数而无力为血虚；缓而无力为气虚；弦滑有力为痰；数实有力为热；又血虚者左脉无力，气虚者右脉无力，痰凝者寸关沉滑而大，气滞者寸关沉伏而涩，火气冲逆者脉数大，瘀血积滞者脉来芤涩，小弱而涩者反胃，紧滑而

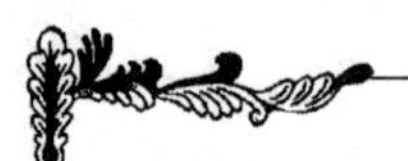

革者噎膈。”

肿瘤患者脉象多见弦、滑、细、虚等四种，弦滑反映机体痰浊壅盛，细脉则气血两亏。脉证相应者为顺，不相应者为逆，如癌症早期病属有余之证，脉见洪、数、实，为脉证相应，为顺，表示邪实正盛，正尚足以抗邪；若反见沉、细、弱为脉证相反，为逆，说明邪盛正衰，易致邪陷转移。又如新病（早期）而脉见沉、细、微、弱，说明正气已衰；久病（中晚期）而脉象反见浮、洪、数、实，则表示正衰而邪不退，均属逆证。脉诊可以提示癌症患者邪正的盛衰，同时也可以为治疗及预后提示依据。一般在未转移之早期，脉宜有余；已转移之晚期，脉宜不足。未转移之早期见有余之脉，为邪毒正盛，当用攻毒为主；已转移之晚期见不足之脉，是正气已虚，宜用补法为主。若未转移之早期而见不足之脉，此乃正虚邪陷，当扶正祛邪；已转移之晚期而见有余之脉，这是毒邪内盛，则当清热解毒。

3. 舌诊的认识：癌症病人的异常舌象出现率较正常人显著增高。常见的异常舌象有，舌色红绛，舌脉曲张、舌苔厚、腻或剥苔等。舌诊可作为癌症的辅助诊断，也可作为判断病情轻重和发展的指标之一。

4. 皮肤白斑：有人认为皮肤白斑与肿瘤有一定关系，食管贲门癌者70%以上有白斑；其次有肺癌、肠癌，占50%，其他肿瘤患者皮肤白斑则比较少见。如白斑长在胸部、胸骨体、剑突皮肤周围及脊柱两旁，直径大，数目多，则更具有临床意义。

（三）辨证论治

《金匮翼·膈噎反胃统论》：“噎膈之病，有虚有实。实

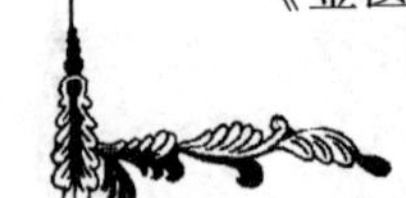

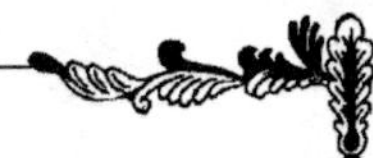

者，或痰，或血，附着胃脘，与气相搏，翳膜外裹，或复吐出，膈气暂宽，旋复如初。虚者，津枯不泽，气少不充，胃脘干瘪，食涩不下。虚则润养，实则疏泄，不可不辨也。”《赤水玄珠》：“数千年间惟张洁古老人治吐而有上中下之论，曰上焦吐者主于气，中焦吐者主于积，下焦吐者主于寒，故今人亦有用香燥而治愈者，实寒气使然。在人体认真切尔，至于年老之人诚难治效，丹溪岂欺我哉！”《寿世保元》：“夫翻胃即膈噎，膈噎即翻胃之渐。大法有四：血虚、气虚、有痰、有热。……气虚者，则以四君子汤为主，右手脉无力。粪如羊屎者，断不可治，大肠无血故也。”《景岳全书》：“治噎膈之法……脾虚于上者，宜四君子汤；……皆治本之法也。”《医学入门》：“气虚不能运化生痰者，脉必缓而无力，四君子汤，……不问虚实，俱以益阴养胃为主，庶免后患。”《四大证治》：“东垣用药，先用辛甘气味俱扬之药，升发胃气，以滋生之本，继以滋肾丸纯阴之药，以泻阴中之火，制其冲气之上逆，庶表里相通，阴阳各得其正。此治噎膈之大法也。”《景岳全书》：“用温补以治噎膈，人必疑其壅滞而嫌迂缓，不知中气败证，此其为甚，使其速救根本，则脾气何由再健；设用温补而噎塞愈甚，则不得不曲为加减，然必须千方百计，务从元气中酌其所宜，庶可保全也。若用补之后，虽或未见功效，但得全无窒碍，便是药病相投。且此病最不易治，既不受补，必须多服，方得见效，以收全功。不可性急致疑，一曝十寒以自误也。若急图目前之快，但使行滞开胃，而妄用大黄、芒硝、三棱、莪术、栝楼、桃仁、滚痰丸之属，非惟不能见效，必致胃气自败，万无生理矣。此徒速其亡，不可不省也。”《医林绳墨》：“治法注意：噎膈当清气和中，反胃当健脾养胃，切勿施峻利之剂，有伤脾气

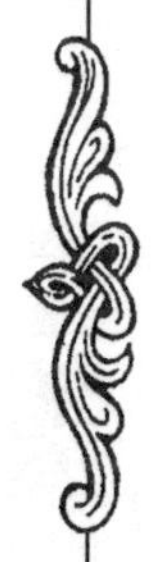

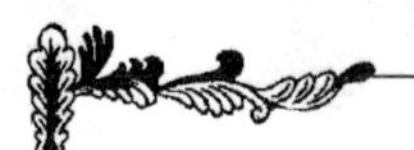

者也。”张景岳对此病注重脾肾。《景岳全书》：“且凡人之脏气，胃司受纳，脾主运化，而肾为水火之宅，化生之本，今既食饮停膈不行，或大便燥结不通，岂非运化失职，血脉不通之为病乎？而运行血脉之权，其在上者，非脾而何？其在下者，非肾而何？”《景岳全书》：“食入反出者，以阳虚不能化也，可补可温，其治犹易；食不得下者，以气结不能行也，或开或助，治有两难，此其轻重之有不同也。且凡反胃者，多能食，病噎膈者不能食，故噎膈之病病于胸膈上焦，而反胃之病病于中下二焦，此其见症不同也。所以，反胃之治，多宜益火之源，以助化功；噎膈之治，多宜调养心脾，以舒结气；此其证候既有不同，故诊治宜当分类也。……凡治噎膈大法，当以脾肾为主。盖脾主运化，而脾之大络布于胸膈；肾主津液，而肾之气化主乎二阴。故上焦之噎膈，其责在脾；下焦之闭结，其责在肾。治脾者宜从温养，治肾者宜从滋润，舍此二法，他无捷径矣。”《医宗必读》“凡肥胖之人，鲜有噎证，间或有此，宜用二陈加人参、白术之类。血虚瘦弱之人，用四物合二陈，加桃仁、红花、韭汁、童便、牛羊乳之类。七情郁结而成噎膈者，二陈合香附、抚芎、木香、槟榔、栝楼、砂仁之类。饮酒患噎膈，以二陈加黄连、砂仁、砂糖之类。胸膈有热者，加黄连、黄芩、桔梗、栝楼之类。脾不磨者，加神曲、砂仁、麦芽之类，以助消导。噎膈大便燥结之甚者，必用大黄，或用二陈汤加酒蒸大黄、桃仁以润之，乃急则治标之法也。或用四物汤加桃仁、童便、韭汁，多饮牛羊乳为上策，按古人治噎之法，大略已尽于此。虽其中有宜有不宜者，亦并录之以备采择。”余主任根据辨病辨证论治原则，在临床上将食管癌分以下几型：

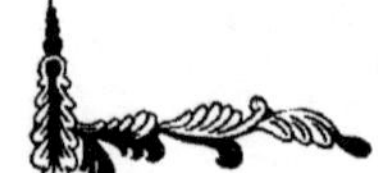

1. 肝气郁结

症状：咽部不适，或进食异物感，或胃脘胀满不舒，时有嗳气、呃逆、胸闷口苦、两胁胀痛、头痛目眩，烦躁失眠，舌苔薄黄，脉弦细。

治法：舒肝理气

方药：逍遥散加减

当归 9g，白芍 9g，柴胡 6g，茯苓 9g，白术 9g，陈皮 9g，薄荷 6g，生姜 3 片，大枣 5 枚，郁金 9g，荷梗 6g

2. 痰湿内蕴

症状：吞咽困难，痰涎壅盛，恶心，呕吐黏条，胸脘痞闷，头晕目眩，身重倦怠，或咯痰不爽，舌体胖大，边有齿痕，苔白厚腻脉滑。

治法：健脾化痰，燥湿散结

方药：二陈汤、小半夏汤加减

半夏 9g，陈皮 9g，茯苓 9g，生甘草 6g，生苡仁 9g，灵仙 9g，莪术 9g，胆南星 9g，白芥子 6g，贝母 9g，瓜蒌 15g，急性子 6g

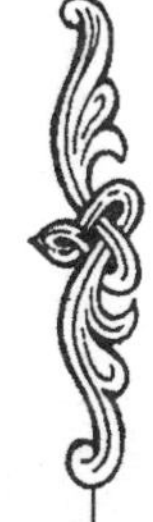

3. 瘀血内停

症状：吞咽梗阻，胸背疼痛，食不能下，甚则滴水难进，大便坚硬如羊屎，或吐下如赤豆汁，或便血，舌质青紫，有瘀斑，瘀点，脉细涩。

治法：活血化瘀散结

方药：通幽汤加减

生地黄 9g，当归 9g，桃仁 6g，红花 3g，灵仙 9g，郁金 9g，升麻 9g，陈皮 9g，生甘草 6g，莪术 9g，白芍 9g，石见穿 15g

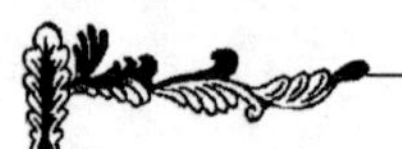

4. 阴津亏损

症状：吞咽梗阻而痛，形体逐渐消瘦，口干咽燥，大便燥结，五心烦热，舌质红干或裂纹瘦小，苔少或无苔，少津，脉细无力。

治法：滋阴润燥

方药：五汁安中饮加减

梨汁 15ml，藕汁 10ml，牛乳 10ml，生姜汁 3ml，沙参 9g，石斛 9g，生地 9g，韭汁 5ml

5. 脾肾阳虚

症状：吞咽困难，饮食难下，面色苍白，神疲乏力，腰膝酸软，气短，泛吐清水痰涎，头面浮肿及足肿，舌淡苔白，脉细弱。

治法：温补脾肾

方药：肾气丸及四君子汤加减

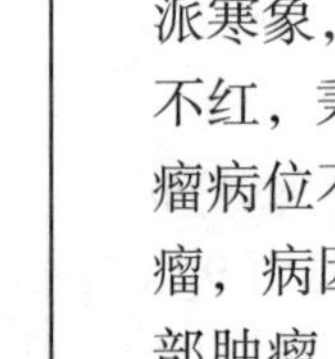

党参 9g，白术 9g，茯苓 9g，生芪 30g，生地 9g，山萸肉 9g，枸杞子 9g，菟丝子 9g，杜仲 9g，山药 9g，丹皮 9g，附子 6g，肉桂 3g

余老认为中医学的优势，在于辨证论治。在恶性肿瘤的治疗上应抓住以下关键点：①辨阴阳：阴阳是八纲辨证之总纲。风、火、热结属阳，应以清热解毒为主；但很多恶性肿瘤是由寒痰凝滞所引起，隶属阴疽范畴。全身证候一派寒象，局部肿块，推之不动，坚硬如石，皮色如常，但肿不红，秉性属阴，治当温阳散寒，化阴为阳。②辨部位：肿瘤病位不同，病因各异，因之治疗亦常不一致。例如颈部肿瘤，病因多由痰气交阻，治疗当用祛痰理气，软坚散结；胸部肿瘤，病因多属肺热阴虚夹痰，治当清肺滋阴，化痰散结；腹部肿瘤多属积聚，常由气滞血瘀所引起，治疗当以活

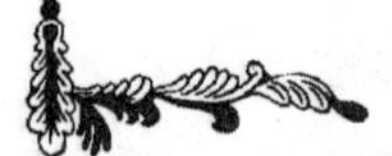

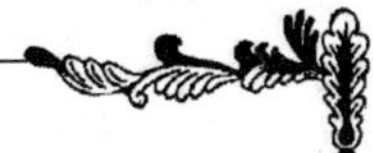

血化瘀、理气消积。③辨寒热：恶性肿瘤患者常出现寒证与热证两种不同的证候。寒证面色苍白，畏寒，四肢欠温，喜热饮，小便清，大便溏，舌淡苔白，脉迟，治宜温之；热证发热，口渴喜冷，烦躁，尿少面赤，脉洪数，治宜清之。在临证中，尚有真寒假热及真热假寒，应慎辨之。④辨虚实：虚实是辨别机体强弱，病邪盛衰之纲领。虚证多见神靡苍白，少气懒言，心悸气短，大便溏稀，舌淡脉细等；实证多见痰饮积聚，气结瘀块，大便秘结，小便短赤，舌质紫黯，舌苔厚腻，脉洪数有力等。从临证而论，恶性肿瘤患者常有虚实夹杂，在处理上要辨明正邪盛衰。

（四）重视胃气

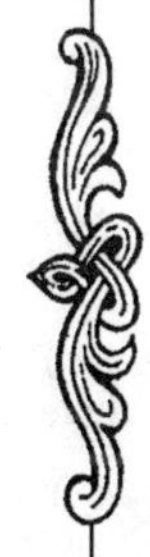

余主任早年毕业于江苏医学院，师承北京名医段馥亭，尽得真传，余主任认为恶性肿瘤属本虚标实，以本虚为主，可谓："邪之所凑，其气必虚。"治疗当以培补脾胃为要，古人云："有胃气则生，无胃气则死。"方药以四君子汤加减，具体药物为：太子参、白术、茯苓、生芪、陈皮、苡仁等，在辨证用药上合并血虚者加用当归、生地、鸡血藤；血瘀者加用桃仁、赤芍、丹参；肾虚者加用枸杞子、女贞子、菟丝子；痰湿者加用清半夏、玄参、夏枯草；热毒者加用双花、白花蛇舌草、栀子；肝郁者加用柴胡、郁金、川楝子；阴虚加麦门冬、玉竹。在辨病用药上，如食管癌加用急性子、石见穿；淋巴转移加用贝母、玄参、夏枯草；骨转移加用狗脊、杜仲；肺转移加用贝母、桔梗、杏仁；在抗肿瘤治疗上，常选用白英、白花蛇舌草、夏枯草等抗癌中药，以增强抗癌作用。在辨证用药上肺转移喘憋者加用苏子、白芥子、款冬花；出现疼痛加用徐长卿、白屈菜、元胡；呕吐恶心者加用代赭石、旋覆花、竹茹；腹胀者加用芍药、枳壳、川

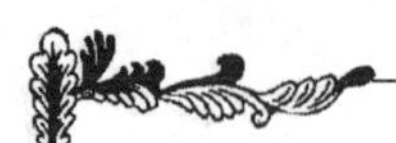

朴；便血者加用地榆、血余炭。二术郁灵丹为余主任治疗食管癌的经验方，具体药物为白术、莪术、郁金、威灵仙、丹参。在临床上，用于食管癌的中医治疗效果确切。

肿瘤的治疗，以外科手术、放射治疗和化疗治疗为主要手段。近几年来，我国肿瘤学者根据恶性肿瘤的生物学特性及其病程特点，采取中西医结合疗法，辨病与辨证结合、治标与治本结合、局部与整体结合、扶正与祛邪结合，创造了优于单用西医药疗法和单用中医药疗法的治疗模式，提高了病人的生存质量，延长了生存寿命，被余老称为肿瘤治疗的中国模式。余主任认为中西医学的有机结合，取得了一定的效果，但还存在差距。临床上非常需要更接近肿瘤特性的中西医结合理论（或思维）来指导治疗。现代研究发现，某些健脾药对癌细胞具有一定的细胞毒作用，某些健脾单味中药和方剂对胃癌细胞有一定的杀伤作用，其中四君子汤中各味药物的杀伤作用程度不同，但杀伤力最大的是四君子汤的全方。在四君子汤中的使药——健脾渗湿的茯苓，在单味时的细胞的杀伤力最低，但与君药——党参相配时则杀伤力可明显提高，这也表明中药方剂四君子汤配伍的合理性。健脾药对癌细胞的细胞毒作用也印证了中医“补中自有攻意”的理论内涵，健脾药物的抗癌增效作用和对正常细胞的保护作用。在临床中常可发现对肿瘤患者使用化疗时配合中药可减少副作用，增加疗效。研究显示，在5-FU存在的情况下，四君子汤和白术等健脾类中药对胃癌细胞的杀伤有增效作用，并可使正常细胞免受细胞毒药物的伤害。健脾药物的反突变作用：在用V79细胞突变试验作模型的研究中发现，健脾中药方剂具有明显的反突变作用。在四君子汤的拆方研究中发现，如配合中缺一味甘草，其反突变的作用就明显减

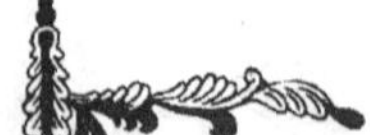

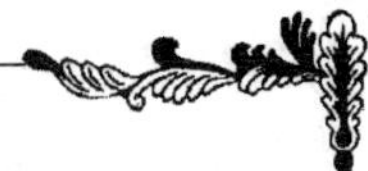

低。在细胞介导突变的研究中发现，健脾药对致癌剂 DMA 介导正常细胞突变作用有明显的阻断作用，致癌（致变）因素只要在机体抗病能力下降的情况下，肿瘤才有可能发生，而使用了扶正（健脾）药物之后，机体抗病能力增强，能够抵制致病（致癌）因素的侵袭，从而阻止肿瘤的发生。这也说明治疗胃癌应用健脾法的内在原因，也是健脾药物在消化道肿瘤治疗中取得良好效果的原因之一。健脾药物对肿瘤转移的抑制作用：在健脾为主的复方研究中，选用 BALB/C 鼠作为研究对象，在脾包膜下接种胃癌细胞（转移型），观察健脾药为主方剂对胃癌的肝肺腹膜种植转移的影响。结果显示，健脾裸鼠组的肝肺腹膜种植转移灶和腹水出现率均明显低于对照组，进一步证明健脾药物具有抑制肿瘤的转移作用。因此，健脾药物对肿瘤转移的抑制作用很好地印证了运用健脾药后显著延长了胃癌生存期这一观点。

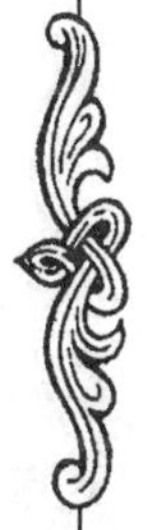

余主任承东垣之学说，强调后天之本的作用，认为中焦脾胃气机升降正常与否对人体健康及肿瘤的预后转归起到至关重要的作用。在治食管癌时，强调调脾胃，养胃气，脾肾并治大法。

1. 调理脾胃

脾胃为生化之源，后天之本。人在出生后，主要靠脾胃的功能来保证生长发育的需要。“胃主受纳，脾主运化，脾胃功能正常，正气充足，体健少病。即使患病，也抗邪有力，病易向愈。脾胃功能差，则易患病，且缠绵难愈。诊断疾病必问纳食多少、有无味道、食后腹胀等。在辨证治疗中，不忘顾护脾胃。在遣方用药上，要兼顾脾胃。

2. 养胃气

胃气是指胃腑的功能。胃主受纳，腐熟水谷，与脾的运

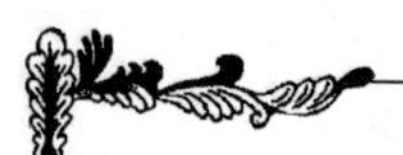

化功能配合，使饮食水谷化为精微，以化生气血、津液，培育元气，供给全身脏腑、经络、组织器官进行生理活动所需要的能量，维持机体正常生命活动。《灵枢·五味》云："五脏六腑皆禀气于胃"，《临证指南医案》云："有胃气则生，无胃气则死。"可见胃气对人体至关重要。李杲在《脾胃论》中认为："人以胃气为本……元气、谷气、荣气、卫气、生发诸阳之气，此数者，皆饮食入胃上行胃气之异名，其实一也。"泛言疾病的内因皆归咎于"脾胃气虚"，此乃驭繁就简之意，对指导癌症的治疗具有重要意义。治癌之法，无非是一补一攻，寓补于攻，或寓攻于补，当视患者的胃气强弱而定。不过癌症患者多为老年人，且发现时多已至晚期，脾胃气虚者居多，加之此病为恶性消耗性疾病，岂可专攻损正。故治疗癌症当以"扶正固本"为要法。"扶正固本"主要是扶脾胃之气，这不是唯一的治则，但对于延缓病程、改善症状是有效的治疗手段，可起到"留人治病"的作用，能够为病人争取到更多的治疗时机，提高生活质量和生存率。张元素亦谓："壮人无积，虚人则有之。"此虽泛指一切积滞而言，但也包括肿瘤在内，虚者主要是指脾胃气虚，这师徒二人之论有异曲同工之妙。

罗天益师承张元素、李杲，撰《卫生宝鉴》云："凡人脾胃虚弱，或饮食过常，或生冷过度不能克化，致成积聚结块。"也是一脉相承之说。

临床实践证明，"胃气一败，百药难施"，"犹兵家之饷道也，饷道一绝，万众立散"。明代医家徐春甫在《古今医统》中强调治病要先顾胃气："凡治百病，胃气实者，攻之则去，而疾恒易愈，胃气虚者，攻之不去，盖以本虚，攻之则胃气益弱"。

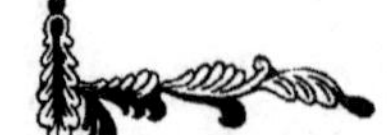

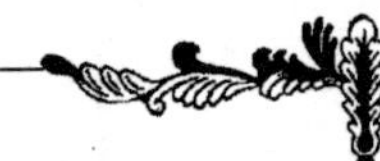

中医学认为，元气是生命的根本，气化的原动力，禀之父母藏于肾，赖后天水谷之精以充养。机体的元气充沛，则各脏腑、组织器管的活力就旺盛，身体素质强健而少病。李东垣视内伤元气为百病之由，而脾胃的运化功能是元气盛衰的关键，胃气虚则元气不足，百病由生，胃气衰败则纵有良药亦难奏效。故《景岳全书·杂证谟·脾胃》指出：“凡欲察病者，必先察胃气；凡欲治病者，必须常顾胃气。”人以胃气为本，医者辨证施治必须时时注意保护胃气，通过护胃培元提高机体抵御和驱除病邪的能力，以达防病治病，益寿延年的目的。时刻不忘顾护胃气。在胃以通为补，以降为顺的理论思想指导下，经常在群药中加入少量健脾和胃、行气宽中之品，虽然不多的几味药，却使补气而不壅，滋阴而不腻，使脾阳不困，胃气不滞，维持了脾胃协调升降的正常功能。这样既能使患者对药物易于吸收，也不影响患者的饮食消化功能。这种治法充分体现了中医注重后天以及从整体论治的指导原则。胃的消磨功能使得食物消化后成为谷气，胃气亦需谷气以充养之。人体各脏腑皆禀气于胃，胃不仅是水谷之海，也是气血生化之源。人体全赖胃之气血充足，才能完成其重要功能。人体借水谷以化生精微气血，充养脏腑四肢百骸，故有“五脏皆禀气于胃”“胃者人之根本也”之说。由于人体气血运化与胃相关，故有“胃者，平人之常气也”之称。临床上，如见重病之人，胃尚能纳，则犹有生机。若谢谷不纳，胃气败绝，则预后不良。因而，胃气可作为判断预后的重要指标之一。

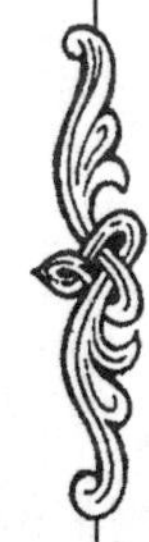

胃气还体现在气血充盛，运化通畅，和缓均匀的脉象上，“四季平脉”均称胃脉。可见胃在人体中的重要性，故有“脉以胃气为本”之说。临床有“人无胃气曰逆”“脉无

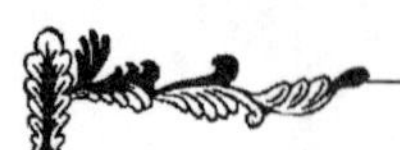

胃气亦死”。《素问·经脉别论》：“食气入胃，散精于肝，淫气于筋。食气入胃，浊气归心，淫精于脉。脉气流经，经气归于肺，肺朝百脉，输经于皮毛……饮入于胃，游溢经气，上输于脾，脾气散精，上归于肺，通调水道，下输膀胱，水精四布，五经并行，游于四时五脏阴阳，揆度以为常。”《素问·五脏别论》：“胃者，水谷之海，六腑之大源也。”《灵枢·邪客》：“五谷入于胃也，其糟粕、津液、宗气分为三隧。固宗气积于胸中，出于喉咙，以贯心脉，而行呼吸焉。营气者，泌其津液，注之于脉，化以为血，以荣四末，内注五脏六腑。……卫气者，出其捍气之慓疾，而先行于四末分肉皮肤之间而不休者也。”《灵枢·五味》：“胃者，五脏六腑之海也，水谷皆入于胃，五脏六腑皆禀气于胃。”《素问·玉机真脏论》：“五脏者皆禀气于胃，胃者五脏之本也。”《灵枢·营卫生会》：“中焦亦并胃中，出上焦之后，此所受气者，泌糟粕，蒸津液，化其精微，上注于肺脉，乃化而为血，以奉生身，莫贵于此，故独得行于经隧，命曰营气。”《素问·太阴阳明论》：“见肝之病，知肝传脾，当先实脾。”张仲景之桂枝汤调和营卫，啜热稀粥借谷气以扶胃气。《素问病机气宜保命集·本草论》：“治病之法，必以谷气为先。”《景岳全书·脾胃》：“凡欲察病者，必先察胃气，凡欲治病者，必须常顾胃气，胃气无损，诸可无虑。”《慎斋遗书·辨证施治》：“诸病不愈，必寻到脾胃之中，方无一失。何以言之，脾胃一伤，四脏皆无生气，故疾病日多矣。万物从土而生，亦从土而归。补肾不若补脾，此之谓也，治病不愈，寻到脾胃而愈者甚多。”《脾胃论》：“人以胃气为本，……元气、谷气、荣气、卫气、生发诸阳之气，此数者，皆饮食入胃上行胃气之异名，其是一也。”

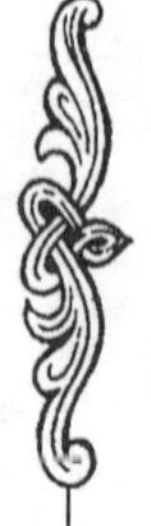

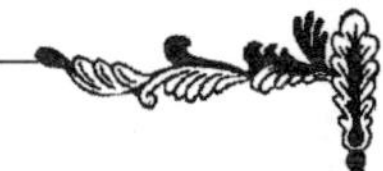

3. 脾肾并治

余主任早在20世纪六七十年代，致力于消化道肿瘤扶正固本治则的临床及实验研究。以肾为先天之本、五脏之根；脾为后天之本、气血生化之源为理论依据，根据多年临床辨证用药经验，经对比验证筛选，创立脾肾方。具体药物为党参、白术、菟丝子、女贞子、枸杞子、补骨脂等。通过实验亦证明了该药具有保护骨髓、提高免疫功能、增强化疗药物抗瘤效应、抗转移等功能。

4. 注重疏肝法的应用

食管癌患者大多心情压抑，情绪不稳定，适当应用舒肝解郁之品，以期提高药物抗癌效果和生存质量。

5. 注意痰瘀肿瘤病理产物的祛除

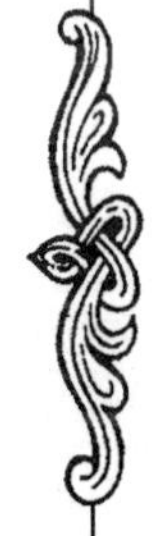

在重视脾胃治疗的同时，也不能忽视痰瘀在噎膈发病中的作用，痰瘀是肿瘤发生、发展过程中必然出现的病理产物，在重视扶正固本的同时，对于痰瘀等病理产物的清除也要加以重视，这样才能作到攻补有序。

（五）预后与调养

中医学对于噎膈的预后已有了一定的认识。认为吐涎沫、腹痛如绞、大便难是噎膈预后不良的三大指征。《医宗必读》："凡年高患此者，多不可治，以血气虚败故也。粪如羊矢者，不可治，大肠无血也。吐痰如蟹沫者，不可治，脾气败也，腹中疼痛，嘈杂如刀割者，不可治，营虚之极，血竭于中也"。死证：年满六旬者难治；禀厚，善守禁忌，尊信医药，亦有生者。粪如羊屎者不治，口吐白沫者不治，胸腹嘈痛如刀割者死。

《金匮翼·膈噎反胃统论》："夫噎膈，胃病也，始先未必燥结，久之乃有大便秘少，若羊屎之证。此因胃中津气上

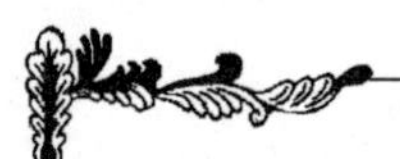

逆，不得下行而然，乃胃病及肠，非肠病及胃也。”

《古今医案按》震按：“风、劳、臌、膈四大恶病，而噎膈尤恶，十有九死。……若忧郁愤懑或纵酒肆欲而成者，惟人参为主，合对症之药投之，十中犹救一二，余皆婉转就死，无法可施也。孙兆用附子一个，剜中，纳丁香四十九粒，浸以生姜自然汁煮干，末服，想治阴寒之膈。嵩崖用黄连浓煎，递入金银田螺、萝菔、韭、梨、柏叶四汁，再加竹沥、童便、人、羊、牛三乳熬膏，想治热燥之膈。方可并驱，效难操券也。”

《王旭高医案》仁渊曰：“噎膈证，昔张鸡峰谓神思间病，而有不尽然者，过于谋虑忧思，脾阴伤而肝火起，固有是证，而得之呕血过多，或餐凉食冷者不少，是皆脾胃阳伤也。胃阳伤则不化而失其顺降，脾阳伤则不运而失其升腾，饮食到胃，精微不化，气血津液而变酸水痰涎。中土既失温和松燥，肝胆失其条达，郁结不舒，气结而为痛，逆升而为吐，将稼穑甘味化为木火酸苦之味呕出，胸膈稍快，明日再积再呕，久之中焦之气日伤，津液日竭，胃管之口缩小，纳食梗嗌作痛，胃气即失顺降，二肠自少灌溉，渣滓留滞不行，加以肝胆郁结之火，日加煽灼，大便自然燥而不通，甚至经旬始通，通下如羊矢黑粒者，不可治矣。夫噎膈固属难治，而古人治此者亦少精妙之方。云岐子九方，劫霸攻克，固不足道。”

在调养方面，《医林绳墨》：“必须断妄想，绝厚味，戒房事，去劳碌，善能调养，此病未有不痊者也。凡见粪如羊屎，有颗粒者；或口中白沫，不时吐出者；或年高气血衰弱者；或脉空虚及兼歇至者，俱不可治。”《医学入门》：“或五十岁后，血枯粪如羊屎，及年少不淡薄饮食，断绝房事

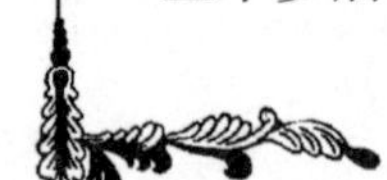

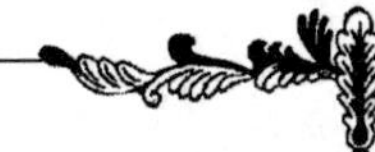

者，不治”。余主任非常重视病后调理，认为乐观开朗，避免精神紧张是帮助病情恢复的保障；饭后可喝少量开水或淡盐水，以冲淡食管内积存的食物和黏液，预防食管黏膜损伤和水肿；饮食宜清淡，进食高营养易消化食物，避免进食刺激性的食品，如生蒜、辣椒、胡椒等；戒除烟酒，劳逸结合。

三、中西医结合治疗

目前，食管癌仍以手术和放疗为主，在手术前、中、后合理地进行化疗，可提高生存率。颈段及上颈段食管癌，由于手术难度大，主要靠放疗，胸中段手术与放疗疗效相近，两种手段都可选用；胸下段手术治疗优于放疗，故应首选手术，尤其是同时侵及食管下段及贲门的病变，更应以手术为宜。

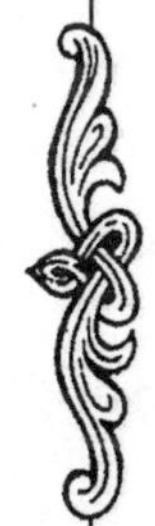

（一）外科治疗

1. 手术适应证

（1）早期食管癌，一旦确诊，应积极争取手术治疗。

（2）Ⅱ期以前病例，无严重并发症者。

（3）Ⅲ期病例，可考虑术前放疗的综合治疗方法，下段食管癌达 7 厘米长者也可考虑手术。

（4）放疗后复发者，病变范围不大，无远处转移，条件允许也应争取手术。

（5）食管高度梗阻者，病人一般情况好，可考虑胸骨后结肠代食管而后给予放疗。

2. 禁忌症

（1）X 线食管造影或 CT 检查侵及邻近重要器官者。

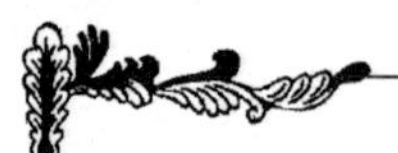

（2）已有远处转移者。

（3）有严重心肺功能不全者。

（4）恶病质。

3. 影响手术切除的因素

食管癌手术治疗的成功与否，决定于病变是否蔓延至食管以外的组织，0 期和Ⅰ期切除率 100%，Ⅱ期切除率 95% 以上，Ⅲ期 80%，Ⅳ期约 50%，一般下段切除率高，中、上段切除率较低，术前放疗可使食管肿瘤周围癌性粘连变为纤维粘连，从而提高手术切除率。

食管癌的切除长度，一般距肿瘤上、下缘各 5 厘米以上，包括食管周围结缔组织及肿大淋巴结也要进行清扫。

（二）食管癌的放射治疗

食管癌放射治疗的适应症较宽，除了食管穿孔形成食管瘘，远处转移，明显恶液质，严重的心、肺、肝等疾病外，均可行放射治疗。

1. 适应症

（1）病人一般情况在中等以上；

（2）病变长度不超过 8cm 为宜；

（3）无锁骨上淋巴结转移，无声带麻痹，无远处转移；

（4）可进半流食或普食；

（5）无穿孔前征象，无显著胸背痛；

（6）应有细胞学或病理学诊断，特别是表浅型食管癌。

2. 照射剂量及时间： 通常照射量为 60 ~ 70Gy/6 ~ 7 周。

3. 外照射的反应

（1）食管反应：照射肿瘤量达 10 ~ 20Gy/1 ~ 2 周时，食管黏膜水肿，可以加重咽下困难，一般可不做处理，照射量达 30 ~ 40Gy/3 ~ 4 周后，可产生咽下痛及胸骨后痛，宜

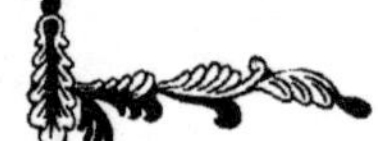

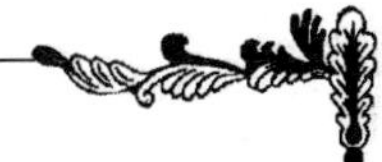

对症处理。

（2）气管反应：咳嗽，多为干咳，痰少。

4. 合并症

（1）出血：发生率约为 1%。应在选择病人时，对那些有明显溃疡，尤其是有毛刺状突出的较深溃疡者，应特别谨慎，减少每次照射剂量，延长总治疗时间，在放疗过程中，应经常作 X 线钡餐观察。

（2）穿孔：发生率约为 3%，可穿入气管，形成食管气管瘘或穿入纵隔，造成纵隔炎症。

（3）放射性脊髓病：放射性脊髓病是头、颈、胸部恶性肿瘤放射治疗的严重并发症之一。潜伏期多在照射后 1 ~ 2 年。

（三）化学药物治疗

常用药有顺铂、平阳霉素等，虽然其有效率在 50% 左右，但其远期疗效并不理想。

目前，由于综合治疗的开展，如术前放化疗等综合治疗的开展，扩大了手术范围，提高了手术切除率。国内报道食管癌手术的五年生存率为 22.7% ~ 29.3%。北京肿瘤医院术前放疗与手术综合治疗的五年生存率为 31.6%，同期单纯手术病人为 27.6%，可见术前放疗有一定疗效。但单纯放疗的五年生存率仅为 9% 左右。近年来，随着中医及中西医结合防治食管癌的研究，中医药在防治食管上皮重度增生、食管癌放化疗增效减毒等诸多方面显示出可喜的优势。食管癌的早期症状多不明显，故一经诊断 50% 以上已有淋巴结和远处转移。早期食管癌的手术切除率高，五年生存率可达 90% 以上，而晚期食管癌疗效常常不理想。恶性肿瘤的临床治疗过程中，应注重扶正与祛邪、局部与整体及中西医结合分阶

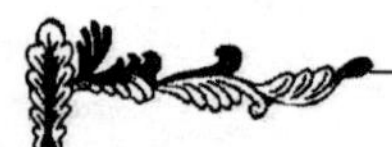

段治疗，第一阶段要充分祛邪，最大限度地降低肿瘤负荷；第二阶段要重视保护骨髓和免疫功能；第三阶段再次强化治疗，消灭残存癌细胞；第四阶段通过中西医结合的优势，提高机体免疫功能，使病情巩固，使病人得到较好的康复。

四、临床用药经验

余桂清主任在20世纪70年代初期，率领医疗队深入食管癌高发区河南林县和河北磁县农村，探讨食管癌发病相关因素及治疗方法，开展食管癌普查和病因学调研，向当地农民普及医疗知识，救治了一大批肿瘤患者，掌握了大量的第一手资料，针对食管癌的特点，从中筛选出多种抗癌作用的中草药，研制了二术玉灵丹、人工牛黄散、六味地黄丸、抗癌乙丸、征癌片等一系列治疗方药，为后来的工作打下厚实的基础。并在增生平片、六味地黄丸等药物防治食管癌癌前病变的前期研究工作中，付出了大量心血，至此，中医、中西医肿瘤工作引起了社会的重视，中医肿瘤防治队伍亦从无到有、由少到多，逐步发展壮大起来，在我国肿瘤防治工作中占据了重要地位。余主任在临床用药上喜用平和之品，且用量相对较小，如太子参、白术、茯苓量多是9克，枸杞子、女贞子、菟丝子量最多是15克；临床遣方用药精良，药不过十一、二味；药物多以药对、药组出现。

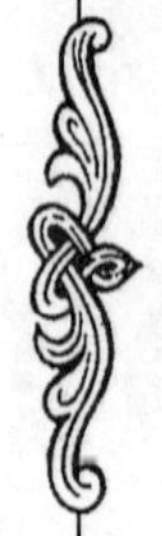

（一）辨证论治对药

1. 半夏、陈皮

半夏辛温而燥，功效燥湿化痰，和胃降逆，为痰湿阻滞之呕恶常用药物。陈皮辛苦而温，长于理气健脾，燥湿化痰，为脾胃气滞、胸脘痞满及痰湿壅滞、呕恶痰涎等的

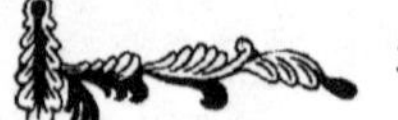

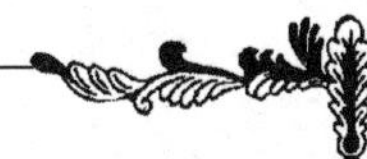

常用之品。二者伍用，相使相助，半夏得陈皮之助则气顺痰消，化痰湿之力增强；陈皮得半夏之辅，则痰除而气自下，理气和胃之功更著。在临床上用于食管癌痰湿内蕴所见呕恶痰涎、胸脘痞闷等证。放、化疗过程中见呕吐、舌苔厚腻等症。

2. 当归、黄芪

当归甘平柔润，功专补血。黄芪甘温，功长补气，气旺以生血。二药合用，补气生血之力倍增。在临床上用于食管癌症见气短、乏力等气虚证；放、化疗过程中白细胞下降。

3. 威灵仙、郁金

威灵仙辛散性温通利，具有消痰逐饮，行气化滞之功；适用于气血滞痛，膈脘痰水之证。郁金辛开苦降，芳香宣达，性寒又能清热；入气分以行气解郁，入血分以凉血破瘀，为血中之气药。用于气血凝滞不畅所致的胸胁闷痛等证。二者配伍，具有行气开郁，消痰化滞之效。临床上用于食管癌气血凝滞痰阻所致胸邪闷痛、膈脘痰水等证。

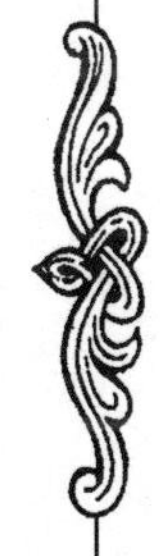

4. 白术、莪术

莪术辛苦微温，能入气分血分而行气血之滞，用于气滞血瘀和饮食积滞所致胸腹胀痛等证；白术甘温补中，苦可燥湿，为补脾燥湿之要药。为脾虚不运，或停痰停湿之证之主药。二者配伍，具有燥湿化瘀之功。临床上用于食管癌痰瘀互结所致痰涎壅盛之证。

5. 白芍、当归

白芍酸而微寒，补血敛阴；当归辛甘而温，补血行血。当归辛香性开，走而不守；白芍酸收性合，守而不走。二药合用，辛而不过散，酸而不过敛，一开一合，动静相宜，使其补血而不滞血，行血而不耗血，养血补血之功最良。另

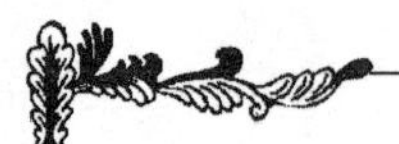

外，当归能和肝而活血止痛，白芍能柔肝而和营止痛。二者合用，还具有养肝和血止痛之力。在临床上用于肿瘤患者心肝血虚之心悸、头晕等证；血虚，血脉不和之腹中挛急作痛。

6. 柴胡、郁金

柴胡味苦性寒，轻清升散，善疏散少阳半表半里之邪，又能疏肝解郁，且善升举阳气。郁金既入气分，又入血分，功偏行气解郁，凉血散瘀。二药合用，一气一血，气血并治，行气解郁之力增强。在临床上用于肝郁气滞，症见胸胁胀闷、脘腹痞塞等。

7. 杜仲、牛膝

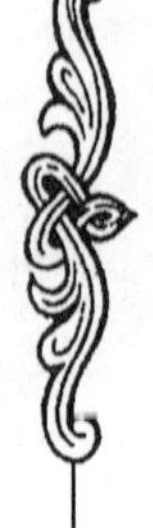

杜仲甘微辛温，专入肝肾二经，功能补益肝肾，为治肝肾不足，腰膝酸痛之要药。牛膝性善下行，长于活血通经利关节。二药合用，具有补益肝肾，活血通经之功。在临床上用于食管癌患者出现腰膝酸痛、关节疼痛等症。

8. 白术、白芍

白术甘苦而温燥，主入脾经，功专健脾燥湿，能助脾胃之健运以促生化之源。白芍酸而微寒，补血敛阴，主入肝经，功专养血柔肝，能敛肝阴、肝血。二药合用，一阴一阳，刚柔相济，具有健脾柔肝之功。在临床上用于肝郁脾虚之胸胁满闷、腹痛、泄泻等症。

9. 天麻、钩藤

天麻甘平柔润，独入肝经，具有熄风止痉，平肝潜阳之功，为治风之圣药。钩藤甘微寒，入肝、心包经，能泻肝火，熄肝风，为热极生风及肝经有热之证所常用。二药合用，平肝熄风之力倍增。在临床上用于肿瘤患者症见头晕、肢体麻木等肝阳上亢之证；食管癌出现脑转移症见头晕、肢

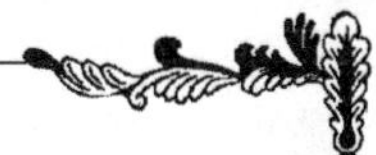

体麻木等证。

10. 枸杞子、菊花

枸杞子甘平质润，功专滋补肝肾、明目、润肺。为平补肝肾之药。菊花甘苦而凉，为疏风解表之剂，并具有清肝明目之功。二药合用，一补一清，具有益肝明目之效。在临床上用于肿瘤患者之肝肾阴虚所见腰膝酸软、头晕、视物昏花等证。

11. 桃仁、红花

桃仁苦甘而平，入心、肝、大肠经，有破血祛瘀之功。红花辛温，入心、肝经，有活血通经，祛瘀止痛之功。二药皆有活血化瘀之功，红花质轻升浮，走外达上，通经达络，长于祛在经在上之瘀血；而桃仁质重沉降，偏入里善走下焦，长破脏腑瘀血。相须配伍后祛瘀力增强，作用范围扩大，适用于全身各部瘀血。且有消肿止痛、祛瘀生新之功。在临床上用于食管癌患者症见疼痛、出血，面色晦暗，舌质暗紫，有瘀斑、瘀点、爪甲有瘀点，脉涩等血瘀证。

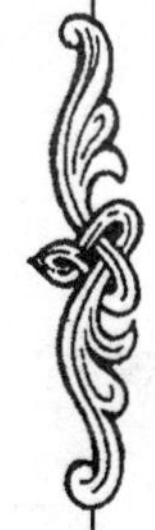

12. 红花、苏木

苏木性辛味咸，咸能入血，辛可走散，具有活血化瘀，消肿止痛之功。红花辛温，长于消散癥瘕。二者功用类同，少用则和血养血，多用破血祛瘀。二药合用，增强活血化瘀，祛瘀止痛之功。在临床上用于食管癌患者症见疼痛、出血，面色晦暗，舌质暗紫，有瘀斑、瘀点、爪甲有瘀点，脉涩等血瘀证；放疗过程中出现骨髓抑制、皮肤色素沉着而见血瘀证候者。

13. 徐长卿、元胡

徐长卿、元胡辛散，苦降温通，既入血分，又入气分，既能行血中之气，又能行气中之血，为活血理气之良药。在

临床上用于食管癌患者症见疼痛者。

14. 枸杞子、补骨脂

枸杞子甘平质润，功专滋补肝肾，兼益肾阳。补骨脂辛苦大温，功专补肾助阳，既能温下元，固精缩尿；又可温运脾阳，涩肠止泻。在临床上用于食管癌患者症见畏寒肢冷、腰膝酸软、头晕、视物昏花等症。

（二）抗肿瘤的对药

1. 橘核、荔枝核

橘核苦温，入肝经，温化散结，荔枝核甘温，散寒邪作用较强，兼能快脾气，益肝血。二药合用，皆性温入肝经，均能散滞、止痛。橘核偏入气分，荔枝核偏入血分，二药配伍，相须为用，行气散寒止痛之功增强。在临床上用于肿瘤患者晚期盆腔转移症见腹部癥瘕包块。

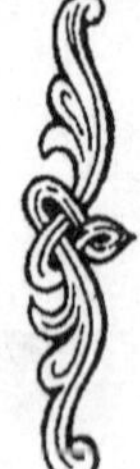

2. 急性子、石见穿

急性子味辛，微苦，性温。化瘀降气，软坚散结。石见穿味苦、辛，性平。入肺、脾经。清热解毒，活血止痛。二药合用在临床上用于食管癌症见进食梗噎者。

3. 八月札、凌霄花

八月札味苦，性平，入肝、胃、膀胱经。疏肝和胃，活血止痛，软坚散结，利尿。凌霄花味辛，性微寒。入肝心包经。活血破瘀，凉血祛风。二药合用在临床上用于食管癌出现肝转移症见肝区疼痛、食欲不振者。

4. 茵陈、栀子

茵陈味苦而性寒，功能清热利湿，利胆退黄。栀子功专泻火除烦、泄热利湿。二药相伍，可清热利湿，利胆退黄。在临床上用于食管癌出现肝转移症见黄疸、食欲不振者。

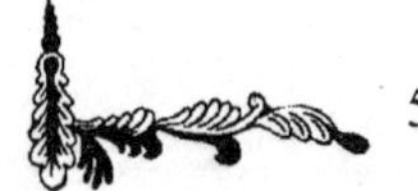

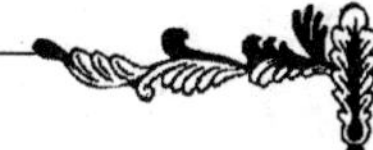

（三）药组

1. 太子参、白术、茯苓

太子参微甘，具有补气而不滞气，健胃养胃的作用；白术甘苦而温燥，主入脾经，功专健脾燥湿，能助脾胃之健运，以促生化之源；茯苓味苦，性平，入心、脾、胃、肾经。本品甘淡而平，甘则能补，淡则能渗，既能扶正，又能祛邪，功专益心脾，利水湿。三药伍用，具有健脾养胃益气之功。

2. 杏仁、贝母、桔梗

杏仁辛苦而温，辛能散邪，苦可下气，重在宣降肺气；贝母甘而偏凉，重在化痰兼清痰热；桔梗辛苦而平，重在宣通肺气，祛痰排脓。诸药合用，具有宣降肺气、化痰排脓之功。主治食管癌肺转移患者肺失宣降见咳嗽、咯痰、胸闷气短等症者。

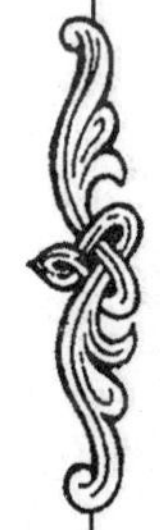

3. 枸杞子、女贞子、菟丝子

枸杞子甘平质润，功专滋补肝肾，兼益肾阳。女贞子性禀纯阴，偏填补真阴。菟丝子辛甘平，功专补肝肾，充髓。三药伍用，具有滋补肝肾之功。

4. 枸杞子、菊花、生地

枸杞子甘平质润，功专滋补肝肾，兼益肾阳；菊花甘苦，微寒，清肝泻火；生地甘寒，性润多汁，功长凉血止血，清热生津。临床上用于肝肾阴虚所见腰膝酸软、头晕等。

5. 白花蛇舌草、夏枯草、半枝莲

白花蛇舌草味苦甘，性寒。入心、肺、肝、大肠经。清热解毒，利湿。夏枯草清肝火，散郁结。半枝莲味辛、苦，性寒。入肺、肝、脾经。清热解毒，散瘀止血，利尿消肿。

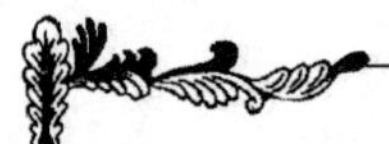

三药同为清热解毒之剂。三药伍用，具有清热解毒抗癌之功。主治食管癌。

（四）常用中成药

1. 复方天仙胶囊

处方：山豆根、拳参、败酱草、夏枯草、白鲜皮、黄药子等

2. 金蒲胶囊

处方：人工牛黄、金银花、蟾酥、蒲公英、山慈菇、黄药子、红花、黄芪等

功能：清热解毒、消肿止痛、益气化瘀

主治：用于晚期胃癌、食管癌患者痰湿瘀阻或气滞血瘀

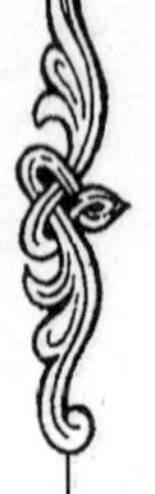

3. 安替可胶囊

处方：蟾皮、当归等

功能：软坚散结、解毒定痛、养血活血

主治：食管癌瘀毒证合并化疗增效

4. 参莲胶囊

处方：苦参、山豆根、半支莲、莪术、防己、三棱、丹参、补骨脂、苦杏仁、乌梅、扁豆

功能：清热解毒，活血化瘀，软坚散结

主治：气血瘀滞、热毒内阻所致的中晚期肺癌、食管癌

5. 增生平片

处方：天花粉、威灵仙、白花蛇舌草、人工牛黄、龙葵、胆南星、乳香（制）、没药（制）、人参、黄芪、珍珠（制）、猪苓、蛇莓、冰片、麝香

功能：清热解毒、活血化瘀、散结止痛

主治：对食管癌、胃癌有一定抑制作用，配合放、化疗可提高疗效

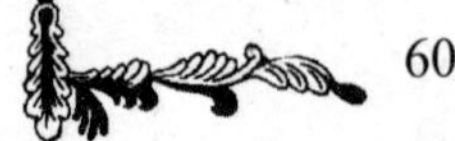

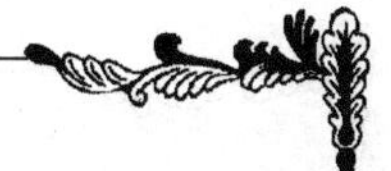

五、医案精选

赵某，男性，65 岁，工人。2000 年 3 月 15 日初诊。

患者于 1998 年 12 月出现进食梗噎，就诊于北京宣武医院，经食道钡餐造影示：食道中段癌。1998 年 12 月 15 日在该院作食道癌根治术。术后病理：中分化鳞癌，侵及肌层，淋巴结转移 5/12。术后予放疗一疗程，总量 5000 拉德。其后未予特殊治疗。一月前出现胸背疼痛，于北京宣武医院 CT 检查示：右上肺转移，肿物大小 3cm×2cm，拟化疗治疗，患者拒绝。而来我院。现症见胸背疼痛，偶咳，纳少，睡眠差，小便可，大便干，舌淡，苔少，脉弱。中医诊断：噎膈。证属：脾胃虚弱。

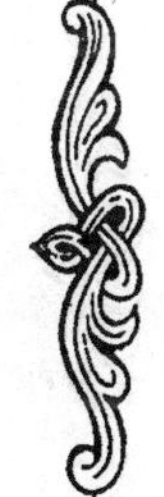

处方：1. 太子参 9g，白术 9g，茯苓 9g，生芪 15g，急性子 9g，石见穿 9g，贝母 9g，桔梗 9g，杏仁 9g，徐长卿 9g，元胡 9g，白花蛇舌草 15g。日一剂。

2. 西黄解毒胶囊 2 粒，日两次。

2000 年 6 月 5 日二诊：

服药后，疼痛明显减轻，进食及睡眠转佳，大便调，舌淡，苔白，尺脉弱。

上方去生芪，加生地 9g、枸杞子 15g。续服。

2001 年 11 月 14 日三诊：

患者复查 CT，示肺转移灶无明显变化，症状大体同前。患者已健康生活近十个月。

（闫洪飞　整理）

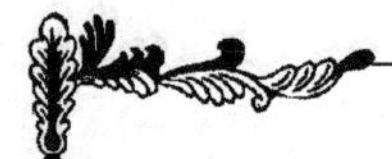

胃　癌

一、概况

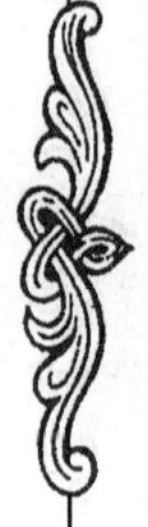

胃癌是世界范围内最常见的恶性肿瘤之一，其发病率排在肺癌之后位居第二，为消化系癌症之首。国外文献统计胃癌占消化道肿瘤50%，国内报道占62%。日本、中国、智利等国为世界上胃癌高发地区，而北美、印度和印度尼西亚等地则为低发区。在中国，西北的陕甘宁地区、东北地区、辽东半岛、胶东半岛、华东沿海及福建沿海等地为胃癌高发区，而内陆的湖广及川滇地区则低发。近20余年来，胃癌男女发病率均呈下降趋势，美国和日本的发病率已分别下降了60.2%和35.5%，以20世纪80年代和70年代相比，我国上海胃癌的发病率在男女性分别下降了10%和5%。据认为胃癌发病率的下降与国民经济的发展、生活习惯和膳食结构的改变、冰箱的普遍使用及食品保存条件的改善有关。胃癌可发生于任何年龄，约70%发生在40～60岁之间，男性发病率高于女性，男女之比为3.6∶1。癌的部位性别比也有差异，部位越高差别越大，如贲门部癌为4∶1，幽门部癌为1.5∶1。

在美国，胃癌的预后极差，5年的生存率在5%～15%之间；在我国，胃癌的死亡率也居全身恶性肿瘤第一位，每年约有16万人死于胃癌。最新恶性肿瘤死亡率统计资料表

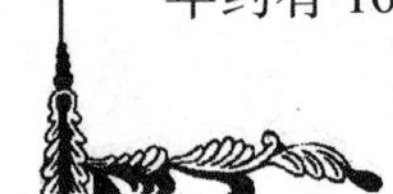

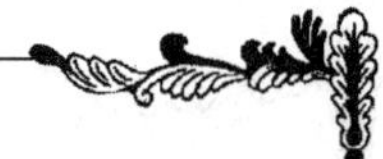

明，我国胃癌死亡率70年代为19.54%，90年代为25.16%，计算调整死亡率，则两个年代分别为19.79%和21.76%，而同时期男性胃癌死亡率由25.12%提升为32.84%，女性则由13.72%提升为17.02%。胃癌的病因复杂，发病机制尚不十分明确。已有的研究表明，胃癌的发生与地理环境因素密切相关，不良饮食习惯、长期接触致癌物如N－亚硝基化合物、真菌感染、幽门螺旋菌感染、胃部良性疾病等都是有关致癌因素。国内外资料还表明：不同地区、不同民族人群的胃癌发病率存在差别；从高发区移入低发区的第二代、第三代移民，其胃癌发病率递减。我国胃癌病例配对研究结果显示，高盐饮食、腌制食品、烟熏食品、油炸食品、进餐不定时、进食过快、过饱、喜烫食等均增加胃癌发病的危险性，新鲜蔬菜、水果、大豆及其制品、牛奶等均可降低胃癌的危险性。冰箱的应用及更好地保存食物也会降低胃癌的发病率。真菌中杂色曲菌及其代谢产物有致癌作用。亚硝胺导致人类胃癌尚缺乏确切证据，但动物实验已证实其的确可致胃癌。亚硝酸盐广泛存在于腌制、烟熏食品中，还可由食品中富含的硝酸盐在胃内经硝酸盐还原菌转变而来。萎缩性胃炎时胃酸偏低，更有利于亚硝胺的合成。幽门螺旋杆菌（HP）与胃癌的关系已引起关注，胃癌死亡率水平与HP感染率有平行关系。已证实HP与慢性胃炎特别是活动性炎症关系密切，持久的炎症进一步出现癌前病变而发生胃癌。HP感染与肠型胃癌关系较为密切，从HP感染、慢性浅表性胃炎、慢性萎缩性胃炎、肠上皮化生及异型增生到肠型胃癌的演变过程已经明确，而弥散型胃癌则未见相同的前期变化。慢性萎缩性胃炎好发于胃窦部，在胃癌高发区人群中胃镜检出率达80%以上。由于壁细胞萎缩而导致泌酸量减少，患者常

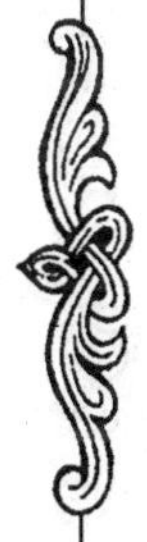

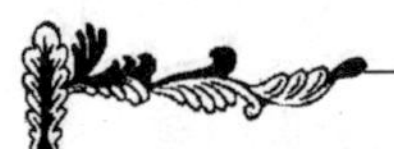

有胃酸缺乏，同时胃内硝酸盐还原酶阳性菌的检出率较正常人高2倍，促进了胃内亚硝胺类化合物的合成，也就增加了胃内致癌物的浓度。该病经过胃黏膜慢性炎症、腺体萎缩，逐渐出现肠上皮化生或异型上皮增生，最终演变为胃癌。调查表明：慢性萎缩性胃炎与胃癌的发生率和死亡率均呈正相关，长期随访（10年以上）萎缩性胃炎的癌变率约占10%。肠上皮化生伴发胃癌者高达60%～100%。异型上皮增生在胃癌高发区的检出率可达20%，持续5～10年约5%发生癌变。胃息肉中炎性息肉占80%左右，癌变率低，为0～5%，而腺瘤性息肉比例小，但癌变率可达60%。另外，多发性息肉的癌变率为14%，又高于单发性胃息肉癌变率的9%。胃溃疡癌变主要是由于溃疡边缘的黏膜上皮反复经历炎症、糜烂、再生、增生以及异型上皮增生过程，再加上致癌因素的长期慢性作用，最后转化为癌，发生率在0.4%～3.2%。残胃癌指胃良恶性疾病手术后残胃部分发生癌变，多位于吻合口附近，发生率为1%～5.5%。恶性贫血病人中约10%发生胃癌。其他如吸烟、心理因素、微量元素等也与胃癌发生有关。中医古籍未见记载胃癌一病。结合临床表现和病情进展规律分析，胃癌应属中医胃脘痛、反胃、胃反、翻胃、吐血、噎嗝、伏梁、癥积等病范畴。历代医家对于上述诸病均有详尽记载，对其辨证论治、理法方药和传变规律亦有深刻详尽论述。

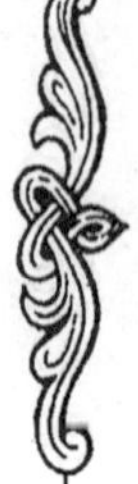

胃癌治疗原则上首选手术切除，根治性切除术是目前唯一可以治愈胃癌的方法，一旦胃癌诊断成立，应及早手术治疗。综合近30年来国内外胃癌术后的5年生存率，一般仍徘徊于20%～30%。我国总的胃癌手术切除率为50%～70%，根治术后5年生存率为32%～40%，而早期

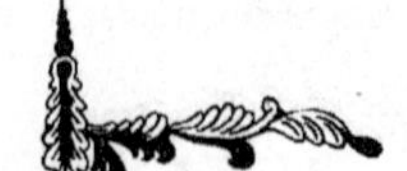

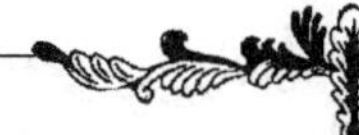

胃癌根治术后 5 年生存率可达 90% 以上。日本对胃癌的治疗在世界上居领先地位，早期胃癌诊断比例的大幅提高（可达手术病例的 1/3），使得胃癌术后 5 年生存率显著增加。选择合理的术式，包括各站淋巴结清扫标准是提高疗效的另一途径。联合手术、放疗、化疗、生物治疗及中医药治疗的综合治疗也是改善胃癌预后的重要手段。化学治疗是胃癌综合治疗中极其重要的组成部分，包括术前的新辅助化疗，术中化疗，术后的辅助化疗（巩固化疗），术后复发、转移患者和晚期不能或不愿手术切除患者的姑息性化疗以及动脉插管化疗。手术合并化疗使Ⅲ期胃癌的 5 年生存率达 38.6%，而单纯手术的 5 年生存率仅为 12.8%。化疗对术后复发病例的有效率为 50% ~ 55%，平均缓解期为 3 ~ 7 个月。化疗的疗效尚待提高。胃癌对放射治疗不甚敏感，术前放疗一般可提高手术切除率 10%，术前、术中放疗也可使术后 5 年生存率提高 10% 左右。对生物免疫治疗的疗效很差。

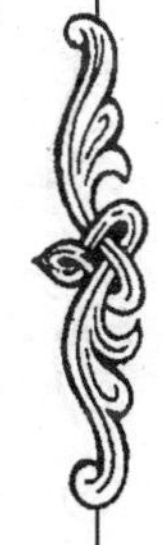

二、中医药治疗

（一）经典论述

中医学认为，胃的主要功能为受纳、腐熟水谷，故胃亦称“水谷之海”。胃与脾经脉互相络属，构成脏腑表里关系。胃主受纳，其气主降；脾主运化，其气主升，脾胃脏腑阴阳相合，升降相因，共同完成对饮食的消化、对水谷精气的吸收和输布。故《内经》云：“脾胃者，仓廪之官。”由于饮食水谷化生了人体所需营养和气血精微，故谓脾胃乃“气血生化之源”，“后天之本”。胃主受纳、腐熟水谷，脾主运化水谷精微，均须借助于肾中阳气的温煦；而肾之精气又有

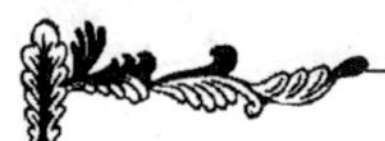

赖于水谷精微连绵不断的充填和化生，故先天之本的肾和后天之本的脾胃互相资助，关系密切。胃癌的发生乃一长期过程，根据病程中的不同临床表现，胃癌属中医反胃、翻胃、胃反、胃脘痛、噎膈、伏梁、癥积、臌胀等病范畴。自《内经》以来，历代医家俱有论述。《灵枢》说："饮食不下，膈塞不通，邪在胃脘"。"脾脉……微急为膈中，食饮入而还出，后沃沫。"《素问》："三阳结，谓之膈。""食饮不下，鬲塞不通，腹善满……诊形瘦而腹大。""膈塞闭绝，上下不通，则暴忧之病也。"《金匮要略》："朝食暮吐，暮食朝吐，宿谷不化，名曰反胃。"《诸病源候论》："心之积，名曰伏梁，起脐上，大如臂，上至心下，久不愈，令人病烦心。""（胃反）则朝食暮吐，暮食朝吐，心下牢大如杯，往来寒热，甚者食已即吐。""荣卫俱虚，其血气不足，停水积饮，在胃脘则脏冷，脏冷则脾不磨，脾不磨则宿谷不化，其气逆而成胃反也。"《丹溪心法》："噎膈反胃名虽不同，病出一体，多由气血虚弱而成。""翻胃，大约有四：血虚，气虚，有热，有痰。"《景岳全书》："噎膈者，膈塞不通，食不能下，故曰噎膈。""噎膈一证，必以忧愁，思虑，积劳，积郁，或酒色过度损伤而成。""（反胃）或以酷饮无度，伤于酒湿，或以纵食生冷，败其真阳，或因七情郁遏中气，总之无非内伤之甚，致损胃气而然。"《医学十二种》："噎膈之症，必有瘀血，顽痰逆气，阻隔胃气。"《证治汇补》："王太仆云：食入反出是无火。张洁古曰：下焦吐者因于寒。合是两说而并衡之，其为真火衰微，不能腐熟水谷则一也。"《医宗金鉴》"三阳热结，谓胃、小肠、大肠三府热结不散，灼烁津液，……贲门干涸，则纳入水谷之道路狭隘，故食不能下，为噎塞也。幽门干枯，则放出腐化之道路狭隘，故食入

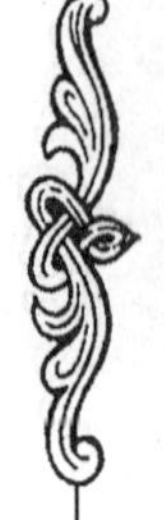

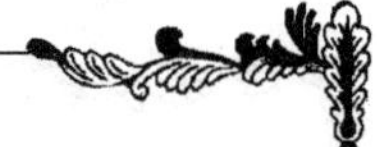

反出为翻胃也。”《医学心悟》“凡噎膈症，不出胃脘干槁四字。槁在上脘者，水饮可行，食物难入；槁在下脘者，食虽可入，入而复出。”这些文字形象地描述了贲门癌（包括食道瘤）和胃癌的各种症状表现，并详细分析了该病的成因和病理机制。归纳病因病机，或因素体痰盛，嗜酒过度，痰湿蕴阻或痰热内结；或食积热伏，灼伤阴津，阴液枯涸；或过食生冷，寒凝中焦，败损中阳；或七情郁遏，气滞血瘀；或气血亏损，中气下陷，气机升降失常；或脾肾阳虚，水饮内停；或房劳过度，精血衰亏，等等。至于治疗、调摄和预后方面，《济生方》“调顺阴阳，化痰下气，阴阳平均，气顺痰下，膈噎之疾，无由作矣。”《脾胃论》：“夫噎塞，迎逆于咽喉胸膈之间，令诸经不行，则口开、目瞪、气欲绝，当先用辛甘气味俱阳之药，引胃气以治其本，加堵塞之药以泻其标也。”并根据四时冷暖加减用药。《儒门事亲》：“用药之时，更详轻重，假如闭久，慎勿陡攻，纵得攻开，必虑后患。宜先润养，小着肠丸，累累加之，关扃自透。其或咽噎，上阻涎痰，轻用苦酸，微微涌出，因而治下，药势易行；设或不行，蜜盐下导，始终勾引，两药相通，结散阳消，饮食自下。”《医林绳墨》：“噎嗝不可妄投燥热之剂，……必须清气健脾，行痞塞以转泰，助阴抑阳，传化育以和中，宜用生津养血之剂。”“……必须断妄想，绝厚味，戒房室，去劳碌，善能调养，此病未有不瘥者也。”《景岳全书》：“凡治噎膈大法，当以脾肾为主。……治脾者宜从温养，治肾者宜从滋润，舍此二法，他无捷径矣。……妄用大黄、芒硝、三棱、莪术、栝楼、桃仁、滚痰丸之属，非惟不能见效，必致胃气日败，万无生理矣。……凡年高患此者，多不可治，以血气虚败故也。粪如羊屎者，不可治，大肠无血也。吐痰如

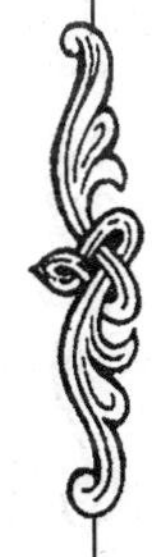

蟹沫者，不可治，脾气败也。腹中疼痛。嘈杂如刀割者，不可治，营虚之极，血竭于中也。”“治反胃之法，当辨其新久及所致之因，……故凡治此者，必宜以扶助正气，健脾养胃为主。但新病者胃气尤未尽坏，若果饮食未消，则当兼去其滞；若有逆气未消，则当兼解其郁；若病稍久，或气体禀弱之辈，则当专用温补，不可标本杂进，妄行峻利、开导消食化痰等剂，伤胃气，必致不起也。”《证治汇补》：“（反胃）治法：治宜开胃顺气以调上，培脾扶土以和中，壮火回阳以温下，其他如化痰抑肝镇坠诸药酌而用之。”《医学心悟》：“夫胃既槁矣，而复以燥药投之，不愈益其燥乎？……然其间有夹虫、夹血、夹痰与食而为患者，皆当按法兼治，不可忽也。”尚有专论噎膈、反胃的针灸、导引疗法。《东医宝鉴》：“针灸法：呕吐无度，并干呕不止，尺泽、大陵皆灸三壮，又灸乳下三十壮。若四肢厥冷脉沉绝，灸间使便通，此净回生起死之法。善呕，呕有苦者，邪在胆，逆在胃，取三里、阳陵泉。吐食不化取上脘、中脘、下脘。反胃神效，膏肓俞灸百壮，膻中、三里各灸七壮，又取劳宫、中魁、腕骨、心俞、中脘。今日食明日吐，取心俞、膈俞、膻中、巨阙、中脘。……反胃灸肩井三壮即愈，乃神灸也，又取水分、气海灸之。”《神灸经论》：“噎膈，膻中、中脘、膏肓灸百壮，内关、食仓、足三里、心俞、膈俞、脾俞、天府、乳根。”“反胃：气海、下脘、脾俞、膈俞、中脘、三里、胃俞、上脘、膻中、乳根、水分、天枢、大陵、日月（呕吐吞酸）、意舍（呕吐吞酸）。”关于“三阳结”，历代医家各有心得。《诸病源候论》《济生方》等主张“阳脉结谓之鬲。”《儒门事亲》《医林绳墨》《医学入门》《证治准绳》《医学心悟》等坚持“三阳者，谓大肠、小肠、膀胱也。结谓结热也。”《景岳全书》

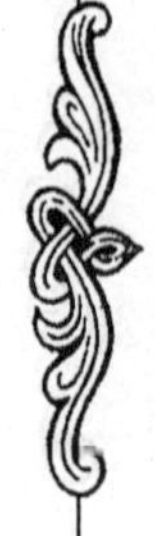

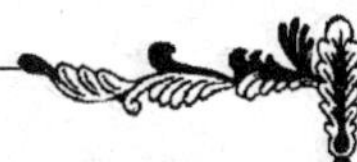

则谓“……乃只言小肠膀胱，全与大肠无涉。盖三阳者，太阳也，手太阳小肠也，足太阳膀胱也。……若下有结闭，而上无热证，此阴结耳，安得谓之热耶？盖阴结者，正以命门无火，气不化精，所以凝结于下，而治节不行，此惟内伤血气，败其真阴者乃有之，即噎膈之属是也”。《医宗金鉴》则说：“三阳热结，谓胃、小肠、大肠三府热结不散。”归纳起来，历代医家治疗本病不外攻、补、攻补结合三原则：补则益气、养血、生津、滋阴、温阳；攻则化痰、逐饮、消食、下气、活血、通络、散寒、清热、泻下、软坚、散积、以毒攻毒等法。如多种虚或实证同时出现，或虚实夹杂，则应结合相应的补法和攻法而应用。同样重视饮食、情志和生活起居的调摄。胃癌既生则复又影响胃之受纳、腐熟功能，胃气不降，同时脾无以运化输布，清气不升。脾胃失和，升降失常，渐致气血津精生化乏源，并滋生内邪，复感外邪，侵扰他脏、经络及四肢百骸，终致危令殆。其主病在胃，涉及脾、肾诸脏。

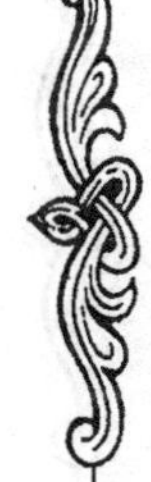

（二）中医诊断要点

1. 症状： 胃脘隐痛、胀痛、灼痛、刺痛，纳呆食少，食后饱胀，嗳气，呃逆，泛酸，口干口苦，恶心，呕吐酸腐，朝食暮吐，暮食朝吐，吐咖啡色胃内容物，排柏油样大便，乏力，肢软，气短，心悸，眩晕，恶寒等。诸症由偶发到阵发，再由频发到持续不断，而且逐渐加重。

2. 体征： 上腹胀满压痛；上腹包块，边缘不规则，质硬，固定，按压痛，消瘦，腹水，黄疸，水肿，恶液质，舌质淡红，或暗紫，脉沉细，或细涩，或细弦等。

（三）中医辨证治疗

由于胃癌各时期的症状、体征及舌脉变化繁杂，个体差

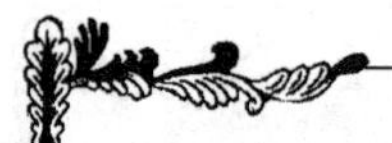

异极大，因此各家对胃癌的中医辨证分型意见尚未完全统一。1978 年第一届全国胃癌学术会议上，北京市胃癌协作组将胃癌分为六型论治，现仍被广泛采用。根据长期临床实践，余桂清主任医师建议在此基础上再增加一型，即脾肾两虚型。各型辨证治疗用药如下：

1. 肝胃不和型

症状：胃脘胀满，时时隐痛，窜及两胁，呃逆呕吐，脉沉或弦细，舌质淡红，苔薄或薄黄。

治法：舒肝和胃，降逆止痛

方药：逍遥散及参赭培气汤加减

柴胡 6g，当归 10g，白芍 12g，茯苓 12g，白术 9g，郁金 9g，元胡 12g，川楝子 9g，淡竹茹 12g，生赭石 30g（先煎），炒鸡内金 18g，白英 15g，藤梨根 30g

2. 胃热伤阴型

症状：胃内灼热，口干欲饮，胃脘嘈杂，食后脘痛，五心烦热，食欲不振，大便干燥，脉弦细数，舌红少苔或苔黄少津。

治法：清热养阴生津

方药：麦门冬汤或竹叶石膏汤加减

麦冬 12g，南北沙参各 12g，花粉 15g，玉竹 12g，半夏 9g，陈皮 9g，太子参 18g，淡竹叶 9g，生石膏 18g（先煎），知母 9g，藤梨根 30g，白花蛇舌草 30g

3. 脾胃虚寒型

症状：胃脘隐痛，喜按喜温，或朝食暮吐，暮食朝吐，面色苍白，肢冷神疲，便溏，浮肿，苔白滑润，脉沉缓。

治法：温中散寒，健脾和胃

方药：理中汤为主加减

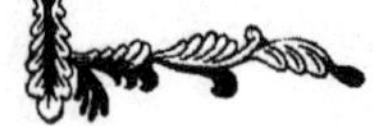

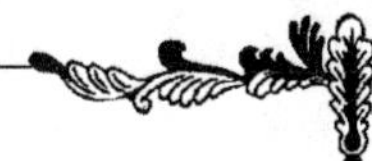

党参 12g，白术 12g，干姜 9g，炙甘草 9g，吴萸 6g，荜茇 9g，半夏 9g，陈皮 9g，龙葵 18g，白英 30g，茯苓 12g，炒苡仁 18g，焦楂曲各 15g，丁香 3g，厚朴 10g

4. 瘀毒内阻型

症状：胃脘刺痛，心下痞硬，吐血、便血，皮肤甲错，舌紫暗，脉沉细涩。

治法：解毒祛瘀，活血止痛

方药：失笑散或膈下逐瘀汤为主加减

生地 15g，桃仁 12g，红花 9g，赤芍 12g，川芎 9g，柴胡 6g，枳壳 12g，川牛膝 12g，灵脂 9g，蒲黄 9g（包煎），干蟾皮 6g，白屈菜 15g，藤梨根 30g，山楂 15g，仙鹤草 30g

5. 痰湿凝结型

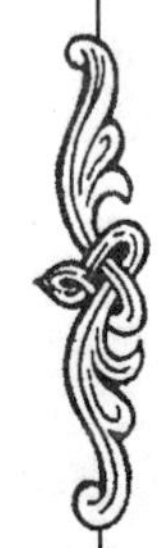

症状：胸闷膈满，面黄虚胖，呕吐痰涎，腹胀便溏，痰核累累，舌淡红，苔白腻，脉滑。

治法：健脾燥湿，化痰散结

方药：开郁二陈汤为主加减

半夏 9g，陈皮 9g，茯苓 12g，枳壳 12g，郁金 12g，浙贝 12g，全瓜蒌 12g，川朴 9g，炒莱菔子 12g，山慈菇 12g，淡竹茹 12g，白豆蔻 9g

6. 气血双亏型

症状：全身乏力，心悸气短，头晕目眩，面色无华，虚烦不寐，自汗盗汗，舌淡苔薄，脉细无力。

治法：补气养血

方药：十全大补汤加减

熟地 12g，白芍 12g，当归 12g，川芎 9g，党参 12g，白术 12g，茯苓 12g，炙甘草 6g，炙黄芪 18g，桂枝 6g，炒枣仁 18g，陈皮 12g

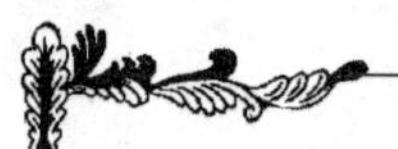

7. 脾肾阳虚型

症状：胃脘隐痛，喜温喜按，泛吐清水，宿谷不化，朝食暮吐，暮食朝吐，腹胀，腹大如鼓，消瘦，形寒肢冷，畏寒蜷卧，水肿，大便稀薄，五更泄泻，舌质淡，苔白水滑，脉细弱或沉缓。

治法：温补脾肾

方药：脾肾方合附子理中汤加减

黄芪 15g，党参 12g，白术 12g，茯苓 15g，干姜 6g，附子 6g，菟丝子 12g，补骨脂 12g，甘草 3g，丁香 6g，白豆蔻 g，半夏 9g，陈皮 12g

以上七型是相互关联的，可以互相转换，也可 2–3 型同时夹杂出现，需根据具体情况随症加减用药：

胃脘痛甚：酌选白屈菜 30g，元胡 12g，香附 12g，白芍 15g，甘草 6g

吐血、便血：酌选仙鹤草 30g，血余炭 12g，藕节炭 15g，地榆炭 15g，三七粉 3g（分冲）

呃逆、呕吐甚：选加生赭石 30g（先煎），淡竹茹 12g，旋覆花 12g（先煎），柿柄蒂 9g

便秘：酌加火麻仁 15g，生首乌 30g，肉苁蓉 30g，枳实 9g，生大黄 6 ~ 9g（后下）

贫血严重：选加鹿角胶 12g（烊化），阿胶珠 12g（烊化），菟丝子 15g，当归 12g，鸡血藤 30g

腹水、肢肿、尿少明显：选加猪苓 12g，茯苓 15g，泽泻 15g，桂枝 6g，车前子 12g，大腹皮 15g

黄疸：加茵陈 30g，灵仙 12g

高热不退：加生石膏 30 ~ 60g（先煎）

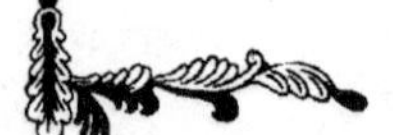

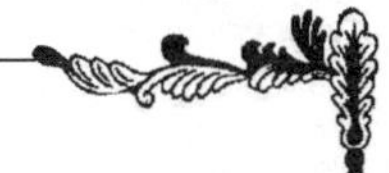

（四）胃癌的中成药治疗

1. 健脾益肾冲剂　每次30g（1袋），口服，每日2次。

2. 贞芪扶正冲剂　每日1袋，口服，每日3次。

3. 扶正解毒口服液　每次20ml（2支），口服，每日3次。

4. 益尔抗瘤冲剂　每次2袋，口服，每日3次。

5. 西黄解毒胶囊　每次0.5g（2粒），口服，每日3次。

6. 平消片　每次6片，口服，每日3次。

7. 华蟾素片　每次4～6g，口服，每日3次。

8. 复方天仙胶囊　每次3～4粒，口服，每日3次。

9. 金龙胶囊　每次3～4粒，口服，每日3次。

10. 化癥回生丹　每次1丸，口服，每日2次。

11. 榄香烯注射液　4～6支加入葡萄糖或生理盐水500ml中静滴，日1次，15次为1周期。

12. 华蟾素注射液　4支加入葡萄糖或生理盐水500ml中静滴，日1次，28次为1周期。

13. 艾迪注射液　5～10支加入葡萄糖或生理盐水500ml中静滴，日1次，15次为1周期。

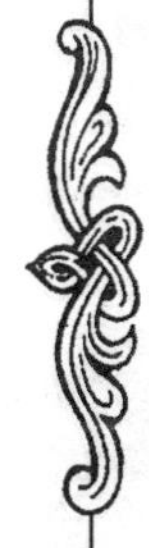

三、中西医结合治疗

（一）胃癌的诊断要点

1. 症状： 胃癌初起，症状轻微，且不典型，胃脘痞满，胀闷不适，食后饱胀，嗳气，呃逆，隐痛，偶发或阵发；中晚期患者感上腹胀痛、灼痛、刺痛，可窜及腰背部，疼痛频作，持续时长，恶心呕吐，纳呆食少，进食发噎，吞咽困难，渐至食水难下，或朝食暮吐，暮食朝吐，呕吐酸腐宿食

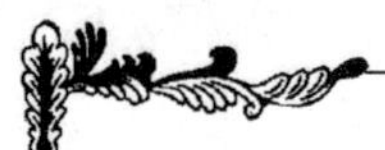

或咖啡色胃内容物，大便潜血阳性或排柏油样大便，乏力，消瘦等。

2. 体征： 早期无征可循，中晚期胃癌可见上腹胀满压痛；上腹包块，质硬，固定，按压痛；浅表淋巴结肿大，消瘦，肝大，腹水，黄疸，水肿，恶液质等。

3. 实验室检查： 血清癌胚抗原CEA、糖抗原CA19－9及CA－50升高等可协助诊断胃癌，根据测定数值的增减，可预测肿瘤的复发、转移和消退情况，评价疗效，判断预后。血清 γ－谷氨酰转肽酶（GGT）、碱性磷酸酶（AKP）升高可提示肝转移瘤，CA125值升高可提示有浆膜或腹膜侵犯。

4. 特殊检查： ①钡餐造影法：胃壁充盈缺损或龛影，或胃腔限局性或全胃缩小变形，胃壁僵硬，蠕动消失。②胃镜检查：胃内肿物，或溃疡，或皮革胃，病变处易脆或出血，胃蠕动消失，胃腔狭小，或贲门、幽门狭窄梗阻，病变处组织取活检找到癌细胞。③腹部B超及CT检查：胃壁增厚、僵硬，正常胃壁层次结构消失，胃蠕动消失，胃壁不规则肿块或溃疡形成，腹腔淋巴结肿大，肝、胰转移瘤，腹水等。④腹水细胞学检查找到癌细胞。

（二）胃癌的浸润和转移

1. 一般将胃癌细胞浸润胃壁的深浅分为七种：黏膜层，黏膜下层，浅肌层，深肌层，浆膜下层，浆膜层，浆膜外。癌细胞的浸润深浅与胃癌的预后密切相关，根据国内322例早期胃癌和6505例中晚期胃癌的预后分析，各浸润深度的5年生存率分别为：黏膜层87.5%，黏膜下层72.7%，浅肌层49.7%，深肌层30.1%，浆膜层19.2%，浆膜外10.8%。胃癌细胞浸润至浆膜外，与胃周围临近组织器官接触浸润

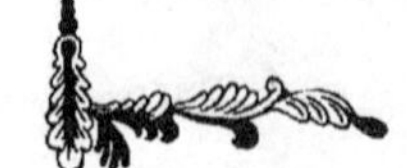

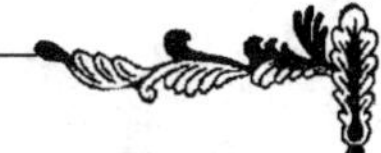

而致直接蔓延，总发生率达 60% 以上。尸检中胃癌较易直接蔓延的组织器官依次为：大网膜（27.5%）、肝（20.7%）、胰（18.7%）、食管（16.7%）、横结肠（16.1%）、十二指肠（10.8%）和脾（7.1%）。直接蔓延部位与胃癌部位有关，贲门胃底部癌多侵犯食道、肝及大网膜，胃体及胃窦癌则以浸润大网膜、肝、胰为主，胃窦癌还较易直接侵犯十二指肠。

2. 胃癌的淋巴结转移比较普遍，转移率达 80% ~ 90%。一般按胃周围淋巴结引流顺序，由近及远、由浅及深地发生淋巴结转移。第 1、2 站淋巴结转移最多，晚期胃癌可发生第 3 站淋巴结及远处淋巴结“跳跃式”转移。多数病例有 2 组以上多部位淋巴结转移。胃癌远处淋巴结转移以纵隔、左锁骨上及腋下淋巴结为主。进展期胃癌中，胃周围淋巴结转移与预后显著相关，5 年生存率无淋巴结转移者为 41. 1%，第 1 组转移者 13. 3%，第 2 组转移者 10. 1%。日本胃癌研究会将胃周围淋巴结分布分为 3 站 16 组，第一站淋巴结 7 组，包括 1 贲门右、2 贲门左、3 胃小弯、4 胃大弯、5 幽门上、6 幽门下及 10 脾门淋巴结；第二站淋巴结 4 组，包括 7 胃左动脉旁、8 肝总动脉旁、11 脾动脉周围及 13 胰十二指肠后淋巴结；第三站淋巴结 5 组，包括 9 腹腔动脉周围、12 肝十二指肠韧带内、14 肠系膜根部、15 结肠中动脉周围及 16 腹主动脉旁淋巴结。

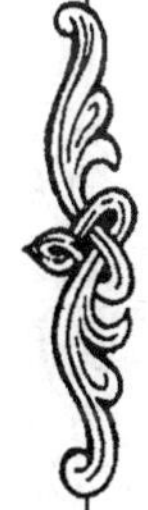

3. 胃癌的血行转移多发生在晚期。据尸检报告，器官转移达 64. 2%，以肝（38. 1%）、肺（32. 2%）最多，其次为胰（18. 6%）、肾上腺（18. 1%）、骨（11. 4%）、脾（7. 2%）及脑（3. 6%）等。

4. 胃癌的腹膜种植性转移是由于癌细胞穿透浆膜后脱落到腹腔，并在腹腔内广泛播散引起，常伴大量血性腹水。尸

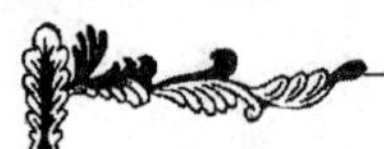

检报告中种植性转移为28.6%，累及器官依次为卵巢（占女性43.6%）、膈肌（12.5%）、肠（8.3%）、腹腔壁层（7.8%）、胆道（7.5%），盆腔种植为8.6%。胃癌转移至卵巢，即枯肯伯格（ Krukenberg）瘤。目前认为胃癌卵巢转移的主要途径为腹膜种植，还可通过淋巴逆流和血性转移引起。

（三）中西医结合治疗

中西医结合治疗胃癌的基础和临床研究已经40余年，取得了丰硕的成果。在积极倡导恶性肿瘤综合治疗的今天，中医药在综合治疗中正发挥着越来越重要的作用，并受到国内外同行的高度赞誉。胃癌的中西医结合治疗主要体现在放、化疗过程中的扶正增效和减毒驱邪作用。

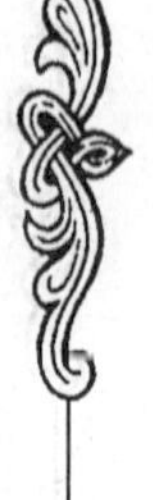

1. 中药结合放射治疗

（1）胃癌的放射治疗：近20年来，由于直线加速器广泛应用于临床，使得胃癌放射治疗的效果有了较大提高。有报道，胃癌经40GY放射治疗后，癌巢有变性、坏死甚或消失者占72%。目前放疗多用于胃癌术前、术中联合治疗，术后则多不采用。其适应症为：未分化癌、低分化癌、管状腺癌、乳头状腺癌；癌灶小而浅在，直径在6cm以下，最大不超过10cm；肿瘤侵犯未超过浆膜面，淋巴结转移在第二组以内，无周围脏器、组织受累。因黏液腺癌和印戒细胞癌对放射治疗无效，故应视其为禁忌症。其他禁忌症包括：癌灶直径大于10cm，溃疡深且广泛；肿瘤侵犯至浆膜面以外，有网膜、腹膜及周围器官受累；恶液质、严重贫血及心肺肾功能不良者。放射剂量一般以40GY为宜。术前放疗一般可提高手术切除率10%，术前、术中放疗也可使术后5年生存率提高10%左右。胃癌放疗时由于上腹部正常胃组织、小肠、结肠、胰腺、肝、肾和脊髓等器官遭受射线的直接辐

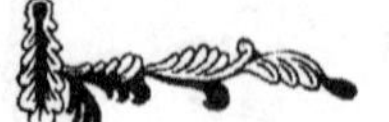

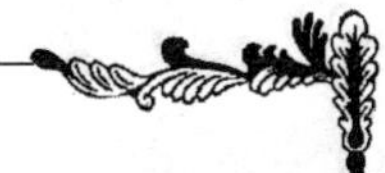

射，故常并发放射性胃肠炎，出现恶心、口干、食少、上腹饱胀、灼痛、消瘦、疲劳等症，以及肝损害、肾损害和脊髓损害等，严重者可出现胃溃疡及出血、放射性肠坏死、肝肾功能衰竭和脊髓性截瘫等。

（2）胃癌的中药结合放射治疗：中医药在放射治疗增效方面主要为活血化瘀药的放射增敏作用。活血化瘀中药改善肿瘤组织血液循环，增加血流灌注，降低肿瘤乏氧细胞比例，提高了癌细胞对放射线的敏感性，从而增加了疗效。国内已有多家临床研究报告证实，放疗时配合口服活血化瘀为主中药可以增加肿瘤缓解率、明显延长生存期，同时并不增加远处转移率。常用中药有丹参、赤芍、丹皮、川芎、桃仁、红花、当归、鸡血藤、莪术、地龙、葛根等。中医药防治放射治疗的毒副反应，主要针对放射损伤的病机。根据中医理论分析，放射性损伤的主要作用机制为：毒热之邪直中入里，灼燔脏腑，耗伤阴血，血脉凝滞。相应的治法为清热解毒、养阴生津、凉血活血。基本方为：银花 15g，蒲公英 15g，连翘 12g，山药 30g，沙参 18g，麦冬 12g，生地 12g，枸杞子 15g，丹参 15g，丹皮 18g，赤芍 15g，川芎 9g，陈皮 9g。随症加减：热甚，加生石膏 30g（先煎），淡竹叶 9g；腹痛甚，加白芍 15g，甘草 6g，元胡 12g；恶心、呕吐明显，加半夏 9g，淡竹茹 12g；口苦、腹满、便结难下，加生大黄 9g（后下），枳壳 12g；小便短赤者，加鲜芦根 30g，鲜茅根 30g；疲乏、气短、肢软明显者，加生黄芪 18g，太子参 15g；消化道出血者，去丹参、川芎，加仙鹤草 30g，白及 12g，三七粉 3g 分冲。脘痞、纳呆重者，加炒莱菔子 12g，焦山楂 18g，炒谷麦芽各 18g。该基本方适用于多种恶性肿瘤放疗后毒副反应的防治，效果良好。

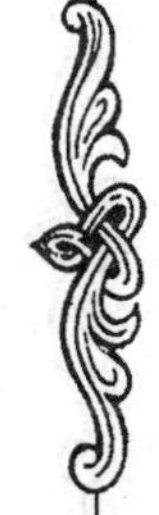

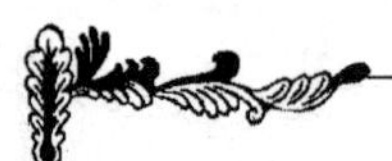

2. 中药结合化学治疗

（1）胃癌的化学治疗：化学药物治疗胃癌较其他消化道肿瘤敏感，虽难达到完全缓解，更难根治，但仍然是胃癌综合治疗的重要组成部分。由于胃癌患者就诊时多属中晚期，手术切除率低，而且术后2年时有50%～60%的病例出现局部复发和/或远处转移，因此化学治疗广泛用于术后患者的辅助治疗，以及术后复发、转移及不能或不愿接受手术切除患者的姑息治疗。进展期胃癌的术前化疗即所谓新辅助化疗主要是为了减少血行转移，孤立癌灶，提高手术切除率，而术中化疗则是为了消灭残存癌灶，尽量减少种植性转移的机会。化学药物治疗途径除常用的口服给药、静脉注射和少用的直肠给药、内镜下注药外，尚有目前进行较多的动脉灌注化疗和腹腔灌注化疗。据统计，在胃癌的不同阶段有应用化疗指征者至少占所有患者的三分之二。胃癌化疗禁忌证：一般情况较差，卡氏评分低于60分，恶液质；严重心、肝、肾功能损害；骨髓抑制，严重贫血；凝血功能障碍，活动性消化道出血；胃肠梗阻、穿孔；严重感染，高热等。

胃癌常用化疗药物的单药有效率见下表：

药物	有效率
阿霉素（ADM）	18%～36%
表阿霉素（EADM）	36%
5-氟脲嘧啶（5-FU）	21%～23%
丝裂霉素（MMC）	20%～30%
优福啶（UFT）	31%
喃氟啶（FT-207）	33.3%
卡莫氟（HCFU）	19%

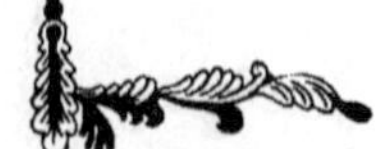

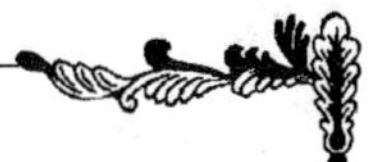

氟铁龙（5-DFUR）	14.3%
顺氯氨铂（PDD）	19% ~ 33%
紫杉醇（PTX）	23%
泰索帝（DTX）	24%
卡氮芥（BCNU）	17%
甲环亚硝脲（Me-CCNU）	8%

其他有希望的药物如羟基喜树碱（HCPT）、草酸铂（L-OHP）、氟嘧啶氨甲酸酯（Capecitabine）即希罗达（Xelo-da）等正处于临床研究之中。

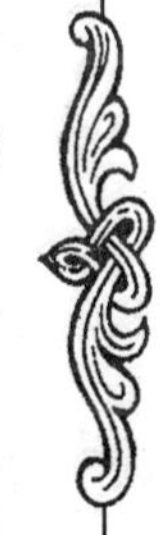

单药化疗以口服化疗药为主，适用于适合化疗的早期胃癌患者、不能或不愿接受联合化疗的中晚期患者包括术后病人。服用方便，适合门诊病人。

FT-207　200mg　口服　每日3次，30 ~ 40g为一疗程。

UFT　每片含FT-207　50mg　脲嘧啶112mg，每次口服2片，每日3次，总量20 ~ 30g为一疗程。

HCFU　100mg　口服　每日3次　2个月一疗程。

5-DFUR　每天800 ~ 1200mg　分3 ~ 4次口服，连服两个月为一疗程。

Xeloda　每日2.5g/m²，分早晚两次于饭后半小时用水吞服，连用2周休息1周为一周期。

联合化疗较常用，但至今尚未推出中晚期胃癌的标准规范方案。常用联合化疗方案如下：

FM方案：

5-FU　500 ~ 750mg　静滴　第1 ~ 5日

MMC　　8～10mg　　　静冲　　第1日

3～4周为一周期，3周期为一疗程。该方案有效率24%～32%。

FAM方案：

5-FU　　600mg/m²　　　静滴　　第1、8、29、36日

ADM　　30mg/m²或EADM　　　50mg/m²　　静注　　第1、29日

MMC　　10mg/m²　　　静注　　第1日

8周为一疗程。该方案有效率30%～55%。

FAP方案：

5-FU　　300mg/m²　　　静滴　　第1～5日

ADM　　30mg/m²　　　静注　　第1日

PDD　　60mg/m²　　　静滴　　第1日

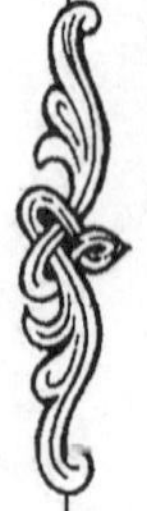

3周为一周期，2周期为一疗程。该方案有效率39%～40%。

EAP方案：

VP-16　　120mg/m²（60岁以上病人改为100mg/m²）静滴　　第4、5、6日

ADM　　20mg/m²　　　静注　　第1、7日

PDD　　40mg/m²　　　静滴　　第2、8日

4周为一周期，2周期为一疗程。该方案有效率57%～64%。

ELF方案：

VP-16　　120mg/m²　　　静滴　　第1～3日

LV　　200mg/m²　　　静滴　　第1～3日

5-FU　　500mg/m²　　　静滴　　第1～3日

3～4周为一周期，2～3周期为一疗程。该方案有效

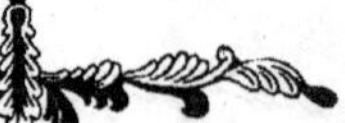

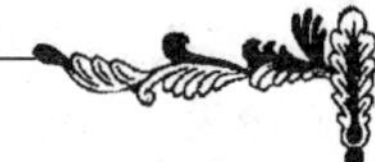

率31% ~ 53%。

ELFP方案：

ELF方案+PDD　60mg/m²　静滴　第1日。该方案有效率43%。

FLP方案：

LV	200mg/m²	静滴	第1 ~ 5日
5-FU	400mg/m²	静滴	第1 ~ 5日
PDD	100mg/m²	静滴	第2日

3 ~ 4周为一周期，2 ~ 3周期为一疗程。该方案有效率52%。

PMU方案：

PDD	75mg/m²	静滴	第1日
MMC	10mg	静注	第3日
UFT	400 ~ 600mg	口服	每日1次

3周为一周期，2 ~ 3周期为一疗程。该方案有效率30%。

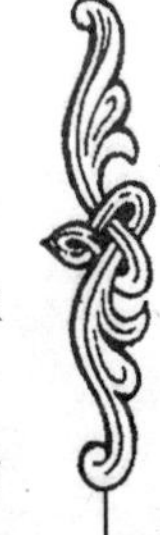

（2）胃癌的动脉灌注化疗：介入化疗治疗中晚期胃癌的应用研究越来越多，包括姑息性化疗、术前化疗、术后化疗、连续动脉灌注化疗以及化疗栓塞治疗。胃的血液供应主要来源于腹腔动脉的主干分支即胃左动脉、脾动脉和肝总动脉（主要指胃十二指肠动脉和胃右动脉）及其各级分支。采用Seldinger法，经皮股动脉穿刺，引入导管至腹腔动脉，尽可能选择插管至胃左动脉、胃十二指肠动脉或胃网膜右动脉，血管造影证实后，再沿导管缓慢注射各种抗癌药。如伴肝转移，还可同时行肝固有动脉化疗栓塞术（TACE）。介入化疗通过短时、直接、大幅度提高肿瘤组织局部抗癌药浓度而发挥抗肿瘤优势，而且抗癌药物经过血液循环流经全身，

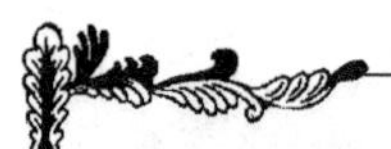

还能再达癌灶，起到全身化疗的作用。因此，动脉灌注化疗不能被简单理解为某种局部治疗，而应该被认为是一种高度重视局部的全身治疗手段。其适应症为：无手术机会的中晚期胃癌患者，包括胃临近器官浸润，远端淋巴结转移，腹腔弥漫性播散转移，癌性腹水，肝转移，胰转移等；手术剖腹后胃癌不能切除者；胃癌术后复发者；胃癌术后巩固性化疗者。其禁忌症同静脉化疗。介入治疗多选 2 ~ 3 种化疗药联合给药，方案可参考静脉化疗用药，治疗间隔一般为 1 ~ 2 个月，治疗次数为 3 ~ 5 次。

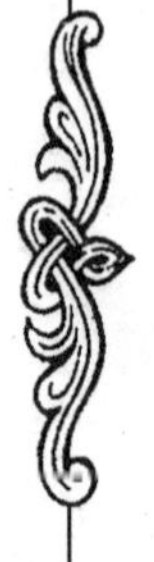

Shchepotin 等报道术前多种化疗药联合动脉灌注治疗胃癌的有效率为 81.2%。上海第六人民医院外科报告，对胃癌术后复发或转移患者，选单药 MMC 10 ~ 30mg 行选择性动脉灌注，可获 15% ~ 20% 的客观缓解，部分病例腹部肿块明显缩小，梗阻症状缓解或腹水消退。南京顾建平报道，52 例胃癌行导管化疗，药用 MMC 10mg、5－FU 1.0，疗后手术切除率达 100%，根治性切除率为 71.4%，这较徐光炜统计的手术切除率 60.7% 明显提高。吴听齐等采用术前 5－FU 持续动脉灌注治疗贲门癌，90% 患者吞咽困难好转，基本恢复正常饮食，60% 病例 X 线表现改善，术后病理切片见癌细胞均有不同程度的变性坏死、液化及凝固性坏死，并有明显的肉芽组织形成，与单纯手术组相比，3 年、5 年生存率明显延长。丁左生等采用胃左动脉化疗灌注治疗晚期贲门癌 33 例，63.6% 肿块明显缩小，半年生存率 69.7%，1 年生存率 42.4%。王舒宝报道用 ADM＋5－FU 动脉灌注治疗晚期胃癌，总有效率为 65%。金巨光等采用介入方法对 30 例进展期胃癌手术前进行了经动脉化疗栓塞术，总有效率达 70.3%，是一种理想的围手术期胃癌的综合治疗方法。肖乾虎等对 33

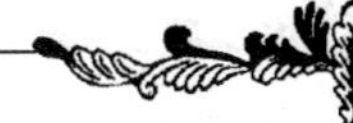

例经病理组织学确诊的胃癌患者，于术前行高选择性动脉插管化疗（HSAPC），其中27例进行了手术治疗。与同期术前全身静脉化疗的10例比较，采用本法治疗除临床症状有不同程度的改善外，术后病理检查显示原发灶和淋巴结中的癌细胞均有不同程度的变性坏死，其近期有效率为95.65%。对照组有效率为20%，两组比较差异显著（$P<0.05$）。刘福坤等对250例胃癌患者术前进行介入治疗，一次性注入化疗药物：5FU 500mg/m²，EADM 40mg/m²，MMC 15mg/m²。对照组40例术前未进行化疗。结果：①介入组总有效率为73.2%，癌组织细胞呈典型凋亡特点，间质的炎性反应和纤维组织增生比对照组明显；②介入组63%出现肿瘤组织中－重度坏死，且56.7%发生在血管周围，对照组只有30%存在坏死，且与血管无关；③介入治疗引起血管壁的炎性水肿占95%，血管内膜增厚和血管内血栓发生率分别为95%和75%，而对照组仅为35%和5%；④随访1、3、5年存活率为92.9%、57.1%和42.8%。单纯行剖腹探查术者半年存活率为78.2%，1年存活率34.8%。介入治疗引起的坏死与肿瘤自然坏死的区别是，坏死多沿血管轴发生，在肿瘤实质部分出现大片多灶性凝固性坏死，有的呈梗死表现。结论：介入治疗可以通过高浓度的化疗药物产生小血管和间质炎症，使管腔狭窄或形成血栓，影响肿瘤血供，产生病理性坏死，达到一定的治疗作用。谢其康等用5－FU＋MMC＋PDD进行腹腔动脉、胃左动脉灌注治疗72例进展期胃癌，无肝转移者有效率为62.5%，1年生存率31.7%，平均生存期8.98个月，有肝转移者1年生存率为16%。刘传方采用5－FU＋MMC＋ADM和PDD＋MMC＋ADM方案经腹腔动脉和胃左动脉灌注治疗58例晚期胃癌，有效率为82.8%，平

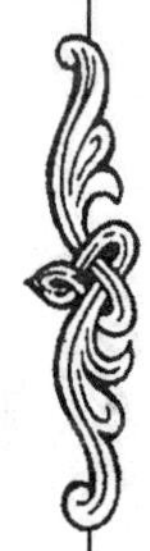

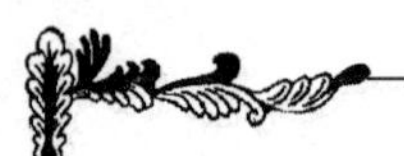

均生存期为9.1个月。Kosaka等用介入化疗治疗复发晚期胃癌，中位生存期11个月，1年生存率为41%。周义成用碘化油加PDD混悬液经胃左动脉化疗灌注栓塞治疗晚期胃癌，有效率为72.7%。李茂全等用碘化油、明胶海绵、MMC和ADM的混悬液经胃左动脉化疗灌注栓塞治疗晚期胃癌，生存期为（15.1±6.54）个月，临症状明显改善，认为其疗效明显优于其他学者报道的常规化疗加放疗以及单纯动脉灌注化疗的效果。

（3）胃癌的中药结合化学治疗：中药和化疗相结合治疗胃癌的研究是我国较早开展的中西医结合治疗恶性肿瘤的重大课题之一，取得了丰硕成果。扶正培本、扶正解毒、扶正抗癌、健脾补肾、活血化瘀等治则和治法以及中药防癌、防复发抗转移等法则的基础和临床研究为肿瘤的治疗开创了崭新的领域，必将进一步指导恶性肿瘤的中西医结合治疗。大量研究证实，中药配合化疗治疗胃癌可以明显改善症状、增加有效率、延长生存期；防复发、抗转移；平衡和调节机体内环境、提高和改善机体免疫能力、保护重要器官功能；减低化疗毒副反应；提高生存质量。

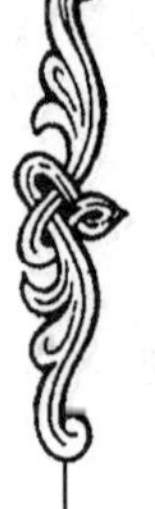

余桂清主任应用健脾益肾冲剂又名脾肾方（党参、白术、女贞子、枸杞子、菟丝子、补骨脂）合并化疗（MFV方案）治疗中晚期胃癌（术后）患者414例（治疗组），单纯化疗组（MFV方案）225例（对照组），其中Ⅲ期451例，Ⅳ期218例。结果：治疗组化疗完成率94.4%，而对照组为73.33%；全身反应如体重下降、乏力的发生率，对照组较治疗组明显增高；消化道反应（食欲下降、恶心、呕吐、腹泻）的发生率，治疗组明显下降；对骨髓功能的保护作用也是治疗组明显；在提升巨噬细胞功能和自然杀伤细胞活性方

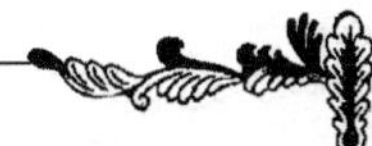

面，治疗组作用明显。经统计学处理，两组间多项指标均有显著性差异。并对治疗组中Ⅲ期胃癌（术后）患者303例进行了远期随访，1年生存率为99.01%（300/303），3年生存率为77.31%（184/238），5年生存率为53.49%（102/191）。该课题通过了“六五”、“七五”国家中医肿瘤重点攻关课题研究验收，并获得卫生部乙级成果奖。

胃癌患者大多脾胃不和，健运失常，且历经手术治疗，元气益虚。又由于化疗药的严重毒副作用，导致明显的消化道反应、骨髓抑制、身体虚弱、发热、脱发等并发症。临床实践证明，中医药在预防控制化疗毒副反应和并发症方面效果良好。

化疗引起消化道反应主要表现为：纳呆、厌油腻、食少、脘痞、嗳气、泛酸、口干、口苦、恶心、呕吐、腹胀、便秘等，中医治疗以和胃降逆，消食导滞，健脾调中为主，保和丸加味：焦山楂15g，焦神曲15g，茯苓12g，半夏9g，陈皮12g，莱菔子12g，连翘15g，生地18g，枳壳12g，佩兰12g，竹茹12g。如恶心、呕吐严重则加旋覆花12g（包煎），生赭石18g（先煎）；口干明显加麦冬12g，沙参15g；泛酸甚者加海螵蛸15g；脘痛甚者加元胡12g，金铃子9g，白芍12g；便秘严重者加生大黄9g（后下）；发热甚者加山栀12g，银花15g；如腹泻明显则去生地、枳壳、竹茹，加薏苡仁30g，猪苓12g，藿香9g，白术15g。

化疗引起骨髓抑制表现为血白血球下降、贫血或血小板低下。中医治疗健脾益肾，养血填精为主，健脾益肾冲剂加减：党参12g，白术12g，女贞子15g，枸杞子15g，菟丝子12g，生黄芪18g，当归12g，鸡血藤15g，陈皮12g，鹿角胶12g（烊化），血小板下降明显加石韦30g，大枣6枚，

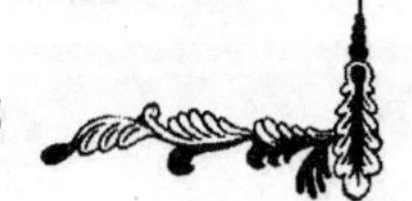

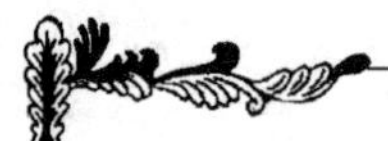

三七粉 3g（冲服）。化疗引起脱发甚者，前方去党参、生黄芪、鹿角胶，加制首乌 18g，黑芝麻 30g，生熟地各 15g，麦冬 12g，白芍 12g，桑叶 12g。

化疗引起身体虚弱多表现疲乏、肢软、心悸、气短、眩晕、自汗、腰酸等，中医治疗益气养血为主，归脾汤加减：黄芪 18g，党参 12g，白术 12g，茯苓 12g，当归 12g，远志 9g，酸枣仁 18g，木香 9g，女贞子 15g，枸杞子 15g，菟丝子 12g，陈皮 9g，防风 12g；恶寒、肢冷加桂枝 9g，附片 6g（先煎）；心悸、心慌明显加桂枝 9g，甘草 6g，生龙骨 30g（先煎）；腰膝酸痛甚者加杜仲 12g，寄生 15g。

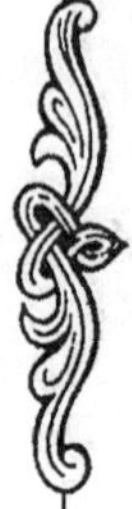

胃癌介入治疗的副反应除化疗药的毒副作用（胃肠道功能损坏、心肝肾功能损坏、骨髓抑制、免疫功能破坏、脱发等）外，尚有动脉插管技术所致并发症（穿刺部位出血和感染、血栓形成和非靶血管栓塞、血管穿孔和破裂、假性动脉瘤和动静脉瘘、导丝和导管动脉内断裂等）和化疗栓塞后综合征（腹痛、腹胀、恶心、呕吐、发热等）。要减少动脉插管技术所致并发症，需要术者术前的精心准备、术中的精确操作和术后的细致护理。化疗栓塞后综合征主要由于化疗药和栓塞剂对胃的强烈刺激引起，一般用适当的胃黏膜保护剂。中药治疗该综合征也有很好效果，以生津养胃、和胃降逆为主，药用：山药 30g，沙参 18g，百合 15g，花粉 15g，白芍 12g，甘草 6g，香附 9g，丹参 15g，元胡 12g，陈皮 9g，淡竹茹 12g，连翘 12g，银花 12g，炒鸡内金 18g。

四、医案精选

吴某，女性，31 岁，已婚，医师。因胃院部疼痛反复

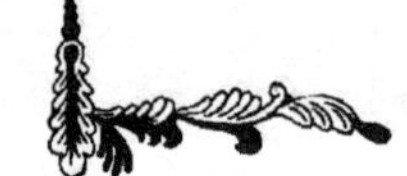

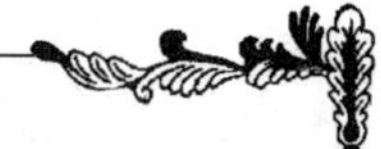

发作 5 年，加重 4 个月，于 1994 年 10 月就诊于我院，当时症见：规律性胃脘部灼痛、绞痛，空腹餐前痛甚，每日下午 4 时及 11 时许疼痛最重。伴泛酸，恶心，呕吐，呕吐物为胃内容物，食少纳呆，心烦易怒，多虑，眠差。10 月 24 日胃镜检查示：胃窦、小弯侧多发溃疡，边缘隆起，基底较硬。溃疡边缘取活检，病理为：黏液腺癌，部分印戒细胞癌。11 月 4 日在我院外科全麻下行根治性胃大部切除术。术中见胃小弯胃窦处肿物 5cm × 4cm，已穿透浆膜肌层。术后病理诊断：胃黏液腺癌、管状腺癌及印戒细胞癌，癌组织侵及浆膜层并侵犯胃壁神经，胃窦小弯侧淋巴结癌转移 1/6，上、下切缘，大网膜和贲门旁淋巴结均未见癌组织。临床分期：Ⅱ期 $T_2N_1M_0$。1994 年 12 月至 1996 年 6 月转肿瘤科化疗，FAM 方案 2 周期：5FU 6g，EADM 120mg，MMC 24mg。ELF 方案 6 周期：VP－16 2000mg，5FU 6g。另外 2 疗程化疗共用 5－DFUR 41600mg，MMC 40mg。一直在余桂清主任医师指导下配合中医药治疗。化疗用药时予和胃降逆、理气健脾法，保和丸合香砂六君子汤加减，着重防治化疗药引起的消化功能损害，并保护免疫系统，减轻各种毒副反应；化疗间歇期则治以健脾养血、补肾填精，健脾益肾冲剂加减，重点保护骨髓功能，提升血象，并迅速恢复机体免疫功能，促进康复，以利整个化疗计划的顺利完成。化疗结束后继续巩固治疗，充分发挥中药独特的抗复发、防转移作用。以健脾补肾、活血解毒为大法，健脾益肾冲剂加莪术、鸡血藤、生苡仁、夏枯草、半枝莲等。术后多次全面体检，均未发现肿瘤转移复发迹象。已坚持全职工作，目前已无病生存 7 年 7 个月。

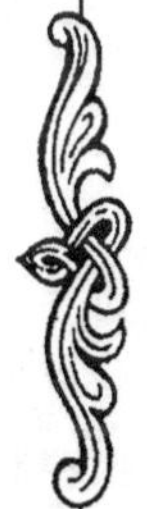

（贺用和　整理）

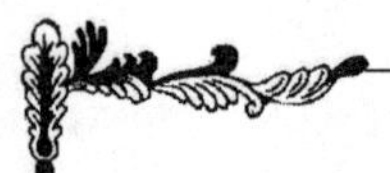

原发性肝癌

一、概况

原发性肝癌（HCC）因发病急，进展迅速，治疗棘手而享有“癌中之王”，“急性癌”之称。肝癌高发于非洲东南部和东南亚。我国多见于江苏、福建、广东、广西等东南沿海。而英、美（阿拉斯加除外）、北欧、加拿大、澳大利亚则为低发地区。就死亡率而言，在我国肝癌为第 4 位。每年大约有 11 万人死于肝癌，其中男性 8 万，女性 3 万，约占全世界肝癌死亡率的 45%。

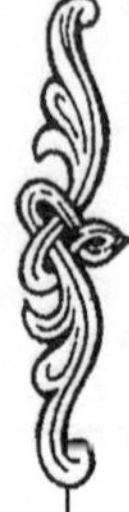

肝脏是人体最大的重要实质性脏器，一般左右径为 25mm，前后径为 15mm，上下径为 6cm，重约 1500 克。正常肝脏外观是红褐色，质软而脆。肝上界位于右侧第 5 肋间，下界一般不超过肋弓。肝脏一般分为五叶四段，即左外叶，左内叶，右前叶，右后叶和尾状叶，右外叶和右后叶又各分为上下两段，这些肝叶、肝段的划分，对于肝脏肿瘤病的定位诊断和开展手术切除肿瘤均有重要的临床意义。

1. 病因病理

原发性肝癌的主要病理类型有 3 种。即肝细胞癌（以下简称肝癌），胆管细胞癌与混合型肝癌。在我国和日本，肝细胞癌约占 90% 以上。肝癌的发病主要与下列因素有关。

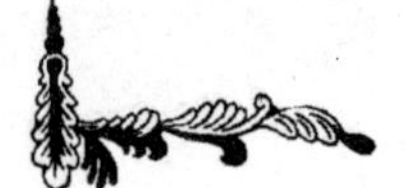

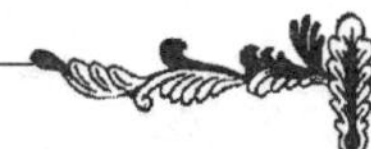

（1）病毒性肝炎

目前研究表明，与肝癌有关的病毒性肝炎有乙型（HBV）、丙型（HCV）与丁型（HDV）3种。我国肝癌病人中约90%有HBV背景。上海医科大学中山医院住院肝癌病人中HBsAg（乙型肝炎表面抗原）阳性率为69.1%，抗HBc（核心抗体）阳性率为72.1%。

（2）黄曲霉毒素

黄曲霉毒素自20世纪60年代发现以来，已多次在动物实验中证实黄曲霉毒素可诱发肝癌，我国肝癌高发区（江苏启东县）成人每日摄入黄曲霉毒素 AFB_1（127.3ng/kg）明显高于肝癌低发区（0.6ng/kg）。我国流行病学资料显示，食用花生、玉米多的地区就是肝癌的高发地区，这是因为 AFB_1 的主要来源为霉变花生油及玉米。资料还提示黄曲霉毒素与乙肝病毒有协同作用。

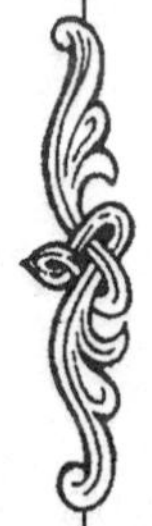

（3）亚硝胺类化合物

亚硝胺类化合物是一种已知的强烈致癌物，虽然目前尚不能完全肯定亚硝胺为人类肝癌的直接病因，但在动物实验中发现，它比其他致癌物的发病率高，也可诱发肝癌。

（4）饮用水污染

根据我国大量流行病的调查显示，饮用水污染与肝癌的发生密切相关。在江苏启东县和海门县，上海的南江县等肝癌高发区即提示长期饮宅沟水、溏水者其肝癌死亡率明显高于饮用井水者，这可能是由于宅沟水、溏水中所含的有机致癌物如六氯苯、氯仿等浓度过高所致。

（5）遗传因素

临床上发现有部分肝癌患者有家族史。启东县曾对1065例肝癌家族进行分析研究，结果发现41.59%的家族中出现

两例以上的肝癌，有22户家庭中，祖孙三代连续出现肝癌病例，即使离开原住地20年以上的家族成员中，肝癌发病率也无下降趋势，对此医学专家认为，这可能与人体的遗传基因有关。这有待进一步证实。

2. 肝癌临床症状及体征

发热、消瘦、乏力、肝区痛、纳差、腹胀、腹泻、黄疸为中晚期肝癌的常见症状，而肝脏肿大及其他肝硬化表现如肝掌、蜘蛛痣、红血管痣、腹壁浅静脉曲张是中晚期肝癌的主要体征及表现。

3. 治疗

因肝癌起病急、病程短促，如治疗效果不佳，一般生存期仅为4～6个月。

手术治疗仍是目前治疗中早期肝癌最为有效的方法。小肝癌手术切除的5年生存率可达60%～70%。但临床能根治切除的肝癌仅为10%左右。肝动脉栓塞化疗、放射治疗，导向治疗、无水酒精瘤内注射、冷冻治疗、微波治疗、激光治疗、氩氦刀治疗已广泛地开展。而肝脏移植也在探索中。

二、中医药治疗

（一）病因病机

原发性肝癌属中医“肝积”“癥瘕积聚”“臌胀”“癖黄”等范筹。如《灵枢·邪气脏腑病形》谓：“肝脉……微急为肥气，在胁下若覆杯。”

中医学认为肝癌的病因病机主要是情志抑郁、脏腑失调、气血虚弱、内热寒盛、饮食不消、脾虚湿困、湿郁化热熏蒸而成黄疸，气滞血瘀久之而成肝积。清林开燧在《活人

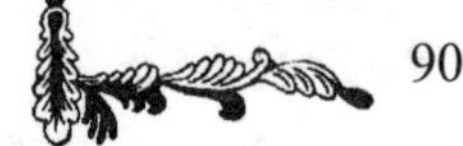

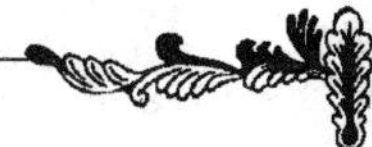

录汇编》中指出："肝之积为肥气，盖由郁怒伤肝，肝气不能条达，使生阳之气，抑而不升，郁滞于左右两胁之间，形如覆杯，积成肥厚之气，……日久乘虚攻发心脾之际，窘迫为痛，因而恶心呕逆，妨碍饮食……中满传为臌胀而死。"

余桂清主任认为：肝癌的发病机理除上述因素外，特别强调脾肾功能失调引起诸病学说。他指出，肝为将军之官，属木，喜柔而恶刚，喜疏泄而恶抑郁，只有气血充足，气机条达，三焦顺畅，肝的功能才能正常，反之就会出现肝脏疏泄失常，气滞血瘀，久之则成肝积，肥气，也就容易发展成肝癌。他十分崇尚金李杲的"内伤脾胃、百病由生"的脾胃学说及明代李中梓脾肾先后天根本论学说。他认为，气是人体生命活动的动力和源泉，它既是脏腑功能的表现，也是脏腑活动的产物。因此，气与人体的病理变化，就有非常密切的关系，而内伤病的形成，就是气不足的结果。而气之所以不足，实由脾胃损伤之所致，正所谓"脾胃之所既伤，而元气亦不能充，而诸病之气由生也"。"安谷则昌，绝谷则亡。""治肝之病，知肝传脾，当先实脾。""人之胃气，犹树之有根，枝叶虽枯槁，根本将再生。有胃气则生，无胃气则死。"余主任在服膺李杲之学说，重视脾胃论的同时，也十分强调先天肾之重要作用。他认为，肾为先天之本，"受五脏六腑之精而藏之。"人体五脏六腑需先天之精源源不断濡养，才能水火"既济"（这里的水火，即人体之阴阳）。他在强调肾阴，肾阳之重要性时，常引用张介宾力倡的"阳非有余，阴常不足"之论。因而在治疗肝癌疾病时，常用健脾益肾、辅以解毒化瘀之中药。他强调调理脾肾，达人体阴阳平衡，百病乃治。这就是他首倡的并被中医肿瘤界广泛采用的扶正祛邪之大法。在处方用药中，他十分强调辨证论治的

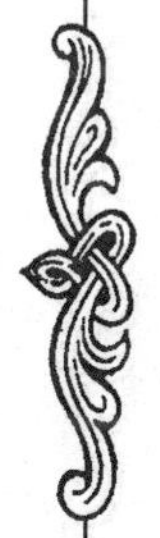

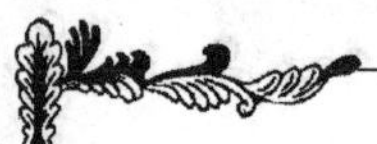

重要性。察色按脉，先别阴阳、表里、虚实、寒热，以斟酌攻补之法则。他指出：“正气与邪气势不两立，一胜则一负。邪气日倡，正气日削，不攻去之，丧之从速矣。然攻之太急，正气转移，初中末之三法不可不讲也。初者，病邪初起正气尚强，邪气较浅，则任受攻。中者，受病渐久，邪气较深，正气较弱，任受且攻且补。末者，病魔经久，邪气侵凌，正气消残，则任受补。盖积之为义，日积月累，非伊朝夕，所以去之。亦当有渐。大亟则伤正，正伤则不能运化，而邪反固矣。”

（二）辨证分型治疗

1. 肝胃不和型

症状：性情急躁、两胁胀满，胸闷不舒，食欲不振，恶心嗳气，舌质红，苔黄或苔白，脉弦细。

治法：疏肝和胃、降逆止呕

方药：柴胡舒肝散加减

柴胡 12g，郁金 15g，炒白术 15g，生苡仁 15g，生黄芪 30g，炒莱菔子 15，茯苓 15g，旋覆花 12g，元胡 15g，当归 12g，八月札 15g，木香 9g，厚朴 9g，砂仁 6g，焦三仙 30g，白英 15g，土茯苓 15g

2. 气滞血瘀型

症状：胸胁胀满，刺痛难忍，胁下痞块，推之不移，纳呆少食，嗳气呃逆，便干尿少，舌质青紫或暗红夹瘀斑，脉弦滑或弦细。

治法：活血化瘀，行气止痛

方药：膈下逐瘀汤加减

生芪 15g，桃仁 12g，牡丹皮 12g，赤芍 12g，八月札 15g，凌霄花 15g，郁金 15g，元胡 15g，白僵蚕 12g，炒蜂

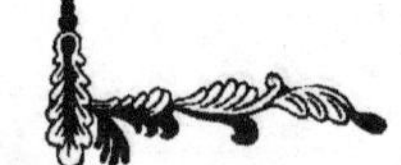

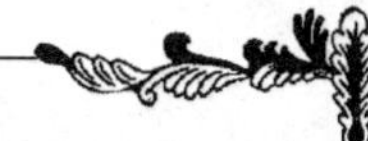

房 6g，猫爪草 15g，三七分粉（冲）3g，炒莱菔子 15g，绿萼梅 15g，土茯苓 15g，白花蛇舌草 15g

3. 湿热结毒型

症状：目肤黄染、午后低热、口苦口干、不思饮食、嗳气恶心，脘腹胀满，便干尿赤，舌质红，苔黄厚腻，脉细滑或细数。

治法：清热利湿，健脾和胃

方药：三仁汤，藿香正气丸加减

杏仁 9g，白蔻仁 12g，生苡仁 15g，藿香 15g，佩兰 15g，清半夏 10g，陈皮 12g，厚朴 12g，滑石（包煎）15g，生甘草 6g，通草 12g，黄连 12g，生白术 15g，火麻仁 12g，茯苓 15g，炒莱菔子 15g，白英 15g，白花蛇舌草 15g，茵陈 15g

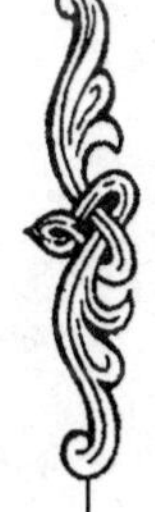

4. 肝肾阴虚型

症状：形体消瘦、胸胁隐痛、烦热口干、低热盗汗、腰膝酸软、便干尿少、舌质红少苔、脉细数或沉细。

治法：益气养阴，补肾柔肝

方药：六味地黄丸、健脾益肾冲剂加减

生黄芪 15g，炒白术 15g，枸杞 15g，女贞子 15g，炒杜仲 12g，山萸肉 20g，淮山药 15g，丹皮 10g，茯苓 15g，泽泻 15g，白芍 15g，绿萼梅 15g，白英 15g，藤梨根 15g，元胡 15g，密蒙花 15g

余主任在肝癌辨证分型中，十分重视湿热结毒型。他强调指出，在中晚期肝癌患者中，湿热结毒型占 30% ~ 40%，此型患者切忌用大温大补之品。虽然其病因大多为肝木克脾土，久之脾胃虚弱，脾失健运，水湿内停，蕴久化热，但此时的主症为湿热困脾，因而治疗时一定要首先重用芳香化

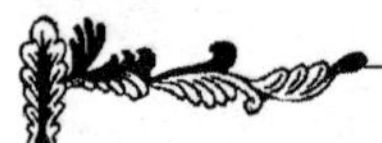

浊、清热利湿之品，适当辅以健脾药物如炒白术、生苡仁等。待湿去热除后再重用健脾药物。如先过多投入补气健脾药物，则因湿热困脾，虚不受补。同时补益之品过多有留邪之嫌，往往引起愈补湿热愈重的病状。

三、中西医结合治疗

（一）手术为主的综合治疗

中早期肝癌，尤其是直经小于5cm的孤立肿物，只要无手术禁忌症，均应首选手术为主治疗。小肝癌切除后5年及10年生存率分别达66.3%及48.9%（上海医大肝癌研究所），部分不能切除的肝癌经综合治疗肿物缩小后再切除，生存率也达60%。这是目前任何治疗方案所不可比拟的。而部分术后肝癌患者又不可避免地发生局部复发或远处转移，因此，为防止术后肝癌患者的复发、转移，应及时辅以中药治疗，对巩固提高手术疗效十分有益。

余桂清主任强调：术后患者大多气血耗伤，元气大损，癌邪乘虚而入，故出现复发和转移之弊。中医治疗应以舒肝健脾，调理气血，化瘀抗癌为主。术后基本方：

生黄芪30g，炒白术15，生苡仁15g，炒莱菔子15g，茯苓15g，八月札15g，炮山甲10g，当归12g，红花12g，桃仁9g，丹皮12g，炒蜂房6g，猫爪草12g，白英15g，白花蛇舌草15g

随症加减：

黄疸加茵陈15g，佩兰15g，黄连12g；

腹胀加厚朴12g，木香12g，焦三仙30g；

疼痛加徐长卿15g，元胡15g，乌药12g；

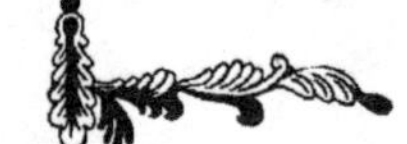

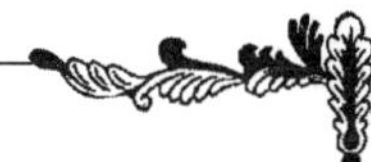

腹水加鼠妇 9g，猪苓 15g，茯苓 15g；

发热加银柴胡 12g，夏枯草 15g，丹皮 12g。

（二）内科综合治疗

肝动脉导管栓塞化疗（TACE），疗效颇好。目前已被视为非手术疗法中的首选方法。

栓塞剂常用明胶海绵碎片、碘化油等。前者能栓塞 3 ~ 5mm 微小血管，后者能栓塞 0.05mm 的微小血管，栓塞化疗中的药物大多用三联疗法，通常用 5–FA MMC 及 DDP 等，或 5–FU ADM DDP 等，或用 E–ADM 代替 ADM，卡铂代替 DDP 等，kanematsu 总结 200 例肝癌用 TACE 治疗的经验，3 年生存率 17.6%，51 例治疗后肿瘤缩小而被切除，梁力健等报道 105 例大肝癌经 TACE 治疗后 1 ~ 3 年生存率分别为 27.5%、14.7% 及 12.2%。为防止肝动脉导管栓塞化疗的毒副反应，可配合中药健脾补肾，调补气血之品，基本方为：

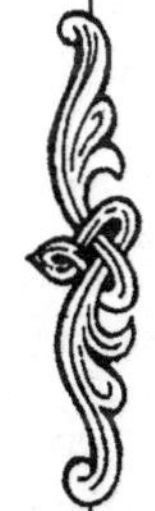

生黄芪 15g，炒白术 15g，生山楂 15g，炒莱菔子 15g，清半夏 12g，郁金 15g，元胡 15g，枸杞 15g，女贞子 15g，鸡血藤 15g，石韦 15g，夏枯草 15g，佩兰 15g，丹皮 10g，龙葵 15g，白英 15g，藤梨根 15g，金乔麦 15g

（三）常用中成药

1. 西黄解毒胶囊：人工牛黄、麝香、乳香、没药、三七粉等。每粒 0.25g，每次 0.5g，每日三次，饭后温水送服。

2. 软坚消癌片：夏枯叶、草河车、山豆根等，每日三次，饭后温开水送服。

3. 肝康冲剂：生黄芪、白僵蚕、八月札、白花蛇舌草等，每袋 1g，每次 1g，每日三次，温开水送服。

4. 肝外 1 号方：雄黄，冰片，皮硝，红花，乳香等。上

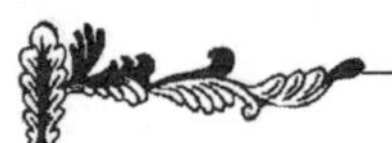

药研细末，用猪苦胆，米醋调成糊状。每日外敷肝区 8 小时，用于肝癌止痛。

5. 金龙胶囊：白花蛇，守宫等动物药组成。每粒 0.25g，每次 2 粒，每日 3 次，饮后温开水送服。

6. 肝复乐：党参，别甲，蚤休，沉香，八月札等。每次 4 片，每日 3 次，饭后温开水送服。

7. 华蟾素片：每次 3 ~ 4 片，每日 3 次，饭后温开水送服。

8. 华蟾素注射液：20ml 溶于 5% 葡萄糖 500ml 中静脉点滴，每日 1 次，连用 30 天为一疗程。

9. 榄香烯注射液：50 ~ 60ml 溶于 5% 葡萄糖 500ml 中静脉点滴每日 1 次，连用 15 天为一疗程。

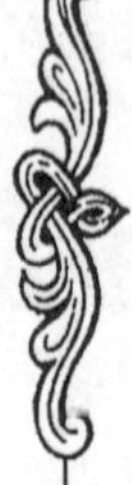

10. 艾迪注射液：50 ~ 100ml 加入 0.9% 氯化钠 500ml 中滴注，每日一次，连用 15 天为一疗程。

（四）常用抗癌中草药

白英，白花蛇舌草，土茯苓，八月札，凌霄花，半枝莲，夏枯草，草河车，白屈菜，蛇莓，绿萼梅，蒲公英，石见穿，郁金，柴胡，三棱，莪术，半边莲，水红花子，肿节风，藤梨根，金乔麦，守宫，鳖甲，炮山甲，白花蛇，地龙，土鳖虫，九香虫，白僵蚕。

（五）针灸治疗

常选穴，足三里（双），三阴交（双），阳陵泉（双），上巨虚（双），下巨虚（双），期门，章门，肝俞，脾俞。

针灸穴位加减

肝区疼痛者加风池（双），曲池（双），合谷（双），可留针半小时，并配合电疗，增强针刺强度。

恶心呕吐者，加合谷（双），天枢，中脘，血象低下者

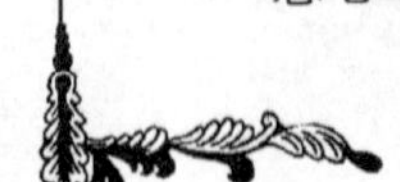

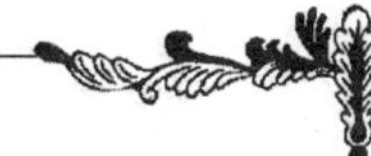

加大椎（快刺），内关，血海，气海，中脘或华佗夹脊穴。

随着医学的进步，目前原发性肝癌的诊断技术已日趋成熟。肝癌的病因已由知之不多变为知之较多，肝癌的治疗也由消极转为积极，由单一治疗转为综合治疗，肝癌的诊断水平近年来有明显提高，尤其是早期肝癌经手术切除的患者5年生存率已达60% ~ 70%，因此只要早期发现，手术切除后再采用综合疗法，尤其是中医治疗，其5年生存率可望达80%以上，另外，其他多种治疗方法如介入化疗，栓塞治疗，冷冻治疗，微波治疗，激光治疗，射频治疗，氩氦刀治疗等也在广泛地应用于临床，无疑给肝癌的治疗增加了更多的方法，更可喜的是中西医结合治疗乙型肝炎，防止肝硬化，阻断其演变成肝癌的研究正在继续深入进行。

随着医学的发展，原发性肝癌的预防和治疗在未来不长的时间里会有所突破。

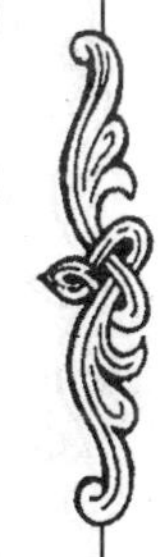

四、医案精选

1. 杨某某，男性，76岁，退休教师，病历号12518。

患者于1999年4月出现纳差，进行性消瘦，轻度腹胀，肝区不适感，在唐山市某医院经B超及CT检查，发现肝右叶有一肿物，约3cm × 5cm大小，少量腹水，化验，HBsAg（+），HBeAg（+），HBcAg（+）AFP>350^{u}，ALT 86^{u}， 诊断为原发性肝癌，Ⅲ期。因本人拒绝进行肝动脉介入化疗，于同年6月来我院肿瘤科请余桂清主任诊治。患者就诊时除上述症状外，还伴有下午低热，T37.6℃，体检，面色萎黄无华，人体消瘦，巩膜无黄染，周身浅表淋巴结未触及，腹部平坦，肝于肋下可触及，大4cm，表面结节感，腹水

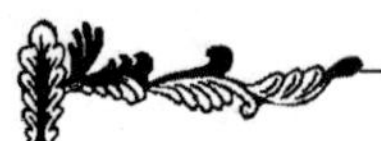

症（±），下肢轻度凹陷性浮肿。化验，AGT131，LDH240，总蛋白 5.6，白蛋白 2.6，AFP>350U，CT 示，肝右叶肿物，4cm × 5cm 大小，少量腹水，舌质红，黄腻苔，脉细滑。诊断，原发性肝癌，Ⅲ期。

辨证：肝郁脾虚，湿热内结。

治法：清热利湿，健脾和中。

生黄芪 15g，生白术 15g，生苡仁 15g，白蔻仁 15g，佩兰 15g，杏仁 12g，清半夏 10g，厚朴 12g，黄连 12g，藿香 12g，通草 12g，滑石（包）15g，竹叶 15g，猪茯苓各 15g，白花蛇舌草 15g，龙葵 15g，炒莱菔子 15g，焦三仙 30g。

按：从患者舌脉症分析，为肝郁脾虚引起运化失司，湿邪内停，郁久化热，此时，郁与虚为本，湿和热为标，急则治标，缓则治本，因湿热困脾，三焦不畅，治疗应首先清利湿热，宣畅三焦。候湿去热除后再重用舒肝健脾之品以治本，故以三仁汤为主加减。此处用黄芪是取其补气利尿，黄连为清利中焦湿热之功。

二诊，上药服用 15 剂后复诊，食欲增加，腹胀减轻，舌质红，黄苔微腻，脉细滑。上方去杏仁加八月札 15g，炒蜂房 6g，再服 15 剂后，三诊，食欲明显增加，乏力减轻，腹胀完全消失，舌质淡红，舌苔薄黄，脉弦细，此时湿热已除，宜以舒肝健脾、化瘀消积为主。

党参 15g，生黄芪 15g，炒白术 15g，生苡仁 15g，炒莱菔子 15g，生山楂 15g，郁金 15g，元胡 15g，炮山甲 12g，八月札 15g，凌霄花 15g，丹皮 12g，藤梨根 15g，厚朴 12g，木香 9g，莪术 12g，白英 15g，白花蛇舌叶 15g，炒蜂房 6g。

西黄解毒胶囊 2 粒 / 次，3 次 / 日。华蟾素 20ml 加入 5% 葡萄糖 500ml 中静滴，每日 1 次。

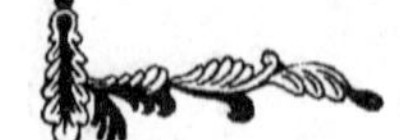

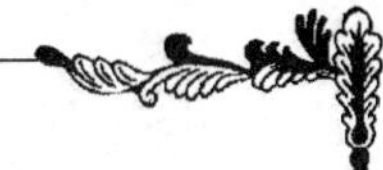

以上方案连续治疗一个月后，患者食欲大增，体重增加 5kg，诸症状明显减轻，各项检查 ALT54，LDH206U/L，AFP100U，总蛋白 6.6g，白蛋白 3.8g，CT 检查，肝内肿物 3cm × 4cm 大小，腹水消失。三诊：上方去生山楂加白僵蚕 9g，鳖甲 15g，同时加服肝康冲剂 1 袋 / 次，3 次 / 日，金龙胶囊 3 粒 / 次，3 次 / 日。饭后温开水送服。

经以上方法治疗半年后复查，AFP100^{u}，肝内肿物缩小至 2cm × 3cm 大小，诸症状基本消失，由原来卧床不起恢复至能骑自行车外出，目前已生存 2 年 7 个月。

2. 李某，男性，58 岁，工人，病历号 21334。

患者于 2000 年 2 月食后腹胀，右肋下不适明显。在某医院 B 超检查发现肝右叶 2 个结节影，分别为 2cm × 3cm，1.5cm × 1cm 大小，经 CT 检查进一步确诊为肝右叶占位性病变，肿物大小同 B 超检查结果。化验，AGT 56，AFP 140，CEA 21，诊断为原发性肝癌Ⅱ期，于同年 3 月初请余桂清主任诊治。就诊时患者主要症状为肝区刺痛，进食逐渐减少，腹胀，呃逆。

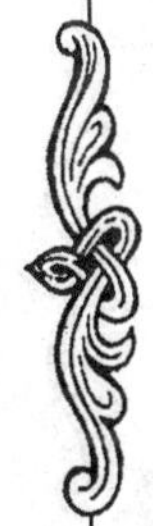

体验：巩膜无黄染，周身淋巴结未触及，肝于肋下 3cm 处可触及，叩击痛阳性，余无其他阳性体征发现，舌质暗红，夹瘀斑，薄黄苔，脉弦细。辨证为肝郁气滞，瘀血内阻。治法：活血化瘀，舒肝止痛。方药：隔下逐瘀汤与肝康冲剂加减。

生黄芪 15g，桃仁 12g，牡丹皮 12g，赤芍 12g，八月札 15g，柴胡 15g，郁金 15g，元胡 15g，炮山甲 10g，白僵蚕 10g，密蒙花 12g，厚朴 10g，土茯苓 15g，炒莱菔子 15g，炒蜂房 6g，生苡仁 15g，猪苓 15g，白英 15g，猫爪草 15g。

上方服一个月后，自觉肝区痛减轻，进食量增加。

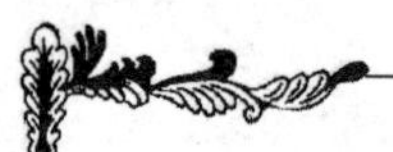

二诊：上方去赤芍，柴胡 加炒白术15g，生苡仁15g以加强健脾之功。续服一个月后，肝区痛基本消失。疗后体检：巩膜无黄染，浅淋巴结未触及。肝于肋下可及，大2cm，腹水征（–）。化验，AFP 68，CEA 8，AGT 40，腹部CT示肝右叶结节缩小为1cm×1cm，0.5cm×0.4cm，疗效评价，部分缓解（PR）。

三诊：上方去白僵蚕，密蒙花，土茯苓，加太子参15g，藤梨根15g，白花蛇舌草15g，焦三仙各10g，同时静脉滴注华蟾素注射液20ml（加入5%葡萄糖500ml中），每日一次，连用30天。

经先后采用以上方法治疗，患者症状基本缓解，目前生存2年余。

（陈长怀 整理）

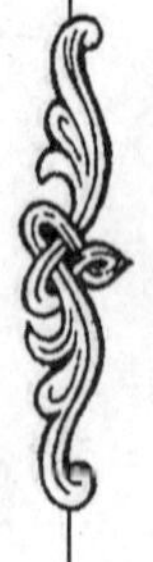

乳腺癌

一、概况

乳腺癌是妇女最常见的恶性肿瘤之一，近年来，其发病率迅速上升，占女性恶性肿瘤的第一位，在中国占女性恶性肿瘤的32%，2000年统计资料表明：上海乳腺癌发病率已占女性恶性肿瘤的第一位，发病率为35/10万，死亡率为11.4/10万，为第五位。北京、天津等其他大城市发病率为第二位，农村发病率则较低（CSCO）。2001年美国癌症数

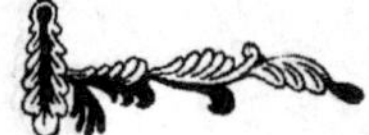

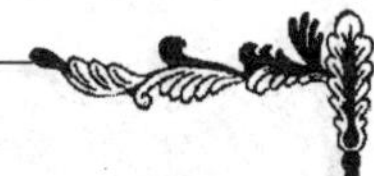

据统计：乳腺癌占整个癌症发病率的15.3%，仅次于前列腺癌，位居第二（ASCO），死亡率为7.3%（占整个癌症死亡人数）（ASCO）。

乳腺癌发病的高危因素：①年龄：30岁以上乳腺癌的发病率直线上升，45 ~ 59岁为一高峰期。②月经初潮早于12岁，闭经期晚于50岁，可能与乳腺长时间暴露于雌激素有关。③初产年龄大于35岁（初产指第一胎足月产）。④母亲与姐妹有乳癌病史，乳腺癌家族病例中不到5%的与遗传易感性有关，而却有15% ~ 20%的乳腺癌家族病例有其母亲或姐妹同患此病，说明其他病例很可能是体细胞突变的散发病例，只因偶然机会，在一个家族内同时发生。⑤对侧乳房曾有癌症史。⑥曾长期或一次大剂量接受电离辐射。口服避孕药物史。⑦乳腺良性疾病，主要是慢性乳腺纤维腺瘤及乳管内乳头状瘤。

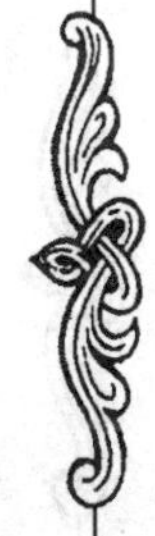

中医学对乳腺癌的认识早在宋金时代就有记载，以乳岩命名，做为中医的一个病种，元明清各代医家又有较大发展。杨士瀛在《仁斋直指方》中曾明确指出："癌者上高下深，岩穴之状，颗颗累垂。毒根深藏，穿孔透里，男则多发于腹，女则多发于乳"；乳岩的病名初见于宋朝陈自明的《妇人良方》："若初起内结小核，或如鳖棋子，不赤不痛，积之岁月渐大。崩破如熟榴，或内溃深洞，血水滴沥。名曰乳岩"。关于其病因病机，金·窦汉卿《疮疡经验全书》："乳岩乃阴极阳衰，虚阳积而成，血无阳安能散，故此血渗于心经，即生此疾"。乳岩与肝脾关系最为密切，因乳头属足厥阴肝经，乳房属足阳明胃经，陈实功《外科正宗》写道："忧虑伤肝，思虑伤脾，积想在心，所愿不得志者，致经络痞涩，聚结成核"。明·薛己《女科撮要》更为直白：

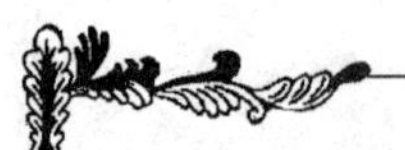

"乳岩属肝脾二脏郁怒，气血亏损"。

乳腺癌从一个单细胞增殖至 1cm³ 大小的实体肿瘤约需经过 30 次倍增，以倍增时间（DT）短者 30 天，长者 300 天计算，亦需 2 ~ 13 年，实际上癌细胞生长繁殖除因自身生物学行为外，尚视与宿主相关关系而定，况且所有癌细胞并不呈同步增殖，因而实际所需的时间更长。了解人类乳腺癌的自然规律，有助于选择治疗乳腺癌的最佳方案，一般乳腺癌患者的自然生存期为 26.5 ~ 39.5 个月。

二、中医药治疗

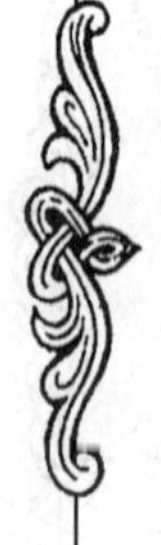

余桂清主任致力于中医药治疗肿瘤已近 50 年，对于乳腺癌的治疗形成了自己独特的学术思想。

（一）衷中参西，提倡辨证与辨病相结合

辨证是以中医学四诊八纲为主要手段，综合临床各种证候表现，来研究疾病的病因、病机及发生、发展的规律，认识和辨别疾病的部位、寒热、虚实以及转归等，然后确定治疗方法，它强调治疗的个体化、阶段性。而辨病，是应用现代科学的理论和工具，通过物理、生化等各方面的检查，作出相对准确的诊断，并从病因学的角度确定治疗原则，以消除致病因素，促使机体修复，强调治病的系统性、连续性、普遍性。余主任临床一般先以西医诊断确定病名，然后再对西医的各病种按照中医理论进行辨证论治，突破了中医长期只重视证的观察研究而忽视了对病的观察研究，因而相对欠缺了对病的特殊性的认识和针对性的治疗药物，这是辨证施治的局限性。在不违背中医辨证原则的前提下，有选择地把某些具有现代药理研究结果的中药，结合西医病种应用

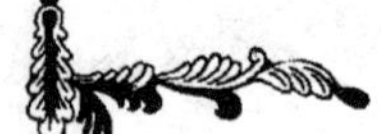

于临床，其治疗乳腺癌常用的中药有山慈菇、公英、白花舌蛇草、半枝连、夏枯草、草河车、郁金、白英、蛇莓、蜀羊泉，临证时常选其中1、2味，做到病有主药。另外对于乳腺癌，不但要了解其原发部位（内象限、外象限），肿瘤大小、淋巴结转移情况，雌孕激素受体，病理类型，还要清楚目前是否出现转移，肿瘤标记物的数值等等，这样不但能正确估计病人的预后，指导选方用药，还能更细致的观察到用药后的疾病变化情况，以取得最好疗效。如出现肺转移，常以沙参、麦冬、鱼腥草、川贝、土茯苓、百部等药酌加1、2味；如出现肝转移，常用茵陈、龙葵、八月札、凌霄花、炙鳖甲、炮山甲；如出现骨转移，常用川断、牛膝、透骨草、鹿含草、木瓜、威灵仙；如出现脑转移，常用枸杞子、菊花、生地等药。而这些辨病，必须是在中医的辨证分型基础上加减使用的。古代医家其治疗乳岩的大法概括起来有疏肝清热、清肝解郁、养血调肝、益气养荣、清气化痰、大补气血、健脾和胃、滋阴补肾、活血养血、清热解毒。余主任根据自己多年临床经验将乳腺癌分为四型：

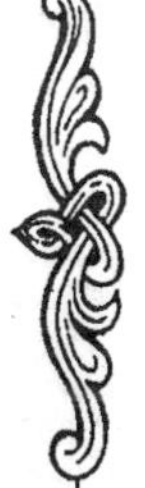

1. 肝郁气滞型

症状：临床多见情志不畅，精神抑郁，胸闷胁胀，纳食不香，舌质暗，脉弦或弦细。

治法：疏肝理气，养血散结

方药：逍遥散加减。

2. 脾虚痰湿型

症状：身体肥胖，纳差乏力，大便溏薄，舌质淡胖，或边有齿痕，苔白略厚腻。

治法：健脾祛湿，散结化痰

方药：六君子汤加减。

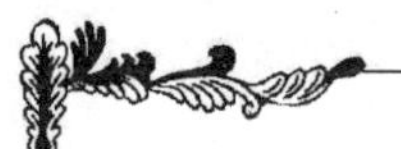

3. 瘀毒蕴结型

症状：临床多见疼痛剧烈，气短，乏力，舌质暗，边有瘀斑，苔薄黄，脉涩。

治法：解毒化瘀，扶正祛邪

方药：桃红四物汤加银花，野菊花，公英。

4. 气血双亏型

症状：临床多见全身乏力，形体消瘦，精神不振，纳差，舌质淡，苔薄白，脉沉细弱。

治法：益气养血，温阳解毒

方药：八珍汤加肉桂、黄芪。

乳腺癌晚期，病情发展呈现正虚邪实情况，治以扶正祛邪，一方面可用清热解毒、活血祛瘀之品，促其内消，另一方面又要顾及元气以扶正，特别是肿瘤破溃失血之后，常要使用补气养血的药物如生黄芪、当归以补气养血为主，佐以解毒散结。

（二）重视同病异治，异病同治

在临床中，我们常常会看到余主任使用几乎相同的方药治疗不同的肿瘤，这也是余主任“审证求因，治病必求其本”学术思想在治疗肿瘤的具体体现。证不是病，证是机体在疾病发展过程中的某一阶段的病理概括；证是在四诊获得的资料的基础上经过进一步分析综合而作出的诊断。因此，证所代表的不是人体患病局部的表现，而是机体在致病因素作用下的全身性抗病调控反应的综合临床表现，它包括了致病因素（外因）和机体反应能力（内因）两方面的因素。清代医家徐灵胎曾说过：“病之总者为病，而一病总有数证”。既然证是阶段性的、动态性的，自然就会出现同一疾病由于发展阶段不同而治法不同；不同疾病，当出现相同的整体水

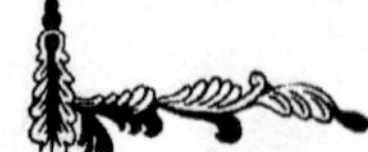

平的阶段性改变时可采用相同的治法。恶性肿瘤种类繁多，症情复杂，虽然病不同，但可以有相同的病因、病机。例如无论是乳腺癌还是肝癌，都可以有肝气郁滞，瘀毒蕴结等病理变化，这就要求用相同的方法治疗；何种肿瘤，到了晚期，都可能会有气血双亏证型，也都需用益气养血，扶正培本之法，只有抓住疾病过程中病理失调的本质，加以调理和治疗，才能收到很好的疗效。所以，中医有“同病异治，异病同治”的理论。余主任更是将其发挥到了极至。

（三）力倡扶正祛邪的治疗法则

中医学指出：“邪之所凑，其气必虚”，提出了以内虚为根本原因的学说。所谓内虚，是指由于先天秉赋不足或后天失养引起脏腑虚亏，或由于外感六淫、内伤七情等引起气血功能紊乱，脏腑功能失调，其中内伤七情的精神因素被认为在肿瘤发病及发展上具有重要意义。古代医家多认为：乳岩的形成未有不因忧思气结肝郁脾伤所致者。肝郁不伸，脾土受克。肝主筋，筋挛为结核。脾主肉，肉溃为岩穴。女损肝胃，男损肝肾，肝虚血燥，肾虚精怯，血脉不得上行，肝筋无以荣养，遂结为病，亦强调了乳岩的形成主要是在七情所伤或其他因素引起脏腑虚亏、气血失调等“内虚”的情况下，致癌因素作为变化的条件，通过内虚导致发病，内外合邪，引起人体气滞血瘀、痰凝毒结。余主任认为：乳岩的病程发展，是因虚而致实，因实而更虚，致虚实夹杂之证候，其本虚而标实。因而在辨证论治中应分清虚实之主次，辨别邪正盛衰，认真权衡后立足于扶正祛邪并施，力倡扶正祛邪的治疗法则，力争以扶正来祛邪，以祛邪来扶正。因为扶正能调动机体的积极因素，调动机体的阴阳平衡；提高机体的抗病能力；而扶正亦不能忽视祛邪，因为祛邪能消除致病因

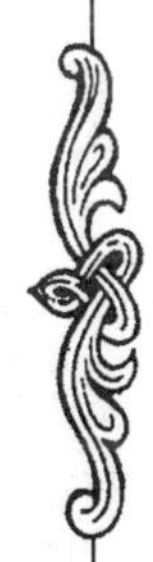

素。临床上需因人因时因地制宜，既不能盲目地重用有毒的峻猛攻逐的药物企图一下子消除肿瘤，势必耗气伤阴败胃，也不能一味地只用扶正药补益，而不用攻药去缩小和消除肿瘤，难免姑息养奸，使肿瘤得以生长。余主任临证抗癌类的药每方一般不超过 2 味，计量不超过 15 克，而扶正类药往往 4、5 味，如他选用苦寒的半枝连、白花蛇舌草等清热解毒类药物时，常佐以党参、炒白术、云苓、黄芪等益气健脾，余主任在应用活血化瘀药，如莪术、桃仁等时指出：有血瘀证时方可用此类药，且量不宜大（一般不超过 9 克），时间不宜久，需佐以扶正的太子参、黄芪，以免转移。这样攻中寓补，攻而不伐，如果一味妄攻，无视病机所在，往往导致治疗的失败。

（四）重视脾肾固本，善调先天后天

经云："大积大聚，衰其大半而止，盖恐过于攻伐，伤其气血也"。余主任认为，正邪相争，正盛邪却，正虚则瘤易长，"养正则积自除"。扶正者，健脾养肝益肾也。脾为后天之本，气血生化之源。肾为先天之本，是元阴元阳之所，五脏之阴非此不能滋，五脏之阳非此不能发，若由于某种原因导致脾或肾的功能失调，则不仅可见脾阳虚、脾气虚、肾阳虚、脾肾两虚等脾或肾本脏的疾病，而且很容易影响到其他脏腑；反之，其他脏腑气血虚衰，也必累及脾肾。脾和肾相互促进、相互滋养、相互补充，对维持人体正常的生理功能、防止疾病的发生具有十分重要的作用。正如李东垣所言："水为万物之元，土为万物之母，二脏安和，一身皆治，百疾不生"。余桂清主任在乳岩的治疗中非常重视健脾益肾法的运用，按其不同病情或以补脾为主，或以补肾为主，或脾肾双补。认为健脾益肾，不仅能够扶助正气，提高

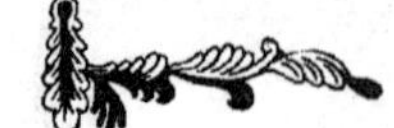

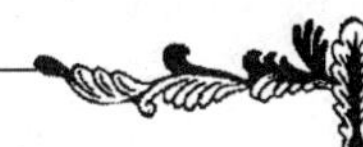

机体的抗邪能力，有利于虚弱状态的改善，而且可以对抗或减轻放、化疗等毒副作用，帮助患者顺利接受放、化疗，从而提高整体疗效。余主任补脾气多选用六君子汤，善用太子参、炒白术、茯苓、陈皮，药力平稳缓和，随证酌情运用，补养而不碍脾胃，益肾喜用枸杞子、菟丝子、女贞子，三子相配，平补肝肾，补而不腻，温而不燥。对于肾阴不足的患者，常予六味地黄丸长期服用，其主持的国家“七五”攻关课题脾肾方的研究结果表明：脾肾方药能增加动物脾重，促进多能造血干细胞的增殖。实验还表明，如用脾肾方药保护骨髓造血功能，则在接种少于 100 万瘤细胞的情况下有抑瘤作用。同时，将脾肾方药伍用化疗药环磷酰胺时，小鼠死亡率为 8.7%，而对照组小鼠死亡率为 50%（$p<0.01$）。总之，说明脾肾方药合并化疗提高疗效的机理在于用化疗药杀灭瘤细胞，用脾肾方药保护机体免疫机能，有利于防止肿瘤复发和转移而提高疗效。

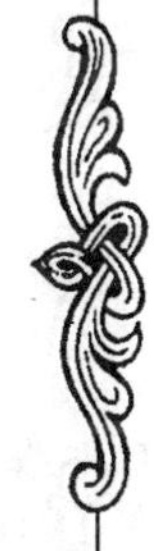

（五）处方精专，讲究配伍

余主任临诊，胸有定见，其组方严谨，味味有据，处方不超过 12 味，讲究配伍，或相须相使，或相反相逆，药味不多，主次分明，强调先有理法再有方药，法随证立，方从法出。余主任的方剂组成是有其原则的，而方剂的运用又要灵活变通，以符合辨证的要求和病情的需要。在遣方用药上，他主张选用性味平和、药源丰富、常见之药。而对每味药的性味、归经、功效和临床应用，了如指掌，余主任治疗乳腺癌的方子一般由三部分构成：第一辨证论治，占据处方绝大部分；第二对症治疗，用 1、2 味中药减轻主要症状，如疼痛常以郁金（胸痛）、元胡（腹痛）、威灵仙（骨转移痛），臂肿常用抽葫芦、丝瓜络、水红花子、漏芦，黄疸

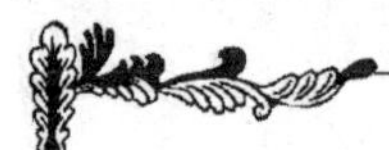

常用茵陈、金钱草；第三辨病抗癌，常用药前面已论述，不复赘述。余主任组方用药时非常重视药物之间的配伍，他认为组方的关键是配伍，药物之间的配伍并非是杂乱的拼凑，而是根据病情需要的有机组合。每味药物单独使用，仅仅体现出单一的治疗作用，只有合理配伍之后，才能发挥出多种治疗功效。中药处方组方之精华亦在于配伍。临证时双药并用，三药并用，配伍之后或相互协同、相互促进以增强疗效；或相互制约、相互拮抗以消除副作用；或相互依赖、相互转化，抑其短而扬其长，产生新的治疗作用者均可谓之对药或组药。余主任经过多年的探索、体验和研究，自创出不少对药和组药，乳腺癌常用的有：菊花和生地，菊花味苦甘，性凉，归肺、肝经。有清热解毒，疏风平肝之效，生地味甘性寒，归心、肝、肾经，清热凉血，滋阴补肾，两者合用治疗乳腺癌兼有热象者；夏枯草和草河车，夏枯草味苦辛，性寒，归肝、胆经。平肝解郁，散结消肿，草河车味苦性微寒，小毒，归肝经，清热解毒，消肿止痛；白花蛇舌草和半枝莲，白花蛇舌草味苦甘，性寒。归心、肺、肝、大肠经，清热解毒，利湿，半枝莲味辛、苦，性寒，归肺、肝、肾经，清热解毒，散瘀止血，利尿消肿；女贞子和枸杞子，女贞子味苦甘，性凉，归肝、肾经，养阴益精，平补肝肾，补阴而不腻滞，适于久服，枸杞子味甘性平，归肝、肾经，滋补肝肾，兼能益肾中之阳；当归和白芍，当归味辛甘、微苦，性温，当归入肝，能动肝阳，补血偏于温阳，其性动而主走，白芍味酸苦，性微寒，白芍入肝，能敛肝阳，补血养阴而柔肝，因而又能安脾，其性静而主守，二药合用，可互纠其偏，互助其用。蒲公英和夏枯草，蒲公英清热解毒，又善消肿散结；夏枯草平肝解郁积，且长清热散结，两药配

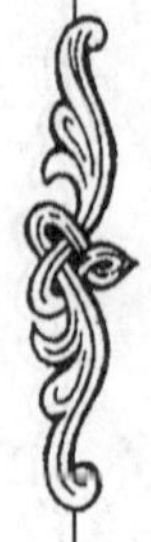

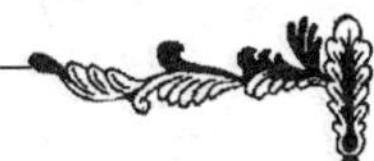

伍，清热平肝，解郁散结，常用于肝郁火旺之乳癖，经前乳痛。猫爪草和昆布，两药咸寒，猫爪草解毒散结，昆布消瘿散瘤。用于乳癖结块之顽症。炮山甲和留行子，穿山甲性专行散，能通经络；留行子功专通透，能走血分。两药配伍，能通络下乳，善消乳癖。以两药研粉，每次吞服1.5克。治乳癖，效验。生龙牡和炮山甲，前两药镇静安神、软坚散结，炮山甲味咸，性微寒能通经络、活瘀血、消痈肿、下乳汁，性善走窜，能直达病所。三药相须为用，治疗乳房结块。山慈菇和浙贝：山慈菇甘、微辛，寒，有小毒，有化痰散结，解毒消肿功效，其鳞茎及叶、茎、种子含秋水仙碱，浙贝味辛苦，性微寒，可散郁清热，消痰散结，用于各个阶段的乳腺癌。丝瓜络和路路通：丝瓜络味甘，性平，能理气通经络，路路通，苦平，通行十二经，可祛风通络，利水除湿，两药均以通利见长，相须为用，用于乳癌术后上肢水肿。太子参、炒白术和茯苓三药合用亦是余主任用药的一大特色，乃因脾胃为后天之本，气血生化之源，只有贯穿整个治疗过程中的固护脾胃，才能正气充足，方能祛邪，病邪才能得以稳定或减退等。

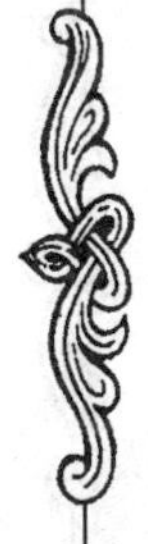

三、中西医结合治疗

乳腺癌的综合治疗包括手术、放化疗、内分泌、中医药等，中医药的治疗可以贯穿在任何一个环节。近年来，乳腺癌的综合治疗进展较快，充分发挥各种手段的所长，使其疗效和生存率显著提高。在我国综合治疗的发展和应用还很不平衡，综合治疗的观点有待加强，目前的治疗方案已涉及医学的许多专业，结合了病理学、外科学、放射

医学、药理学、肿瘤放疗等的最新研究成果，目前最佳治疗方案是采用人体损害最小，同时最大程度消除体内残余肿瘤的方法。

（一）手术与中医药治疗术后并发症

手术治疗是乳腺癌的主要治疗方法之一，对病灶仍限于局部或区域淋巴结者的首选治疗方法是手术。乳腺癌的手术种类繁多，术式的选样经历了由小到大，由大到小的演变过程。越来越多的临床实践和研究支持 Fisher 的乳腺癌生物学理论：乳腺癌早期阶段即属全身性疾病，癌细胞转移无固定模式，区域淋巴结具有重要的生物学免疫作用，但不是癌细胞滤过的有效屏障，血行播散具有更重要的意义，乳腺癌的手术从 19 世纪 80 年代 Halstead 开创的乳腺癌“根治术”，经历了保留胸肌的“改良根治术”、以及目前早期乳腺癌在欧美国家采用最多的“保乳手术”，上述几种术式均需做腋淋巴结的清扫，然而腋淋巴结清扫的并发症，特别是上肢淋巴水肿及其功能障碍，给病人造成极大的痛苦，是目前内、外科临床治疗上的一人难题，目前有望解决这 难题的前哨淋巴结活检技术仍处在研究阶段。余主任对这类患者常在辨证论治的基础上加丝瓜络、路路通、漏芦、王不留行、穿山甲，清热解毒，通经络、活瘀血，常能取得意想不到的效果。对于乳腺癌术后切口感染，皮瓣坏死，常内服与外敷并用，以大剂量的黄芪、银花等内服，外以二黄煎（黄柏、黄连）外洗。

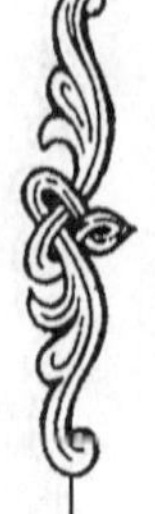

（二）化疗与中医药减毒疗法

乳腺癌是实体瘤中应用化疗最有效的肿瘤之一，术后辅助化疗在整个治疗中占有重要的地位。

乳腺癌的术后治疗始于 20 多年以前，迄今已经完成了

100 多组前瞻性随机临床试验，研究证明乳癌术后辅助化疗能明显延长病人的无病生存期和总生存期。目前辅助治疗在全世界范围内已被广泛接受。辅助化疗适应症：对于 T>1cm 或 N（+）的病人均需做术后辅助化疗，N（-）病例应选择有高危复发可能者给予化疗而一般病例可避免不必要的治疗，回顾性研究表明，无论对绝经前或绝经病人，化疗均能降低死亡率。

乳腺癌高危复发病例选择指标

指标	低危	一般	高危
病灶大小	<1cm	1 ~ 2cm	>2cm
肿瘤分化	高	中	低
ER，PR	+		-
脉管瘤栓	-		+
Her-2/neu	-		+

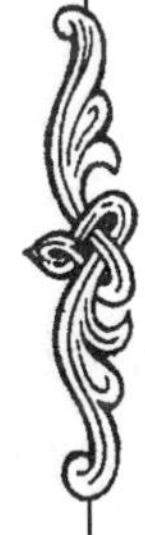

辅助化疗开始时间根据细胞一级动力学的原则，术后辅助化疗开始的时间应在术后早期应用。有些报道认为应在术后 1 个月以内应用，1 个月以后应用将影响疗效。化疗对伤口的愈合影响不大。对于化疗持续时间，1992 年《lancet》刊登了全球研究的共识，多程化疗与短程化疗相比，增加效益不明显，目前一般应用 6 个疗程的化疗。常用的化疗方案，乳腺癌术后辅助化疗的常用方案有 CMF（CTX+MTX+5FU）、CAF（CTX+ADM+5FU）/CEF（CTX+EPI+5FU）、CMFVP（CTX+ MTX +5FU+VCR+PDN）/AC（ADM + CTX）等。对淋巴结数目 >4 或 HER-2（C-erB2）阳性的乳腺癌病例，应考虑使用含蒽环类药的联合化疗方案。对于淋巴结转移数目 >10 个的患者，有必要研

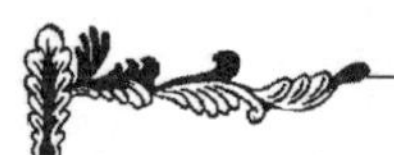

究新的治疗途经或辅助治疗方案，如提高剂量强度，高剂量化疗等。剂量强度（dose intensity）是指每单位时间的化疗药物剂量，通常以 mg/m^2/ 周表示。Hryniuk 等对晚期和早期乳腺癌化疗的回顾性分析以及前瞻性试验结果提示，剂量强度与疗效相关。“高剂量化疗”（High dose chemotherapy）是指短时间内给予非常高剂量的药物治疗，一般仅再加一个或两个疗程的高剂量。如果有多个淋巴结转移（≥ 10），则预后很差，采用常规治疗的无病生存率仅为 15% ~ 31%。自 20 世纪 80 年代，开始了高剂量化疗合并骨髓移植治疗常规化疗无效的晚期乳腺癌的研究，取得了较好的结果。

1982 年 Frei 提出新辅助化疗（又称术前化疗）的概念，新辅助化疗的优点：①由于原发肿瘤的存在，可以明确观察到化疗方案的有效性，指导术后的治疗。②使部分晚期不可手术的肿瘤转化为可手术病例，提高手术切除率。③部分 T2－T3 肿瘤患者可以转化为 T1，而使保乳治疗成为可能，达到一定的美容效果。④减少微小转移灶的存在。⑤降低手术造成的转移发生率。

新辅助化疗的缺点：①形成局部纤维化，影响术后创面愈合。②由于术前的治疗干扰，使术后病理分期造成混乱，难以估价病情。③增加大范围资料统计交流的难度。④带有一定盲目性，可能延误治疗。

中医药配合化疗的目的在于增强化疗药物的疗效，减轻其毒副反应，保持机体内环境的稳定和良好的体质状况，提高化疗完成率及远期疗效。余主任主张化疗期间以减轻毒副反应为主，不用抗肿瘤中药。针对不同的化疗反应，余主任选用不同的中药，以最大限度地降低化疗的反应，保证整个化疗进程的顺利完成。

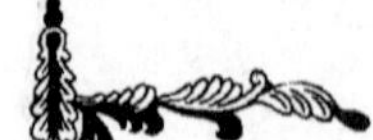

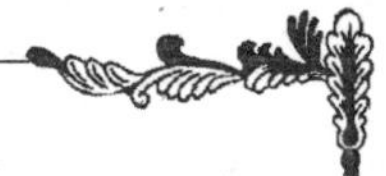

1. 对胃肠道反应的预防和治疗

化疗期间出现恶心、呕吐、纳差、便溏等胃肠道反应，舌淡红、苔薄白或微腻、脉弦滑等。

辨证：脾气虚弱，胃气上逆

治法：和胃降逆，益气运中

方药：六君子汤合旋覆代赭汤加减

旋覆花，代赭石，太子参，生甘草，姜半夏，生姜，大枣，炒莱服子，焦三仙，竹茹，枳壳。

2. 血象下降、骨髓抑制的预防和治疗

化疗中出现面色苍白无华，身倦乏力，头昏目眩，心烦眠差，舌淡体胖，苔薄白，脉沉细乏力。

辨证：气血双亏

治法：益气养血

方药：八珍汤加减

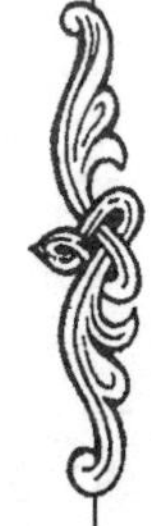

太子参，炒白术，云苓，当归，生熟地，川芎，白芍，陈皮，鸡血藤，枸杞子，鹿角霜，阿胶（烊化）

血小板下降者加石韦，石斛，仙鹤草。

3. 肾功能下降的治疗

主要由铂类药引起，常见腰酸乏力，尿少浮肿，肾功能检查尿素氮、肌酐升高。舌淡黯，苔薄白，脉沉细无力。

治法：补肾活血，利尿解毒

补肾气余主任善用一些血肉有情之品如鹿角霜、炙龟板、牡蛎，利尿解毒活血常用茯苓、泽泻、大黄、黄柏、丹参、失笑散、益母草、泽兰、桃仁、三七粉等，余主任认为活血化瘀可以改善肾血流量，以利毒素排除。

4. 毛发脱落的预防和治疗

紫素、阿霉素常引起毛发脱落，故使用这类药物期间，

头部可带冰帽，同时在中药中酌加何首乌、女贞子、枸杞子、黑芝麻、旱莲草等药。

5. 化疗药物性肝损害

ALT 增高，恶心，厌油腻，纳差乏力，肝区不适，腹胀便溏，或皮肤黄疸、尿黄，舌红苔白，脉弦。

治法：疏肝健脾，理气化湿

余主任常以六君子汤合茵陈蒿汤加减：太子参、炒白术、猪茯苓、陈皮、清半夏、茵陈、金钱草、大黄。

6. 心脏损伤的预防和治疗

阿霉素主要的毒性就是心脏毒性，故在使用该药时常嘱患者低流量吸氧同时可口服丹参滴丸，或静点生脉针。

（三）放射治疗与中医药减毒增效治疗

放射治疗在乳腺癌的治疗中有重要作用，近年来也有了很大进展。放疗适应症（1）目前，早期乳腺癌行保留乳房的功能保全性手术和放射治疗的综合疗法（即小手术大放疗）已成为常规的治疗方法之一；（2）乳腺癌根治术和改良根治术后的放疗主要适用于 3 个或 4 个腋窝淋巴结阳性患者，或 1 ~ 3 个淋巴结阳性但腋窝清扫不彻底者，对此类患者的放疗时间为术后 2 ~ 6 个月为佳，统计显示复发率较低。

放疗毒性较大，常表现为炎性反应、消化道障碍、骨髓抑制和机体衰弱等严重的放射副反应。这些反应轻则造成病人的痛苦，重则可终止治疗，直接影响患者的生存质量。中医药与放射治疗相结合不仅可以预防、减轻放射治疗的毒副反应，而且可以增加疗效、改善生活质量，延长生存期。在放疗增效方面，余主任认为放疗期间使用活血化瘀药可以改善细胞的携氧能力，从而使放疗增敏，常用药为黄芪、太子参、当归、赤芍、生地、红花、莪术等。对于放射性皮炎，

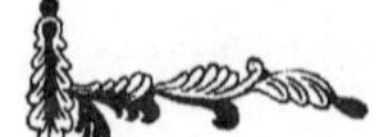

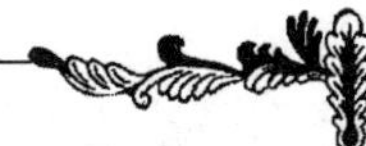

出现皮肤灼热、疼痛，进而脱皮屑，脱皮毛，瘙痒难忍，重则皮肤皲裂，渗液，舌质红，舌苔黄或腻，脉细数，余主任对此类患者常以益气养血，清热解毒之品，常用药为金银花、野菊花、蒲公英、生地、黄芪、当归、白鲜皮等。对于放射性肺炎或肺纤维化的病人，出现咳嗽，痰黄不易咳出，胸闷气短，口渴喜饮，舌暗红有瘀斑，脉沉细数，余主任认为此病的病机为热毒伤阴，瘀血阻络，治宜养阴清肺，化痰通络，常以百合固金汤、千金苇茎汤加减，常用药为百合、元参、浙贝、苦杏仁、桔梗、苇茎、桃仁、冬瓜仁、生地、菊花、清半夏、陈皮等。对于放射性食管炎，出现进食梗噎感，食道烧灼感者，常以二术郁灵丹合左金丸治疗。

（四）内分泌治疗与中医药治疗

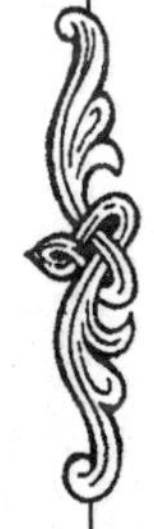

乳腺癌的内分泌治疗，无论是作为乳癌术后预防复发转移的辅助治疗，还是复发转移后的解救治疗都有十分重要的地位。卵巢切除术曾是内分泌治疗的主要手段，目前仍作为绝经前乳腺癌术后辅助治疗和复发转移的治疗手段之一。肾上腺切除和垂体切除术，因手术本身的风险及内分泌治疗新药发展，已很少使用。常用的乳癌内分泌药物有雌/雄激素，代表药物为乙烯雌酚和丙酸睾丸酮，由于不良反应较明显，目前仅作为三线治疗。抗雌激素类：TAM是目前最常用的非甾体类抗雌激素药，TAM的疗效只与ER相关，而与病人月经状况、淋巴结有否转移无关；芳香化酶抑制剂：主要适用于绝经后妇女，由于第一代AG非特异性阻断肾上腺功能，从而不良反应较多，目前科学家已研制开发第二、第三代高选择性的芳香化酶抑制剂兰他隆，瑞宁德，来曲唑；孕激素（常用药物有甲孕酮和甲地孕酮）作为一线治疗复发转移乳癌，其疗效与TAM相似，对TAM治疗失败的病人也有

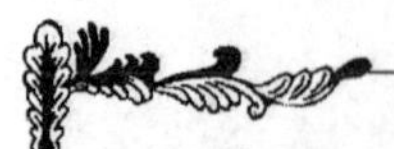

较高的有效率。对软组织和骨转移效果好，而内脏转移疗效相对较差，孕激素疗效与激素受体也有较强关系，ER和PR均阳性者有效率可达50%，ER阴性者也会有20%～30%的有效率，绝经前后患者均可服用；LH-RH类似物：这类产品主要用于绝经前妇女，其代表药为诺雷德，治疗绝经前复发转移乳癌的效果与卵巢切除术相当，却无须手术，加用TAM能进一步提高疗效。

乳腺癌的发病与激素水平密切相关，紫草清热凉血，研究已证实兼有很强的拮抗雌激素作用，余主任常用紫草、白花舌蛇草，再配生牡蛎、夏枯草、旱莲草，此五味组合，平肝软坚，消瘤断经，防癌。

四、单验方

古代中医文献中，治疗乳腺癌的方药很多，以下为古代及现代治疗乳腺癌经验方：

（1）常用中成药有西黄解毒胶囊、消瘤丸等。

（2）香贝养荣汤：香附，贝母，人参，茯苓，陈皮，熟地，川芎，当归，白芍，白术，桔梗，甘草，生姜，大枣。此方为八珍汤加香附、贝母、陈皮、桔梗、生姜、大枣而成，以大补气血为主，主治乳腺癌晚期，气血双亏，为扶正大方。

（3）十六味流气饮：当归、白芍、人参、桔梗、川芎、枳壳、厚朴、白芷、苏叶、防风、乌药、槟榔各10克，黄芪20克，官桂、木通各4克，甘草6克，煎服。此方以行气疏风为主，调和气血，治疗早期乳腺癌气滞肝郁、气虚血亏者。

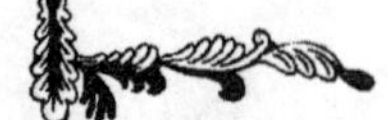

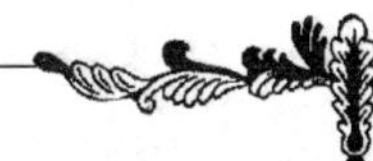

（4）龙胆泻肝汤：龙胆草15克，黄芩、栀子、当归、柴胡、生地、泽泻、车前子各10克，木通6克，甘草5克，水煎服。此方治肝郁化火，肝火亢盛，乳腺癌肿物红肿疼痛。

（5）神效瓜蒌散：瓜蒌一个，当归15克，甘草15克，乳香3克，没药8克，水煎服，或共研成细末，每用15克。治疗乳腺癌及一切乳腺疾患。

（6）马氏内消乳岩方：僵蚕、白芍、当归、香附、川贝、连翘、青皮、橘叶、柴胡、泽兰、蒲公英、全瓜蒌、羚羊角、毛慈菇、蜀羊泉，水煎服。此方以理气解郁为主，治疗乳岩初起，甚合病机。

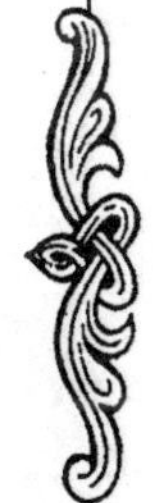

（7）乳疡无忧丹：陈蛀全瓜蒌三个，生地150克，土贝母、香附、煅牡蛎各120克，漏芦、白芥子、茯苓、炒麦芽各90克，留行子、制半夏、当归、橘、白芍、清陈皮各60克，炮山甲、木通、川芎、甘草各30克，共研成细末，用蒲公英、连翘各60克煎汤代水泛丸，每服6克，每日三次。

（8）乳腺癌方：川郁金60克，玫瑰花30克，清陈皮60克，橘叶30克，瓜蒌120克，僵蚕30克，山慈菇30克，赤白芍各60克，当归60克，共研成细末，蜜丸，每丸重6克。每服两丸，每日三次。

（9）龙蛇羊泉汤：龙葵30克，蜀阳泉30克，蛇莓15～30克。水煎服。

五、医案精选

1. 陈某，女，68岁，乳癌术后患侧上肢水肿。

1991年9月23日就诊，患者5年前行左乳癌根治术，

近年来左手臂逐渐肿胀连及指节，麻木不仁。检查见左手臂、手背、手指较右侧明显肿胀，不能握攀，苔薄，脉弦。中医辨证为气血不足、脉络阻塞，治疗以益气活血，通络消肿中药，生黄芪、当归、白芍、生地、红花、桃仁、抽葫芦、丝瓜络、路路通、炮山甲、山慈菇，用药2个月后，肿胀减轻，左手已能握掌，左手指活动亦较前灵活，再用药2个月，患者左前臂、手背肿胀明显减轻。

按：乳癌术后患侧上肢水肿多因手术创伤、炎性水肿使淋巴系统及静脉受压，淋巴液及静脉血流不畅而致。多经一段时间后消退，部分经年不消。此症多由于术后气血不足，气血运行不畅，脉络瘀滞，不畅则肿，而且病久入络在血，瘀久化水，水瘀相搏，蕴于肌肤而成，故常用益气活血的桃红四物汤加减治疗，兼用丝瓜络、路路通、炮山甲、山慈菇等通络散结消肿之品而取效。

2. 王某某，女，50岁，1982年行左乳癌根治术，术后发现丙肝，肝功能差，因不能行化疗故来门诊求治，就诊时体质弱，面色萎黄，纳少，肝区隐痛，舌淡苔黄略厚，脉沉细。中医辨证为肝郁脾虚，治疗以健脾益气、疏肝祛湿中药，太子参、炒白术、云苓、法半夏、陈皮、黄芪、当归、白芍、茵陈、败酱草、白花蛇舌草、半枝莲，用药14剂后，患者精神明显好转，ALT、AST均下降至正常，劝其化疗，但患者拒绝，坚持服中药，余主任以逍遥散加山慈菇，浙贝等治疗，病人至今无病生存。

按：患者乳癌术后一月，脾虚气弱，加之肝脏又受病毒侵袭，不能耐受化疗，但余邪仍在，故以六君子汤、当归补血汤加减，柴胡、茵陈、败酱疏肝利胆祛湿，白花蛇舌草、半枝莲以抑制余邪。后患者脾胃之气渐渐恢复，但患者拒绝

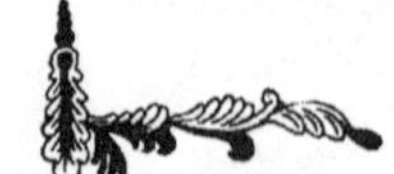

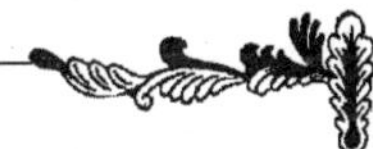

化疗，故在以逍遥散疏肝健脾的基础上，加大抗肿瘤力度，给予山慈菇、浙贝解毒化痰散结。

（卢雯平　整理）

大肠癌

一、概况

大肠癌包括结肠癌、直肠癌和肛管癌，是经济发达国家常见的恶性肿瘤之一，美国、西欧发病率最高，亚、非最低。据 TARC1982 年资料统计，最高的是美国的康乃狄克（23.3/10 万），最低的是塞内加尔的达喀尔（0.6/10 万）。我国大肠癌的发病率和死亡率属低下水平，在消化系恶性肿瘤中仅次于胃癌、食道癌和原发性肝癌。其死亡率为 4.08/10 万，占全部恶性肿瘤死亡率的第五位，近 20 年来大肠癌无论在高发地区还是低发地区其发病率和死亡率均有明显上升趋势。我国大肠癌患者的年龄在 45 岁左右，较欧美提前 12 ~ 18 年，10% 为 30 岁以下的年轻人，这是我国大肠癌的一个特点。在大肠癌高发地区结肠癌比直肠癌多见，而低发地区则直肠癌比结肠癌多见。在我国，直肠癌占大肠癌的 60% ~ 75%，比欧美高，而直肠癌 81% ~ 98% 是距肛门 7cm 以下，此点证实了肛门指检的重要性。

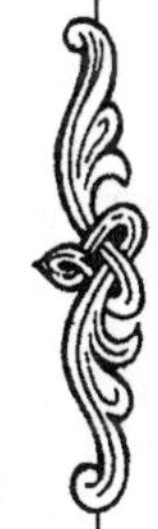

目前，大肠癌的治疗仍以手术为主，手术切除率大约 90%，术后辅以放化疗及中医药治疗。大肠癌的治疗效

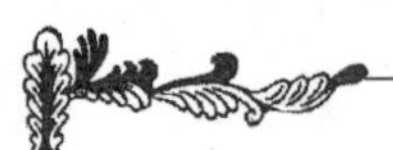

果比胃、食道、肝、肺癌好得多，其术后5年生存率Ⅰ期80%～94%、Ⅱ期52%～60%、Ⅲ期33%～38%、Ⅳ期5%～8%。大肠癌患者大多数中晚期才明确诊断，据国内报道入院手术的Ⅰ、Ⅱ期病人仅占14.4%～58%，而Ⅲ、Ⅳ期则占42%～85%。诊断过晚的主要原因通常是医院的误诊。因此，对待大肠癌与其他肿瘤一样，早期诊断和治疗是至关重要的。

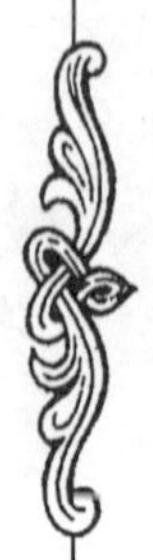

在中医学众多的文献古籍中，并无直肠癌的名称，此病相当于中医学中的“脏毒”“便血”“肠蕈”“癥瘕”“锁肛痔”“肠风”“下痢”“肠澼”。有关的医籍对此不乏论述，《外科大成》载：“肛门内外如行荫紧馈，形如海蛇，里急后重，粪便细而常扁，时流臭水。”《卫生宝鉴》云：“凡人脾胃虚弱或饮食过常，或生冷过度，不能克化，致成积聚结块。”《外科正宗·脏毒论》述：“又有生平暴急，纵食膏粱，或兼补术，蕴毒结于脏腑，火热流注肛门，结而为肿，其患病连小腹，肛门坠重，或泻或秘，肛门内蚀，串烂经络，污水流通大孔，无奈饮食不多，作泻之甚，见此未得见其有生。”《灵枢·水胀》记述：“肠蕈如何？歧伯曰：寒气客于肠外，与卫气相持，气不得荣，固有所系，癖而内著，恶气乃生，息肉乃生。”《诸病源候论》中说：“癖者，寒温失节，致脏腑气虚弱而饮食不消，聚结在内，渐生长块段，盘牢不移动者是也。”《景岳全书·积聚》云：“凡脾胃不足及虚弱失调之人多有积聚之病。”《医学纲目》内述：“凡有小肉突出者，皆曰痔，不独于肛门边生也。《医宗金鉴》论述脏毒时说：“此病有内外阴阳之别，发于外者，由醇酒厚味，勤劳辛苦，蕴冷于肛门，两旁肿突，形如桃李，大便秘结，小水短赤，患者肛门重坚紧闭，下气不通，刺痛如锥，……发于

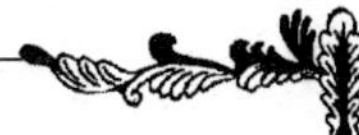

内者，兼阴虚湿热下注肛门，内结蕴肿，刺痛如锥，……大便虚闭……”综上所述，中医古籍中肠蕈、积聚、脏毒、锁肛痔等有关论述，类似于现代医学中直肠癌的症状。

中医学认为直肠癌的发病多因久居湿地，或寒温失调，损伤脾胃，使脾胃功能失损，运化失司；或忧思抑郁，致气滞血瘀或湿热内生，热毒蕴结于脏腑，流泛于肛门大肠所致。正如《疮疡经验全书》提出的：“多由饮食不节，醉饱无时，恣食肥腻……纵情醉饱，耽色，不避严寒酷暑，或久坐湿地，久不大便，遂使阴阳不和，关格壅塞，风热下肿乃生五痔。”这说明情志失调，饮食劳倦，正气不足，脾肾两虚为直肠癌的致病原因，它可导致人体阴阳失衡。这是由于温热邪毒瘀滞肠道，局部气血运行不畅，湿毒瘀滞，凝结成聚，而成本病。

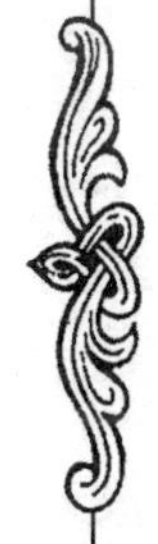

二、中医药治疗

余桂清主任认为大肠癌是一个复杂的疾病过程，最后可导致患者全身功能低代谢失衡和组织破坏。尽管有各种各样的外界致癌因素，但归根到底，能导致产生癌变的关键还取决于人体环境的失衡、破坏，各脏腑、经络、组织的功能失调，即由于“内虚”存在。在“内虚”的诸方面中，脾胃虚弱引起的气虚血亏是重要的病理基础。许多研究结果表明，在大肠癌发病之前，患者往往有因长期食用厚腻肥甘食物、饮食不节或饮食不洁等引起的脾胃功能损伤如脾失健运、湿热下注、毒蕴大肠、脾肾阳虚、气血双亏均可导致肠蕈的发生，类似于西医的大肠慢性炎症等组织损伤，使黏膜正常防御屏蔽失去作用。在外来因素如物理的、化学的致癌物质长

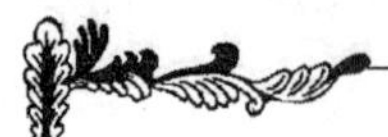

期作用下，逐渐产生癌变，特别是在肠上皮化生不典型增生或各种肠息肉的情况下应引起高度注意。有胃气不降、肝胃不和、脾虚胃弱、脾虚湿蕴、胃阴不足等病机变化均可在癌前期见到。因大肠癌病人最初的证候多是大便脓血、腹痛不移、食欲不振等、消瘦等，其病机余桂清主任认为脾胃之气受淫热邪毒所阻，毒瘀于内所致。热伤血络、破血妄行、热结肠腑、化腐成脓即成脓血；湿热阻络、气血不通、不通则痛；脾胃之气升降失常、运化失司，脾胃之气结滞而纳呆，食欲不振；运化无能，气血无以化生，肌肤无以充养，日渐出现消瘦，除健脾和胃之外还要理气开郁散结。随着病情进一步发展，患者往往胃纳更差，伴呕吐、恶心，日久胃气益衰，脾气亦虚弱。正气日见虚弱而病邪却日趋嚣张，因此治疗时不可单纯祛邪攻毒，当须顾及脾胃，保住后天之本，以便扶正祛邪，但大肠癌患者在早期往往无明显证候，等到脓血便、腹痛、食欲不振和明显消瘦后往往病已到晚期，故临床医师必须十分重视类似脾胃病证候的表现，进一步详细检查，以期尽可能早地诊断出癌症，经适当治疗对预后影响将十分重要。但无论大肠癌的病理机制如何发生变化，其根本的一点不离脾胃虚弱，在其治疗过程中也只有通过健脾益气之大法辅以相关辨证治则，才能达到事半功倍的最佳疗效。因此余桂清主任在其临床治疗过程中突出四君子汤、六君子汤的应用，以少而精的药味，达四两拨千斤之效。

余桂清主任在其长期的临床活动中除发挥自身特长之处还注重古人所训，溯源探流，深究脾胃，对脾胃学说的研究，从生理、病理、病证、治法、方剂、药物诸方面入手，进行类比。如其将《内经》中“人以胃气为本”和李中梓的“脾为后天之本”进行类比；将《内经》的“阳道实，阴道

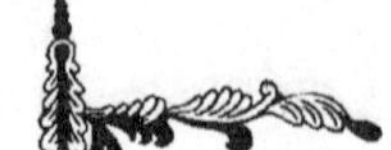

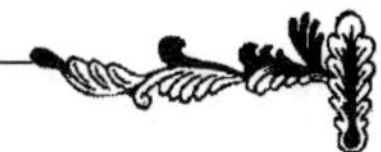

虚”和《伤寒论》的阳明“胃家实”、太阴“脾不足”进行类比；将李杲的“升脾阳”与叶天士的“养胃阴”相类比；将李杲的“调脾胃以治五脏”和张景岳的“治五脏以调脾胃”相类比；将张仲景《金匮要略》的“四季脾旺不受邪”和周慎斋的“治病不愈，寻到脾胃而痊者颇多”相类比，从理论到实践，勤思索且积极总结，再从实践上升到理论，反过来指导临证，形成以调理脾胃作为指导思想的学术主张，在长期的医疗实践中获得良好效果。

余桂清主任认为：脾胃以平为贵，治以调理为宜；脾主升，胃主降；脾主化，胃主纳；脾主湿，胃主燥；脏腑阴阳，以平衡为贵，宜健宜通，和畅为本，调理治之，不宜过用药补，纯虚亦慎用参茸之剂。在其方药中，四君子汤的人参被太子参所代替，此意取其微温不燥而又达健脾益气之功。他认为治脾可以调他脏，调他脏可以治脾。脾胃为后天之本，气血生化之源，灌溉五脏六腑，故五脏六腑之中皆有脾胃之气。脾胃发生病变，必及他脏，若脾胃虚弱，不能滋养于肝，或土壅木郁，遂致肝病；土不生金，土不制水，能致肺肾之病；元气不足，心火独亢，营血大亏，则致心病。调他脏可以治脾胃，利用张景岳“如肝邪之犯脾者，肝脾俱实，单平肝气可也；肝强脾约，舍肝救脾可也”。脾虚标实，当审轻重缓急。他说既有脾胃本虚，又有其他标实，需审标本轻重缓急，先后分治，或同时兼治。

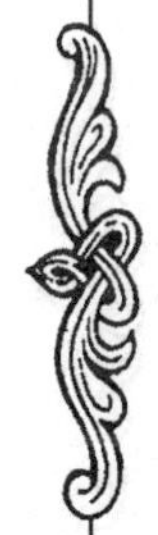

叶天士之养胃阴补清代以前之缺如，而余桂清主任提出脾阴是脾脏生化的营养物质，如营血、津液、脂膏等，具有灌溉脏腑、营养肌肉、磨谷消食、濡润孔窍的作用。因此，不能以脾胃相关、脾阳绕胃阳、胃阴绕脾阴混而治之。临床出现脾阴虚者并不少见，常见低热、不思食或食入难化、腹

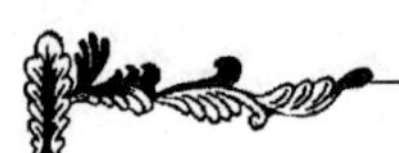

胀、四肢乏力、肌肉消瘦、口渴心烦、周身烘热、面色㿠白、两颧发红、大便溏薄、小便频数、唇红舌赤、脉虚细无力等。补脾阴的常用方药有太子参、白术、茯苓、甘草、山药、莲肉、白芍、五味子、麦冬、黄芪、扁豆及参苓白术散。他还特别推崇"山药是补脾良药，其性质平和，不似黄芪之温，白术之燥"，并赞赏张锡纯"山药，能滋阴又能利湿，能滑润又能收涩，是以能补肝肾兼补脾胃"之说。

余桂清主任通过从源到流对脾胃理论进行类比，并在实践中总结和着重阐发"纳化、升降、燥湿"的机制，并以之为辨证之纲，发展"脾胃说"并独创方药，使脾胃学说在临床应用更广泛，促进了脾胃学说的发展。

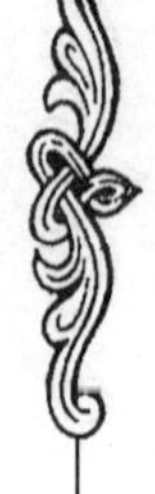

基于其理论体系，余桂清主任把大肠癌分为如下诸型并根据病机变化提出若干治则。

1. 湿热型

症状：腹部阵痛，下痢赤白，里急后重或有发热恶寒，恶心，胸闷，口渴发热，肛门灼痛。舌苔黄腻，脉滑数。

病机分析：下腹阵痛，乃湿热积滞，阻于肠道，气血凝聚，肠络不通所致；大便中带血乃积热内郁，气血逆乱，迫血下行或肿物溃破血溢肠中；里急后重乃湿热之邪壅滞肠道，气机阻滞，恶浊欲出不待；胃气失降故见恶心；胸闷烦躁，肛门灼痛，发热，舌红苔黄、脉滑数乃湿热之象。

治法：清热利湿

方药：槐花地榆汤加减

槐花 9g，地榆 9g，败酱草 30g，苦参 6g，马齿苋 30g，黄柏 10g，生薏米仁 30g（包煎）

2. 瘀毒型

症状：烦热口渴，下痢紫脓血，里急后重，舌质紫，有

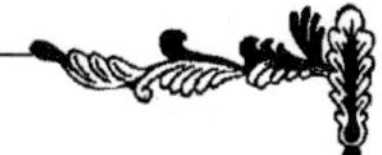

瘀血斑，脉细数。

病机分析：气血瘀滞，瘀久化热，故见烦热，口干喜饮；腹痛拒按乃肿物日增，侵及周围器官组织所致，便下脓血及黏液血便乃肿物压迫或溃破且腐肉蒸脓所致；舌质暗红或瘀斑，脉涩或细数乃气滞血瘀之象。

治法：化瘀解毒

方药：桃红四物汤加减

归尾5g，赤芍15g，桃仁9g，金银花20g，败酱草30g

3. 脾肾阳虚型

症状：肢冷便溏，少气乏力，腹痛，五更泻，舌苔薄白，脉象沉细而弱。

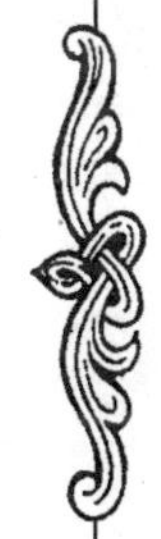

病机分析：脾胃为水谷之海，虚则气血生化之源不足，气血亏虚，故见面色苍白，倦怠乏力，少气懒言；肾阳亏损，火不生土，关门不固，则为五更泄泻；阳虚不能温煦而生外寒，故见形寒肢冷；寒凝气滞，故见腹痛喜温喜按；舌淡胖，苔薄白，脉淡细乏力皆为脾肾阳虚之征。

治法：温补脾肾

方药：参苓白术散及四神丸加减

党参30g，白术10g，茯苓10g，生苡米30g（包煎），肉蔻10g，补骨脂10g，吴茱萸6g

4. 肾阴虚型

症状：五心烦热，头晕目眩，口干咽干，舌质赤红，脉象弦细，腰酸腿软，遗精阳痿，便秘；舌红少苔，脉细涩。

病机分析：阴虚火旺，精液亏损，清阳失养，心神不安，则见五心烦热，头晕目眩；肾府不固则腰酸腿软；肾失固涩则遗精阳痿；舌红少苔，脉细涩皆为肾阴亏虚之证。

治法：滋补肝肾

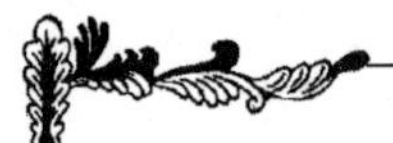

方药：知柏地黄丸加减

知母 10g，黄柏 10g，生熟地各 12g，枸杞子 15g，女贞子 15g，茯苓 20g，泽泻 10g

5. 气血双亏型

症状：气短乏力，时有便溏，面色苍白，脱肛下坠，舌质淡。

病机分析：气血双亏，血虚不能上荣于面，故见面色苍白或萎黄，唇甲无华亦为血虚之故；生化乏源，气血运行不足，故见神疲懒言和少气乏力，脱肛及下坠皆为气虚下陷之故；舌淡苔薄白，脉沉细无力为气血两虚之象。

治法：补气养血

方药：八珍汤及当归补血汤加减

当归 15g，白芍 15g，熟地 15g，太子参 30g，白术 10g，茯苓 10g，黄芪 30g，丹参 30g

在治疗兼证的过程中强调调理脾胃用药要精选，区别异同。如行气药在调理胃中使用的机会很多，如乌药、陈皮、木香、香附、枳壳、厚朴等辛温香燥之品，具有止痛、除满，解郁，化痰，祛湿，和胃运脾的作用。然同中有异，乌药行气、除满，对胸腹痞满者相宜；香附行气而疏肝解郁，长于止痛；木香行气宽中重在止泻等，但仍以轻剂量为主，以避免燥热伤津。

余主任在脾胃辨证时以纳化、升降、燥湿为纲，以寒热虚实为辅。认为胃反常则纳呆、不能食、胃中嘈杂或多食善饥；脾化反常则食后腹胀、食后思睡或饮食不为肌肤，虽能食而消瘦，四肢乏力；脾气不升则脘闷，食后困倦思睡，腹胀腹泻，四肢无力，能食而消瘦；若脾气反降，则中气下陷而致脱肛、内脏下垂、泄泻、大便滑脱不禁；胃气不降，则

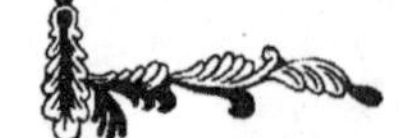

脘膈胀痛；若胃气反升，则呕吐反胃或呕血。邪从燥化，胃滞胀满痛，则为“胃家实”；寒湿困脾，纳谷不香，中脘痞闷，口黏而甜，头身困重，腹痛便溏，泄泻，苔白腻。只要抓住纳化、升降、燥湿这个纲，结合寒热虚实，就能准确辨证。当出现以少气懒言、四肢困倦为主证时，主用益气法，主方用四君子汤；气虚而气滞，则益气散滞，也可用六君子汤或参苓白术散；气虚而有白痰、阴虚，则益气养阴，补血，用四君子汤合生脉散或归芍六君子汤或八珍汤。温中法主要用于脾阳不足证，治以理中汤为主。除此之外，还有温中化饮、温中化痰、温中理气等法。养阴法用于脾胃阴虚证。脾阴虚者重用山药，胃阴虚者重用百合、沙参。养阴还应与益气、化痰、祛湿、清热等治法配合使用。清热法用于脾胃实热证，方如白虎汤、大黄黄连泻心汤。此法还可与攻下祛湿及温法同用。升举法用于气虚下陷证，主方用补中益气汤。本法还可与益胃、祛湿、散火诸法同用。祛湿法适用于脾胃湿困证，胃苓汤加减。寒湿者亦可选实脾饮，湿重热轻者可用茵陈五苓散，湿轻热重者可用茵陈蒿汤。理气法适用于脾胃气滞证，以柴胡疏肝散为主。夹寒者可用良附丸，夹热者可用金铃子散，气逆不降者可用旋覆代赭汤。攻下法热实者用三承气汤，寒实者用温脾汤，需凉润者用麻仁丸，需温润者用济川煎，需平润者用五仁丸，攻补兼施者用增液承气汤或黄龙汤。消导法适用于食滞证，轻者用保和丸、重者用六磨饮。固涩法适用于滑脱不禁证，选真人养脏汤、桃花汤、诃子散等。

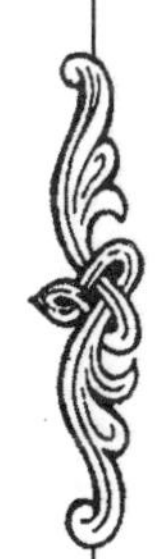

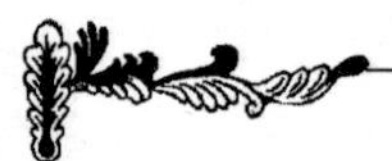

三、中西医结合治疗

在大肠癌的西医治疗，手术、化疗、放疗多数是序贯法也就是有先后顺序。但中医药的治疗却贯穿于其始终，即手术前后加中药，化、放疗前、中、后都使用中药治疗。

余桂清主任认为术前调理脾胃，使其增进食欲、改善体质，可为手术创造良好条件，特别是大肠癌患者，脾胃本身受邪，经过中药调理，术前症状会有所减缓，手术后就更易于康复。有人观察研究补气中药黄芪注射液对消化道恶性肿瘤患者术前末梢血液中T淋巴细胞酯酶活性的作用，发现患者应用黄芪注射液后，血液中T淋巴细胞酯酶活性明显增强，白细胞总数明显增多。这样就使病人在术前提高机体的免疫机能和抗感染能力大为增加，术后复发或感染机会大为减少。有人将复方生脉注射液（人参、麦冬、五味子、附子）应用于大肠癌患者术前注射，发现用药后手术切除标本中癌巢内外淋巴细胞、浆细胞和多种核异物巨细胞反应明显增强，并通过免疫机制使整个癌细胞坏死自溶。根据国内外文献报告的临床免疫病理学研究资料，癌周免疫反应强弱是肿瘤患者预后的一个指标，癌周免疫细胞反应的增强，可使术后患者五年生存率提高。

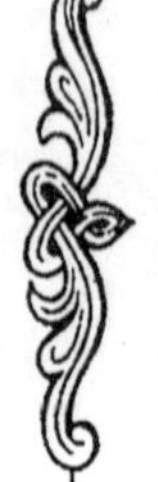

肿瘤病人手术后气血大伤，术后一般表现为气虚乏力、自汗、纳少、腹胀等症，胃肠肿瘤手术切除后患者更为明显。此时予以健脾益气、醒脾开胃，佐以宁心敛汗之剂，重用生黄芪以补气固表，党参以健脾益气，白术、云苓以调中，焦三仙、内金开胃助消化，陈皮、厚朴理气消胀，浮小麦、五味子以宁心敛汗，常能很快改善症状，使患者体力精

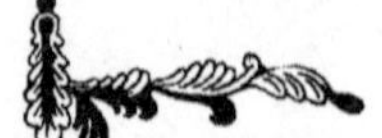

神大为好转，为术后进一步治疗打下基础。余桂清主任总结发现大肠癌病人手术后加用四君子汤者与那些未用过四君子汤的患者对比，体力恢复及食欲增强方面前者明显优于后者，说明四君子汤对术后患者体力恢复大有裨益。

肿瘤病人因久病致虚，常有脾虚气亏见证，在手术治疗，放射治疗及化学药物治疗后又引起气血双亏、耗气伤阴等症，患者的消化吸收功能均见减退。对这种脾虚病人应用健脾益气之法治疗，往往可使其消化功能得到改善，体力精神有所恢复，食欲不振、贫血、消瘦等恶病质现象有所减轻。病人经用黄芪、党参、白术、云苓、甘草、焦三仙等健脾和胃助消化的中药调治之后，精神、体力增强，食欲增进，体重不再下降，病势亦趋于稳定，特别是消化道肿瘤病人更为明显。另外，在治疗肿瘤过程中，化学药物治疗、放射线治疗以及长期服用某些苦寒攻伐的中药都可造成脾胃的损伤，结果出现食欲下降、恶心呕吐或腹胀、腹泻等症，如果不及时处理则胃气受损，脾气虚弱，化疗可能被迫中止；肿瘤未能被有效控制而继续发展，促使病情恶化。所以在中西结合治疗肿瘤时，要权衡利弊，根据病人情况、体质及胃气盛衰而定治疗方案，才能收到较好的效果。某些化疗药物如顺氯氨铂注射后可引起剧烈的胃肠刺激症状，呕吐十分严重，胃气下降不能进食，必须予以和胃降逆止吐，中药如旋覆代赭汤、橘皮竹茹汤等；其他化疗药物也常导致恶心、呕吐反应，如化疗药物氟脲嘧啶常引起腹泻，说明此药的伤脾胃作用可造成脾虚，故健脾利湿药如党参、白术、茯苓、山药等可减轻其症状。

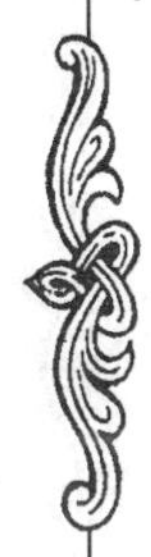

在长期临床观察中余桂清主任观察到对肿瘤病人在病情稳定时予以健脾和胃、滋补肝肾为主，解毒抗癌为辅的中西

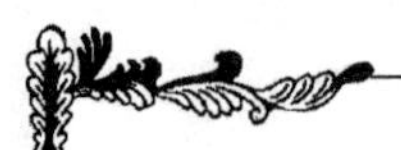

医结合治疗，常常能取得较好的远期效果，患者也能抵抗外感时邪的袭击。中国中医研究院广安门医院在对大肠癌病人做化疗时合并应用中药升血之剂如黄芪、白术、云苓、太子参、沙参、鸡血藤、枸杞子、菟丝子、女贞子等，通过对症状、体重、血象、血清皮质醇、胃肠道分泌功能、小肠木糖吸收功能以及患者的细胞免疫功能等一系列生理、生化指标的测定，发现这些易受到化疗药物损伤和破坏的病理、生理指标在治疗后都维持在化疗前的正常水平，并使化疗得以顺利进行。我们还观察到化疗晚期胃癌患者配合脾肾方有提高疗效、减轻化疗毒副反应，提高患者五年生存率的效果，使Ⅲ期胃癌病人术后五年生存率由20% ~ 30%，提高到48% ~ 55%，毒副反应明显减轻，绝大多数病人均能比较顺利地进行化疗。在化、放疗前后及过程中还会遇到以下证型：

1. 肝胃不和 嗳气吞酸，胃脘作痛串及两肋，口苦心烦；饮食少进，呕吐反胃。治宜舒肝和胃、理气降逆。

2. 脾胃虚弱 纳少便溏，胃脘隐痛，神疲乏力。面色无华，舌质淡边有齿痕，苔白脉沉细。治宜健脾和胃。

3. 脾虚湿盛 神疲乏力，纳少腹胀，便溏，浮肿，口淡乏味，舌淡肿；苔白腻舌边齿痕，脉细滑。治宜健脾利湿。

4. 脾肾阳虚 面苍肢凉，腹泻便溏，脉沉细尺弱。治宜健脾温肾。

5. 胃阴不足 纳差厌食，口干咽燥，恶心呕吐，便干，舌光红少苔，脉细。治宜养阴益胃。

6. 毒热之象 可见发烧，患部疼痛，口腔炎，口腔溃疡和静脉炎、直肠炎、膀胱炎、阴道炎等。在放疗患者中，该症最明显。

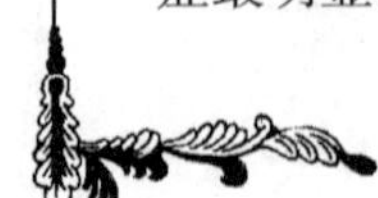

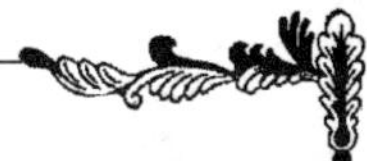

根据以上症状而制定的治疗原则为：①补养气血；②健脾和胃；③滋补肝肾；④清热解毒；放疗反应的治疗原则为：①清热解毒；②生津润燥；③凉补气血；④健脾和胃；⑤滋补肝肾。

方中药：清热解毒：银花 15g ~ 30g，连翘 15g ~ 30g，山豆根 9g ~ 15g，射干 9g ~ 15g，板蓝根 9g ~ 15g，蒲公英 15 ~ 30g，黄连 6 ~ 9g。如出现口腔溃疡和咽喉溃疡时，用以下验方：生黄芪 15 ~ 30g，大生地 15 ~ 30g，元参 9g，银花 15g，板蓝根 12 ~ 15g，山豆根 9 ~ 15g，黄连 6g，每日一剂，水煎浓缩至 100ml，早晚各服一次，每次服 50ml。

膀胱湿热：多见尿急，尿痛，甚则尿白，舌苔白腻或黄腻。治疗以清利膀胱湿热为主，方选八正散、小蓟饮子加减：萹蓄 10g，车前子 15g，藿麦 10g，木通 5g，白茅根 30g，六一散 30g，生地 15g，丹皮 10g，尿血加仙鹤草 30g，大小蓟各 10g。

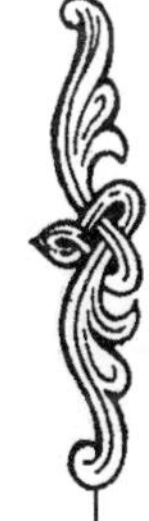

大肠湿热：多见下腹胀痛，大便泄泻或不爽，甚至大便脓血，苔薄黄或黄腻。治以清利大肠湿热为主，方选葛根芩连汤、连理汤加减。葛根 30g，黄连 10g，黄芩 15g，炒白术 15g，甘草 3g，干姜 3g，大腹皮 15g，马齿苋 30g，大便脓血者加白头翁 15g，白茅根 15g。

补养气血：①凉补气血：适用于气血虚弱而证候偏热患者，如放疗中因热毒过盛，造成癌症病人气血亏损时。生黄芪 9g ~ 30g，西洋参 3g ~ 6g，（另包单煎），生地 12 ~ 18g，②温补气血：主要适用于放化疗中气血双亏，体质虚寒病人。党参 15 ~ 30g，太子参 15 ~ 30g，红人参 6g，白人参 6g（以上诸参选用一味即可），全当归 15 ~ 30g，熟地 9 ~ 15g，鸡血藤 15 ~ 30g，阿胶 9g（烊化冲服），三七粉 1 ~ 1.5g，黄

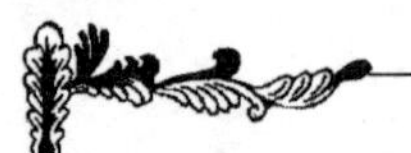

精15～30g，紫河车6g，龙眼肉9g，红枣7枚。

生津润燥：主要适用于放疗中出现咽干，口干，舌燥等热毒伤阴，津液受损的患者。生地9～15g，元参9～12g，麦冬9～12g，石斛15～30g，天花粉15～30g，芦根30～60g。水煎服，每日一剂。

健脾和胃：在放、化疗中，出现消化障碍时，①饮食不香，脾胃虚寒，喜热饮者，服以党参、焦白术、茯苓、甘草、陈皮、半夏、广木香、砂仁等加减；如胃脘饱胀，胸胁串痛等肝胃不和之症者，宜当归、杭白芍、茯苓、焦白术、甘草、炒柴胡等加减治疗。②恶心，呕吐酸水、苦水者，多属胃热之证，宜以炒陈皮、清半夏、茯苓、竹茹、黄连、麦冬、枇杷叶等煎服，如呕吐清水、凉水多为脾胃虚寒，宜用炒陈皮、姜半夏、茯苓、炙甘草、党参、丁香、柿蒂、生姜、红枣等加减。

四、单验方

1. 猪殃殃60g，白毛藤60g，败酱草30g，铁扁担30g，水红花子15g，便血加茜草根30g，便秘加土大黄15g。腹胀加莪术9g，水煎服，日一剂。

2. 藤梅饮

藤梨根60g，野葡萄根15g，水杨梅根15g，凤尾草15g，七叶一枝花15g，半枝莲15g，半边莲15g，土贝母15g，黄药子30g，白茅根30g，先将前三味药加水煎煮半小时，再入其余药物，煎至500ml。

3. 蛇蛎汤

生牡蛎30g，白花蛇舌草30g，生黄芪30g，夏枯草

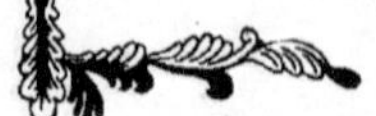

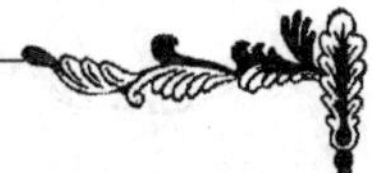

12g，海藻 12g，海带 12g，玄参 12g，川楝子 12g，蜂房 15g，白毛藤 15g，丹参 15g，川贝母 9g，水煎服，日一剂。

4. 蕈消丸

败酱草 250g，炒槐角 250g，枯矾 100g，冰片 2.5g，枳壳 100g，仙鹤草 250g，炒茯苓 250g，苦参 200g，陈皮 250g，炒白芍 250g，甘草 200g，番泻叶 50g，共为细末，水泛为丸，绿豆大，日 3 次，每次 15g

5. 肠癌散

红藤 15g，八月札 15g，丹参 15g，苦参 15g，风尾草 15g，白花蛇舌草 30g，薏米仁 30g，白毛藤 30g，瓜蒌仁 30g，贯众炭 30g，半枝莲 30g，土鳖虫 9g，乌梅肉 9g，广木香 9g，壁虎 4.5g，研末，每次 9g，日三次。

6. 鸦胆子灌肠方

鸦胆子 100g，研碎，水煎后，保留灌肠。

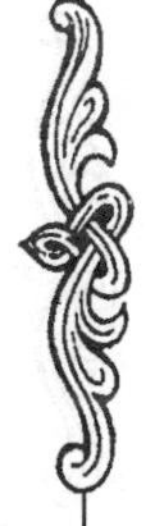

7. 穿山甲 4g，龟板 40g，烤干研细末，麝香 2g，研细末，混匀，每次 4g，用绿茶水送下。

8. 木香 7g，白人参 10g（先煎），茯苓 10g，白术 15g，檀香 7g，急性子 10g，鸡内金 10g，广陈皮 7g，清半夏 10g，龙葵 15g，草莓 15g，白英 15g，水煎服，日一剂。

余桂清主任在大肠癌的治疗过程中还注重气功疗法。他认为通过气功的练习可以使患者达到心境平和、消除杂念、健体强身的目的。他常讲气功练习对大肠癌患者是有益的，但要求患者做到适时、适宜、适度。适时，即根据患者目前的病情选择不同的气功方式。如直肠癌术后练功时，一般应选太极拳，站桩为好，而不宜练增压的功法。适时可根据季节和气候选择练功项目。适宜即患者根据自己原有的基础和爱好选择练功项目，如有些患者对站桩和五禽戏有了解，即

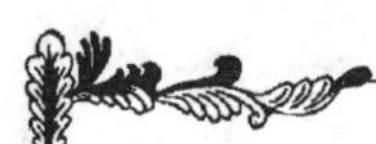

可作为首选项目。适度，患者根据自己的身体状态，进行适量的练功。按气功的要求，练习时保持一定时间，作到应有的强度，这些对一般人来说是应该遵守的。但对肿瘤患者来讲，不能千篇一律，急于求成。肿瘤病人由于体质不同，所以必须“灵活应用”，在患者中，由于练功过度而导致病情加重的病例是屡见不鲜的。

五、医案精选

1. 1967 年 3 月患者腹痛，大便带血，里急后重，乏力及渐进性消瘦，就医。1968 年 1 月某医院经 X 线摄片及多次病理检查确诊为直肠腺癌，Ⅲ期。病人出院后一般情况较差，常出现腹痛、腹胀、纳差、肛门下坠、便溏、心悸、气短等症。故认为癌瘤复发，于 1968 年 4 月 10 日来我院服中药治疗。五年以来，曾给以补气养血、健脾和胃、滋补肝肾和清热利湿之剂治疗，主要药物有：潞党参、生黄芪、全当归、白术、茯苓、广木香、砂仁、山药、焦薏仁米、枸杞子、女贞子、菟丝子、何首乌、夏枯草、焦神曲、鸡内金、半枝莲、白花蛇舌草。

加减法：腹痛时加杭白芍、台乌药、小茴香；腹泻者加补骨脂、肉豆蔻、儿茶、诃子肉，并配合服用抗癌乙片，每日服 3 次，每次服 4 片。以上诸症逐渐减轻和消失。在坚持服中药过程中，曾间断用 5 氟脲嘧啶，自中西医结合治疗后，病人一般情况明显好转，体力完全恢复，体质增强，体重由初诊时的 52kg 增至 70kg。最近复查，肿瘤未见复发和转移。自确诊至今已生存 35 年余。

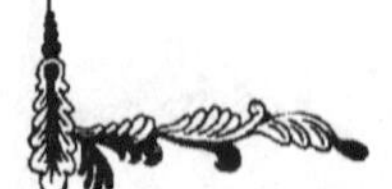

2. 晚期乙状结肠癌治验 1 例

患者张某，60 岁，女性，汉族，已婚。干部。

1986 年 11 月患者因腹部持续疼痛半个月，便次增多，大便溏稀并带脓血 1 周而就诊于北京人民医院。经查发现腹内有一包块，因便脓血无法做结肠镜而用钡灌肠，诊为乙状结肠肿物，遂于 1987 年元月 20 日在该院做剖腹探查，术中见乙状结肠与直肠交界处有一肿块，质硬、固定，且与后腹壁粘连，无法切除，故行人工肛门造瘘术，肿物旷置，术后病理为乙状结肠腺癌，术后化疗 10 次，药物为 5－氟脲嘧啶，因副反应较大，于1987年2月停止化疗。5月间因腹痛、腹胀、多汗，曾服中药未缓解，6 月 14 日开始发烧，高达 39. 6℃，经用抗生素后未能完全控制，1987 年 6 月 25 日来我院求诊。患者既往素食肥甘厚腻，有慢性结肠炎史 5 年。

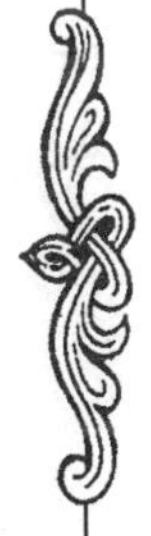

初诊：低热 37℃，腹痛，多汗，畏寒。时有咳嗽，咯痰不多，纳食尚可，小便正常。人工肛门通畅。诊见：面色苍黄无华，重病容，舌质暗有瘀斑。舌边齿痕，苔白，根黄厚腻，脉细滑。白细胞 13.7×10^{9}/L。辨证为气虚血亏，湿热瘀结，西医诊断为乙状结肠癌造瘘术后。中医诊断：肠风、肠蕈。治法：清热化湿，解毒化瘀，以三仁汤加减治之。处方：生薏米 15g、杏仁 10g、白蔻仁 10g、半夏 12g、厚朴 10g、藿香 10g、公英 30g、土茯苓 20g、黄柏 10g、元胡 10g、焦三仙 30g、银花 20g、赤芍 10g、丹皮 10g、甘草 6g、白花蛇舌草 30g。7 剂。

二诊（1987 年 7 月 2 日）：服药后腹痛减轻，湿毒有减，低热已除，但有隐痛、气短、自汗、神疲乏力、食欲差、心悸、二便如前。舌红有瘀点，苔白腻、脉细滑，治法同上；处方以上方减去银花、公英，加抗癌中草药草河车 30g，龙

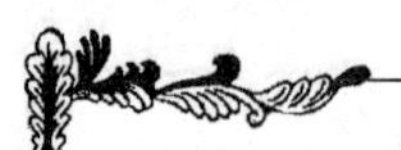

葵 30g，及补气药生黄芪 20g，沙参 30g，14 剂。每日 1 剂，到 1987 年 7 月 16 日（三诊）腹胀、腹痛显著缓解；时有头晕，自汗、纳食好转、二便尚调，舌质暗红有瘀点，苔白根黄白腻，脉细滑无力，仍守上方加半枝莲 30g，白头翁 20g。又服药 20 剂后，1987 年 8 月 10 日，自觉精神体力较佳，纳呆。二便调。舌质有瘀点，苔薄白根略黄，脉沉细，以健脾利湿，解毒抗癌为法，处方改为：沙参 30g、太子参 30g、生芪 20g、云苓 10g、土茯苓 20g、生薏仁 15g、半夏 10g、焦三仙 30g、川楝子 10g、厚朴 10g、草河车 15g、龙葵 30g、白英 30g、蛇莓 20g、半枝莲 30g、甘草 6g。20 剂。

自 1987 年 8 月至 1990 年 3 月的两年半时间里，主要以上方加减，大便稀溏时加肉蔻、补骨脂，有时用白头翁、陈皮、白花蛇舌草以解毒清热。1990 年 3 月复查时，单项谷丙转氨酶 51 单位，食欲较好，无气短、多汗等症，但有时饮食不慎则腹泻，大便 1 日 4 ~ 5 次且易外感，舌淡红，苔薄白，坚持治以健脾益气，疏肝和胃，利湿解毒。处方如下：茵陈 15g、黄芩 10g、柴胡 10g、郁金 10g、黄连 10g、生薏仁 15g、白蔻仁 15g、山药 10g、生黄芪 30g、党参 15g、草河车 15g、白英 30g、龙葵 30g、杭芍 15g、土茯苓 20g、生甘草 6g、白花蛇舌草 30g。药后患者一般情况良好，大便每日 2 ~ 4 次，成形，无腹痛，原来肛门处已无明显分泌物，肝功能正常，诊见面色红润，舌稍暗，苔薄白，脉细滑。上方去茵陈，加苍白术各 10g、山萸肉 10g、枸杞 10g，以健脾补肾。末次就诊时间是 1990 年 10 月 18 日，并继续中药治疗。

讨论：本例诊断明确，经手术探查证实为乙状结肠与直肠交界处恶性肿瘤，肿块固定、侵透肠壁全层与后腹壁粘

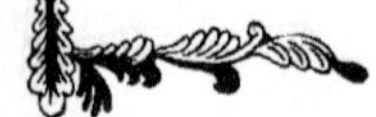

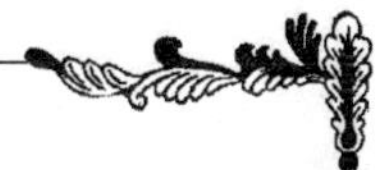

连，无法切除，只行人工肛门造瘘术，病理检查为结肠腺癌，为晚期病例。

本例探查术后作一疗程化疗，末次化疗是1987年3月，患者因化疗反应体质虚弱而拒绝继续化疗，其后一直坚持服用中药已三年半，带癌生存，生活状态由初诊时的卡氏60分，现在可达90分。

患者每阶段的治疗均按中医辨证施治，根据病情的标本缓急随症施治。就诊初期，湿热瘀毒明显，虽有气虚兼证，仍以祛瘀解毒，清热化湿为主，待实邪渐去，虚证呈现，以脾虚肾亏为本，故投以健脾益气、滋补肝肾之品，并坚持用清热解毒抗癌中草药如龙蛇羊泉汤、半枝莲、白花蛇舌草、藤梨根、莪术、土茯苓、白头翁等以控制癌瘤的发展，治疗中，贯彻辨证与辨病相结合，扶正与抗癌相结合。扶正治疗以健脾益气补脾肾为主，解毒抗癌则选用清热解毒、理气化湿、祛瘀攻积、燥湿和中等中药。

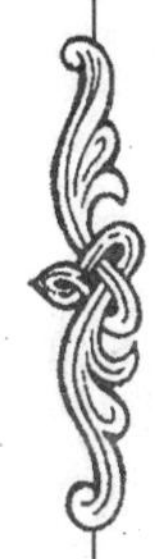

本例经一般调理后，自1987年12月起，根据乏力、纳少、自汗、梦多、便溏、脉细滑无力、舌暗有瘀、苔白微腻等证候，显示气虚血瘀，故守方仍用健脾益气，化瘀解毒法治疗，收到较好的治疗效果。目前无论是病情改变、精神状态、饮食睡眠等均好，享受近乎正常人生活，并仍继续服中药治疗。

3. 乙状结肠腺癌治验

张某，女性，23岁，未婚，医生。患者大便带血一年，近2个月便血增多，大便有凹陷，大便时伴有左下腹及肛门疼痛。1971年3月9日赴某医院就诊，经乙状结肠镜检查："距肛门12厘米9点钟处有3cm×3cm大小，呈菜花状肿块。"取活检病理切片证实为：乙状结肠腺癌。患者坚决拒

绝手术。

1971年4月9日初诊：大便带血，日行3～4次，伴有左下腹及肛门疼痛，脉象小弦，舌苔薄白质淡。证属脾气虚弱，湿毒蕴结下注于肠，气血瘀滞，凝结不通所致。治宜健脾理气，清热解毒，化瘀散结，处方：党参30g、乌梅肉12g、炮山甲12g、生枳实12g、瓜蒌仁30g、白毛藤30g、贯众炭30g、半枝莲30g、凤尾草15g、生山楂15g、八月札15g。水煎，每日1剂，2次分服，并将本方煎剂的1/3（约200ml）保留灌肠，每日1～2次。另吞服天龙粉1.5g，1日3次。治疗后，腹痛及肛痛减，大便减少，每日仅1～2次，已无便血，唯大便仍有凹陷迹。3个月后，于1971年7月27日大便时从肛门内排出一约4cm×3.5cm大小菜花样肿块，经病理切片证实为“乙状结肠息肉样腺癌”。药已显效，仍以原方继续内服及保留灌肠治疗，大便通畅，变粗，无便血。无腹痛及肛门疼痛等症状。治疗5个月，于1971年8月4日行乙状结肠镜检查：“距肛门11cm左右后方，可见0.3cm大小，向肠腔内突出新生物，无出血”。继续中药治疗。无自觉症状，并于1971年10月9日、12月6日及1972年4月10日、1972年7月29日4次乙状结肠镜检查均示：“距肛门11cm左右后方可见原病变部位已被黏膜完全覆盖，无血迹”。以后每半年至1年作乙状结肠镜检查1次，均未见复发和转移迹象。1978年4月27日乙状结肠镜检查示：“肠镜顺利放进15cm，未见原发灶，未见乳头状隆起，可见苍白区，考虑为疤痕”。全身情况佳，大便正常，无自觉症状，治疗迄今已31年余，恢复全天工作已18年，1982年结婚并育一子，获得临床治愈。

讨论：肠癌属于中医“脏毒”“肠蕈”“癥瘕”“下痢”

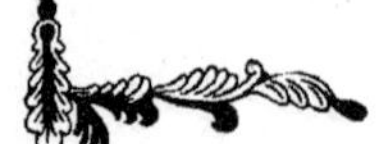

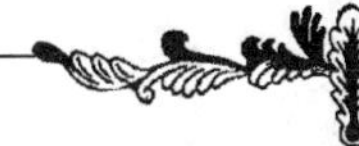

等范畴，肠癌一般又可分湿热下注和脾肾阳虚等型，但临床上虚实夹杂为多见，因脾虚运化失司，湿毒内生，久而蕴热下注肠道，导致局部气血运行不畅，湿毒瘀滞凝结成积，故本方经药理筛选有抗癌或抑癌作用，以健脾扶正、清热解毒、利湿理气的草药为主，采用内服与保留灌肠并用的方法使药物与癌灶直接接触，更好地发挥了药物的治疗作用，从而取得临床治疗的显著效果。

（张培宇　整理）

鼻咽癌

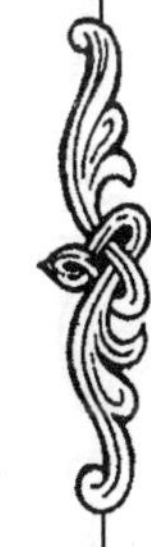

一、概况

鼻咽癌是我国常见的恶性肿瘤之一，发病率以我国的南方较高。如广东、广西、湖南等省。尤其以广东中西部的肇庆、佛山最高，如广州地区及广西东部的梧州地区。肇庆的四会县其发病率男性为25.12/10万，女性8.66/10万，据报道，居住在广东省东部以及操广东方言的男性，其发病率为30～50/10万。而在世界其他地区，鼻咽癌的发病率相对较低，多在1/10万以下，但在华人居住较多的马来西亚、新加坡，中国的台湾、香港地区发病率也较高，另外在北非地区也有较高的发病率。

在性别方面，鼻咽癌又以男性居多，高发年龄在30～50岁，鼻咽癌的死亡率占全国全部恶性肿瘤死亡率

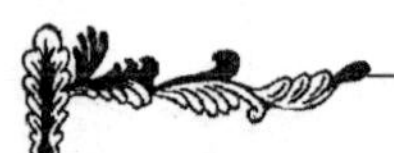

的 2.81%，居第八位。其中男性为 3.11%，占第七位，女性 2.34%，占第九位。

现代医学认为鼻咽癌的发生与多种因素有关。主要有：结合病毒因素及遗传倾向，如我国的南部五省区、香港、台湾地区，非洲北部地区，这些地区人口的饮食习惯是发病的主要因素。他们以腌制的鱼和肉为主，烹制这些食物，产生挥发性硝酸胺，通过蒸气可分布到人鼻咽部黏膜上。

除饮食外，EB 病毒（EBV）也是鼻咽癌发生的致病因素。old 等首先在鼻咽癌患者血清中发现 EB 病毒的抗体，于是关于 EB 病毒的血清学研究迅速发展，并强调了其潜在的致病作用。与发病部位有关的危险因素有 H_2 抗原。Simons 等注意到所谓的新加坡抗原，BW46 与鼻咽癌发病有关，既有 H_2，又有 DW46 抗原的患者发病危险性明显增加。有 B17 抗原者的发病率也增加。

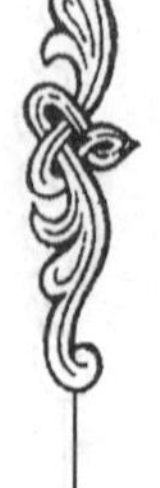

在中医古代文献中没有鼻咽癌的病名，而鼻渊、鼻息肉、控脑砂、鼻痔等病，早在《黄帝内经》中即有论述，以后各代医家又有不同程度的补充和发挥。其主要表现是鼻流浊涕及腥秽血水，脑内作痛，颈部结核，鼻生息肉，状如榴子、樱桃，塞满窍门，艰于呼吸。这些症状与现代医学中鼻咽部恶性肿瘤，如鼻咽癌、鼻咽部恶性肉芽肿等病有近似之处。如《素问》指出："鼻渊者，浊涕下不止也，传为衄、瞑目。"这里的衄和瞑目与鼻咽癌侵犯视神经及侵犯鼻咽部血管造成出血的表现相吻合，明代张景岳在《景岳全书》中说："鼻为肺窍……然其经络所至，专属阳明……其为病则窒塞者，谓之鼽。"明李梴在《医学入门》中说："有流臭黄水者，甚则脑亦作痛，俗名脑砂，有虫蚀脑中。"再如清代邹岳《外科真诠》指出："上石疽生于颈项两旁，形如桃李，

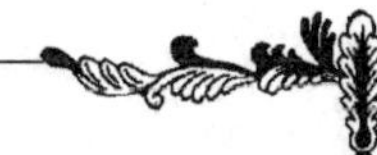

皮色如常，坚硬如石。”这里所指的上石疽与鼻咽癌常发生的颈部淋巴结转移极为相似。

余桂清主任认为鼻咽癌的病因病机多为肺热内盛，肝胆毒热痰火互结所造成。究其根本不外乎正气虚于内，毒邪乘虚内侵，从而导致脏腑功能失调，痰热瘀毒结于鼻腔阻塞经络，日久则最终形成癌肿。本病病位在鼻咽，与肺、肝、胆等失调密切相关，属本虚标实之证。

鼻咽癌治疗方法包括放射治疗、外科手术治疗及化学药物治疗，还有免疫治疗和中医中药治疗。鼻咽癌对放射线有中度敏感性，因此放射治疗是所有鼻咽癌的标准治疗措施。而现代影像技术的进步如 CT 和 MRI 的相继问世大大改善了鼻咽癌的放射治疗效果。鼻咽癌原发灶和颈淋巴结引流区必须包括在照射野内。各期鼻咽癌放射治疗的 5 年生存率为 50% 左右，对局部复发的鼻咽癌患者还可做第二次放疗，如能适当选择患者，这种治疗方法是有效的，Wang 已证明了再次高剂量放疗可获得较好的效果，放射量≥ 60GY 的患者 5 年生存率为 45%，而剂量 <50GY 的患者无 5 年生存。放疗 2 年后复发的患者，再次放疗 5 年生存率可达 66%，而放疗 2 年内复发的患者再次放疗，5 年生存率仅 13%，对于中晚期患者化学治疗也有一定的近期疗效，有效率可达 80% 以上，近年来动脉插管灌注化疗也已应用于鼻咽癌的治疗中，主要适用于上行型以侵犯颅底为主的病例。手术治疗因不能保证充足地切除边缘，因此较少采用。中医中药可起到对放化疗增效减毒的作用，特别是扶正培本治疗可提高病人机体的免疫功能，对抗或减轻放疗和化疗的毒副作用，改善生存质量，提高生存率。近年来生物免疫制剂如白芥素 - Ⅱ和干扰素也应用到鼻咽癌的治疗，以增加患者机体的抵抗力。

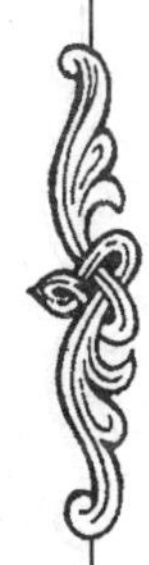

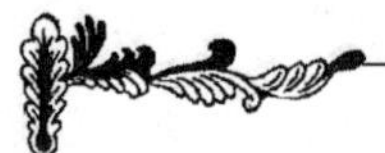

二、中医药治疗

（一）辨证论治

余桂清主任治疗鼻咽癌十分强调在望、闻、问、切的基础上进行辨证论治，他十分赞同1987年湖南郴州鼻咽癌全国会议上对鼻咽癌进行的中医统一辨证分型（共为六型），其中未经放化疗的单纯中医药治疗的患者分为以下三型：

1. 肺热型，亦称痰浊凝聚型

症状：涕血，微咳或鼻塞，口苦咽干，痰多胸闷，舌质腻或有齿痕，舌苔黄或厚腻，脉弦滑。

治法：除痰散结，清热解毒

方药：清气化痰丸加减

半夏9g　胆星6g　瓜蒌9g　杏仁9g　陈皮9g　枳实9g　苍耳子9g　黄芩9g　山慈菇9g　石上柏9g　浙贝母9g　鸡内金9g　白茅根30g

加减化裁，若涕血较重，加仙鹤草15g，茜草9g，藕节炭9g，加强凉血止血功效；若脾热津伤，口苦咽干较重，加知母9g，沙参15g，麦冬9g，加强润肺生津清热的功效；若鼻塞重者，加辛夷花6g，白芷10g，防风6g，以通利鼻窍；若痰多胸闷较重，加苏子9g，炒莱菔子12g，白芥子6g，加强化痰，散结的功效；若肿瘤处在进展期，则重用抗癌中药的用量，加白英15g，白花蛇舌草15g，夏枯草15g，以加强清热解毒抗癌的功效。

2. 气阴型：亦称气血凝结（以颈淋巴肿大为主，相当于下行型或上下行型）。

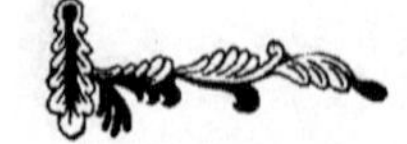

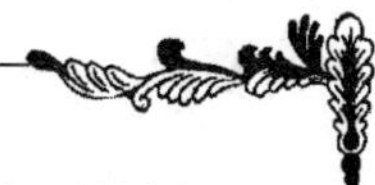

症状：颈部肿块、耳鸣、耳聋，精神抑郁，烦躁易怒，胸胁胀闷，口苦咽干，鼻涕带血，舌质红或暗红或有瘀斑，舌苔白或黄，脉弦细。

治法：软坚散结，疏肝解郁，清热泻火

方药：丹栀逍遥散加减

丹参 15g　山栀 9g　赤芍 15g　当归 9g　黄芪 15g　白术 9g　生甘草 6g　柴胡 6g　夏枯草 15g　苍耳子 9g　龙胆草 9g　蚤休 9g　浙贝母 15g　玄参 15g　郁金 9g　炙山甲 9g

加减化裁：

若患者颈部肿块巨大，坚硬，加山慈菇 10g，白英 15g，以增加方药中软坚散结的作用；若患者烦躁易怒，胸胁胀闷，加石菖蒲 6g，荷梗 10g，黄芩 9g，以增加宽胸舒肝理气的作用；若患者舌质暗红有瘀斑伴颈部疼痛，加白芍 15g，元胡 10g，莪术 9g，以增加活血化瘀止痛的作用；若患者耳鸣，耳聋为重，加生磁石 15g，黄芩 9g，以加强清肝利胆作用；若患者在短期内肿块增加迅速，加白花蛇舌草 15g，白僵蚕 15g，白英 15g，以加强抗癌作用。

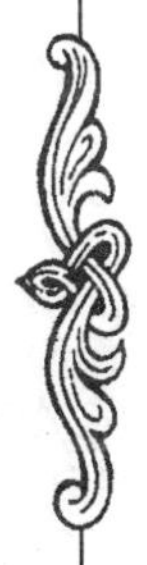

3. 血热型：亦称火热内困型（以颅神经损害为主，相当于上行型或上下行型）。

症状：头痛剧烈，视物模糊，口苦咽干，痰涕带血较多，污秽腥臭，咳嗽痰黄，耳鸣耳聋，心烦不寐，大便干结，小便黄少，舌质红，苔黄或黄腻脉弦数。

治法：泻火解毒，通窍散结

方药：三黄汤加减

黄芩 9g　黄连 6g　生大黄 3g　生山栀 6g　生地 9g　赤芍 12g　仙鹤草 15g　白茅根 15g　大贝母 15g　白僵蚕 12g　石上柏 9g　川芎 9g　全蝎 4g　蜈蚣二条　半夏 9g　南星

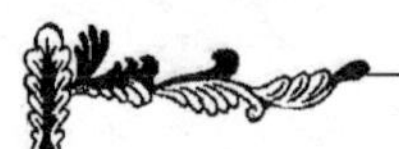

6g　内金 10g　生芪 30g

加减化裁：

若患者热重伴口干舌燥，咽喉肿痛，大便干结，舌质红有裂纹，苔燥脉弦数，加玄参 15g，知母 10g，生石膏（先下）30g，牛蒡子 10g；若患者鼻腔分泌物多且污秽腥臭加野菊花 15g，半枝莲 15g，公英 15g；若患者头痛，头晕，鼻塞，耳鸣，加蔓荆子 10g，白芷 10g，天麻 10g，生磁石（先下）15g；若患者颈部肿块迅速增大，质地坚硬，舌质暗红有瘀斑加莪术 10g，夏枯草 15g，白英 15g，山慈菇 10g。

（二）晚期治则

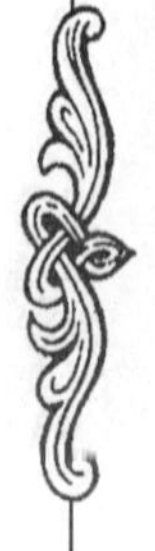

余桂清主任在临床及科研工作中十分重视中医扶正培本治则的运用和研究，余桂清主任认为癌瘤在人体内的发生和发展与人体的正气有着密切的关系，即《内经》所云："正气内存，邪不可干。"又说："邪之所凑，其气必虚。"扶正培本疗法对晚期病人虽然不能达到根治肿瘤的目的，但可以改善症状，提高生存质量，提高免疫功能，延长生存时间。在中医治疗恶性肿瘤的过程中，根据不同病种，不同年龄，不同体质条件，不同病期，有时扶正与祛邪，攻与补同时应用，因为癌症早期，肿瘤尚小，症状和体征不明显，但从病人病机分析已是虚在其中；到癌症中期，病人气血衰弱已较明显，但同时亦存在不同程度的邪实，因此扶正与祛邪并用者居多，中医称之为攻补兼施；晚期癌症，病人病情明显恶化，癌细胞已扩散到全身（包括肝、肺、骨、脑等）重要脏器和组织，气、血、阴、阳处在衰竭状态，此时中医中药治疗主要以扶正为主，重用人参，黄芪等大补元气。在晚期鼻咽癌的治疗过程中，余桂清主任主要采用益气养阴和健脾益肾两种重要治疗法则。

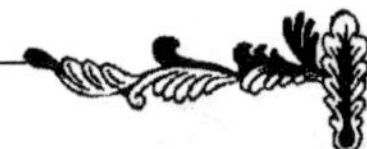

1. 气阴双亏

症状：鼻咽癌晚期，五心烦热，口干舌燥（以夜间为主），口渴喜饮，自汗盗汗，午后低热，大便干燥，全身乏力，气短懒言，舌红少苔，脉细数。

治法：益气养阴，清热通便

方药：六味地黄丸及生脉散加减

生地 9g　山药 9g　山萸肉 9g　丹皮 9g　云苓 15g　泽泻 9g　西洋参 6g（或太子参 15g）　五味子 10g　麦冬 10g　生黄芪 30g　知母 10g　黄芩 10g　麻仁 10g　瓜蒌仁 15g　白花蛇舌草 15g

加减化裁：

阴虚盗汗较多者，加女贞子 15g，枸杞子 15g，五味子 15g，生鳖甲 10g；气虚多者，加生晒参 10g，白术 10g，生甘草 10g；午后发烧，五心烦热者，加青蒿 30g，生鳖甲 10g，银柴胡 10g；大便干结者，加生大黄 6g，山栀 6g，肉苁蓉 15g，玄参 15g；口渴喜饮者，加天花粉 10g，沙参 15g，芦根 15g。

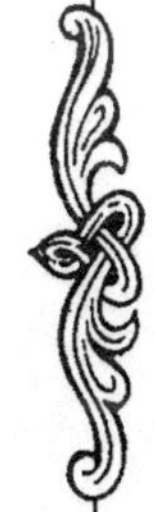

2. 脾肾两虚

症状：面色皖白无华，四肢怕冷，腰疼乏力，气短自汗，大便溏泻，舌体胖有齿痕，舌质淡，苔白或白腻，脉沉细。

治法：健脾益肾，扶正固本

方药：健脾益肾

党参 10g　白术 9g　枸杞子 15g　女贞子 15g　菟丝子 9g　补骨脂 10g

加减化裁：

若患者偏于脾虚，乏力懒言，气短自汗，面色皖白，四

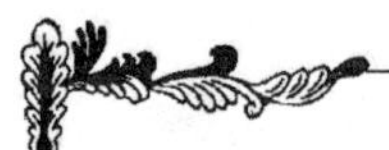

肢怕冷，大便溏泄等，加黄芪 30g，云苓 15g，人参 6g，焦苡仁 15g，加重健脾补肾之功效。若患者偏于肾虚，腰痛，畏冷怕寒，舌体胖，脉沉细无力，加仙灵脾 15g，仙茅 10g，山药 10g，山萸肉 10g，杜仲 10g，以加重益肾之功效。

三、中西医结合治疗

（一）鼻咽癌的放射治疗

1. 放射治疗原则

鼻咽癌发病部位隐蔽，且管道狭小，四周多有重要血管和神经，且大多数鼻咽癌属低分化和未分化癌，对放射线相对敏感，因此放射治疗是所有鼻咽癌的标准治疗措施，手术不能保证充足的切除肿瘤边缘，故很少采用。首次放射治疗应首选体外放疗，必要时配合腔内照射治疗。照射源应选择高能 X 线或 γ 线。照射野应包括肿瘤原发病灶及有可能侵及的颅底和颈淋巴结引流区。应用多野、调整入射角度等技术，尽可能保护正常组织。

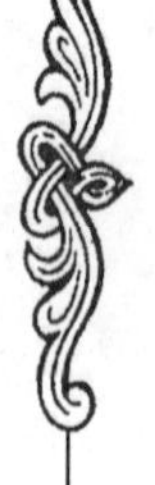

2. 放射治疗适应症及禁忌证

（1）根治性放射治疗适应证

患者一般情况较好，karanofski 分级在 60 分以上，无颅底骨破坏或颅内侵犯，颈部淋巴结转移未达锁骨上窝，淋巴结直径 8cm 及无远处器官转移，肝、肾功能正常，红细胞 3.5×10^{12}/L 以上，白细胞 3.5×10^{9}/L 以上。CT 或 MRI 显示鼻咽旁无或仅有轻中度浸润者。

（2）姑息性放射治疗适应证

患者身体状态中等，广泛颅底骨质破坏（包括眼球突出，失明），多组颅神经侵犯者；CT 或 MRI 片显示鼻咽旁

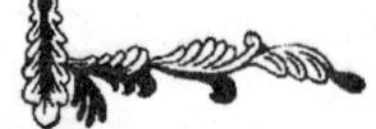

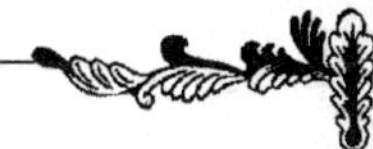

有巨大肿瘤浸润者；颈部淋巴结直径大于8cm，固定或达锁骨上窝者；有局限的远处转移者。

（3）鼻咽癌放射治疗禁忌症

患者一般情况差，有恶液质，肿瘤广泛性多发性远处转移，白细胞下降，同一部位多程放疗病灶未控或复发，合并明显的放射治疗后遗症及其他严重疾病（如严重感染）未控制者。

3. 放疗时间和剂量

放疗的总剂量与鼻咽癌的病理类型，分化程度，肿瘤大小，放疗目的及放疗中肿瘤消退情况有关。应用^{60}Co或高能X线照射时，根治量一般在70GY7~8周，预防剂量为50GY/5周左右。姑息剂量为30~50GY。常规分割剂量为10GY/5次/周。连续照射累积至总剂量。若放疗中肿瘤消退不满意可在40~50GY/后改为大剂量少分割照射，如9GY/3次/每周或8GY/2次/每周，但正常组织损伤及放疗后遗症加重，应慎用。

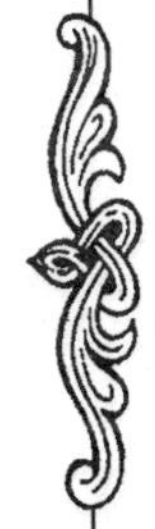

4. 放射治疗注意事项

（1）放疗前注意事项

患者首先要对放射引起的毒副反应有足够的心理准备，为了给近2个月左右的放疗打下牢固的基础，要有计划加强营养，多吃水果蔬菜，保持大便通畅，注意戒烟戒酒，鼻咽部放疗常会有口干，牙龈萎缩，牙周过敏，严重者会出现放射性龋齿，放射性软骨坏死等后遗症，因此在放疗前要拔去残根龋齿，待创面愈合后再治疗，并应及时治疗口腔疾病，建议使用双氟牙膏，每日刷牙漱口。

（2）放疗中注意事项

首先要加强营养，注意休息，忌食辛辣刺激性食物，保

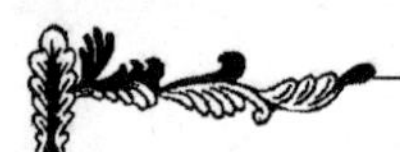

持口腔清洁卫生，可用0.2%洗必太液漱口以防治放射性口腔炎，也可用红花，野菊花，甘草，薄荷泡水饮用；注意保护照射野皮肤勿受理化刺激；避免阳光暴晒，勿用过热或过冷水淋浴，忌搔抓，颈部照射者最好将皮肤裸露或用柔绸环绕，以免擦伤，每周检查一次血象（以白细胞为主），如白血球下降明显应及时使用升白药物。

（3）放疗后注意事项

患者要定期检查，密切注意放疗后有无复发、转移和放疗后遗症，继续保持口腔卫生，早晚冲洗鼻咽部各一次，经常用淡盐水漱口，使用含氟牙膏，预防龋齿及牙周炎；放疗后一年内忌拔牙，放疗半年后方可作齿龈修复，注意保护放射野皮肤，免受一切理化刺激；可外用1%冰片滑石粉，冬季不用含脂油膏滋润皮肤。颈部照射后容易受硬领毛领摩擦，可用柔软皮料进行皮肤保护，饮食上要多吃既有营养又易于消化的食品，切忌偏食，放疗后，每日要进行张口锻炼，育龄妇女应避孕2 ~ 3年。

（二）放疗期间中医减毒治疗

鼻咽部神经及黏膜组织丰富，包括鼻黏膜，咽部及口腔黏膜，牙龈及耳神经，放射线是一种热性杀伤剂，热能生火，常可灼伤津液，使唾液受损，口、咽部黏膜受伤，破坏牙龈及耳神经，出现口干舌燥及吞咽困难，牙齿松动，耳鸣，纳差，便干等毒副反应，在临床上余桂清主任根据放射治疗的不同阶段及临床不同症状，将鼻咽癌放疗毒副反应按中医辨证分为以下四型。

1. 脾胃阴伤型

症状：口干咽燥，口渴喜冷饮，咳嗽痰少，咽喉肿痛，大便干结，小便短少，舌质红苔燥，脉细数。

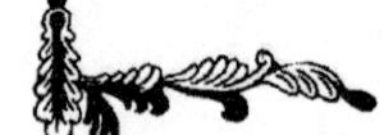

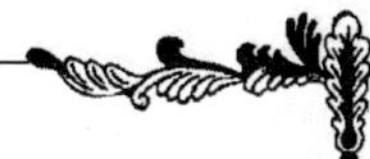

治法：润肺养胃，利咽清热

方药：沙参麦冬汤加减

南北沙参各15g　天麦冬各9g　玄参15g　知母9g　生地9g　花粉9g　山豆根6g　射干9g　胖大海3g　半枝莲15g　赤芍9g

加减化裁：

口渴者加生石膏（先下）20g，咳嗽痰不易咯出者加川贝母12g，咽喉肿痛者加野菊花15g，牛蒡子9g，大便干结者加生大黄5g，头痛者加全蝎4g，蔓荆子9g，鼻流浊涕者加桂枝9g，白芷6g，鼻塞不通者加防风6g，辛夷花6g。

2. 湿热中阻型

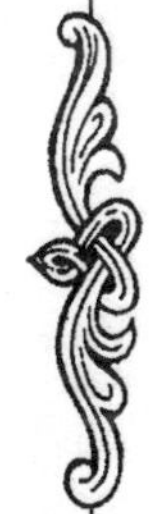

症状：胃呆，纳差，口干苦，恶心，呕吐，胸闷腹胀，舌红苔黄腻，脉滑或弦滑。

治法：清热利湿，健脾和胃

方药：连朴饮加减

川黄连9g　川厚朴9g　法半夏9g　山豆根6g　芦根15g　石菖蒲6g　生苡仁15g　苍术9g　佩兰9g　佛手9g　竹茹9g　生谷芽12g　生麦芽12g

加减化裁：

厌食纳差加神曲15g，内金10g，口苦咽干加黄芩9g，麦冬9g，恶心呕吐加生姜6g，鼻塞不通加辛夷花6g，胸闷加荷梗10g，郁金10g。

3. 脾肾阴亏型

症状：五心烦热，潮热盗汗，腰膝酸软，口燥咽干，耳鸣耳聋，头晕目眩，声音嘶哑，舌红有裂纹，苔少脉沉细。

治法：滋养脾肾

方药：麦味地黄汤加减

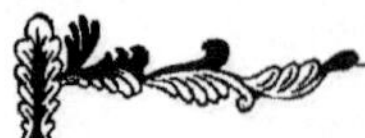

西洋参 9g　北沙参 15g　茯苓 15g　生地 10g　山药 9g　麦冬 10g　女贞子 15g　泽泻 12g　山萸肉 10g　五味子 10g　蝉衣 6g

加减化裁：

午后潮热者加青蒿 30g，生鳖甲 10g，丹皮 10g，知母 10g，头晕目眩者加半夏 10g，白术 10g，天麻 10g，耳鸣耳聋者加龙胆草 10g，山栀 6g，黄芩 10g，生磁石 15g，腰膝酸软者加杜仲 10g，寄生 10g，熟地 10g。

4. 痰热蕴结型

症状：鼻塞不通，鼻流腥臭浊涕，颈部淋巴结肿大，口干口黏，舌体胖大，苔黄而腻，脉弦滑或弦数。

治法：清热化痰，软坚散结

方药：清金化痰汤加减

白僵蚕 10g　瓜蒌仁 10g　橘红 10g　胆南星 6g　黄芩 9g　桔梗 6g　麦冬 10g　茯苓 15g　白英 10g　白花蛇舌草 15g　生甘草 6g　生苡仁 15g

加减化裁：

鼻塞不通加辛夷花 6g，鼻流腥臭分泌物加白芷 10g，防风 6g，口黏、苔黄腻、口干不喜饮水加佩兰 10g，猪苓 15g。

（三）鼻咽癌的化学治疗

1. 化学治疗适应症

原则上凡不适用放射治疗的晚期鼻咽癌或放射治疗后复发转移的鼻咽癌患者都可考虑选择全身化学治疗，但 Karnofski 分级在 60 分以下的病人不提倡采用化学治疗。

2. 化学方案简介

① PE 方案（PDD+5－FU）

PDD 40mg　　静注　　第 1 ~ 3 日（含水化）

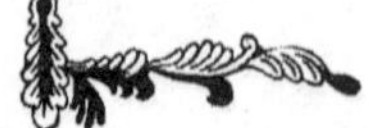

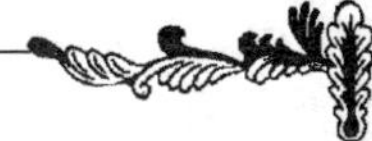

5－FU 500mg　　静注　　第 4 ～ 8 日

21 ～ 28 天为一个周期，可连用 2 个周期。

② PFB 方案（PDD＋5－FU＋BLM）

PDD 100mg　　静注　　第一日（含水化）

5－FU 500mg　　静注　　第 1 ～ 5 日

BLM 20mg　　静注　　第 1 日及第 5 日

21 ～ 28 日为一周期，可连用 2 个周期。

③ PMB 方案（PDD＋MTX＋BLM）

PDD 100mg　　静注　　第 1 日（含水化）

BLM 20mg　　静注　　第 1 日及第 5 日

MTX 40mg　　静注　　第 1 日

21 ～ 28 日为一周期，可连用 2 个周期。

（四）化疗期间的中医减毒治疗

余桂清主任在临床治疗中很重视鼻咽癌化疗期间的中药扶助治疗，提倡采用升血、养胃疗法以协助病人顺利完成全部疗程。下面是余主任比较常用的中医治法和方案。

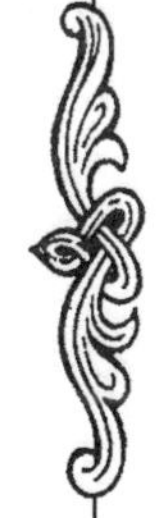

1. 血象下降，骨髓抑制的预防和治疗

症状：身倦乏力，面色苍白，心悸，气短，毛发脱落，舌质淡，苔薄白，脉细弱。

中医辨证：气血双亏

治法：补气生血

方药：四君子汤及当归黄芪汤加减

黄芪 30g，白术 9g，茯苓 9g，生甘草 6g，大枣 6g，太子参 15g，当归 10g，阿胶 10g，鸡血藤 30g，首乌 10g，紫河车 10g，神曲 10g

2. 胃肠道反应的预防和治疗

症状：恶心呕吐，呃逆心烦，纳差，舌质红，苔薄白，

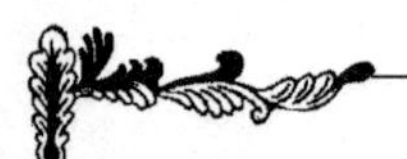

脉弦滑。

中医辨证：脾胃虚弱

治法：健脾和胃，降逆止呕

方药：旋覆代赭汤加减

太子参 15g，白术 10g，当归 10g，黄芪 30g，法半夏 10g，竹茹 10g，黄芩 10g，生姜 6g，生代赭石（先下）15g，旋覆花 10g，生麦芽 10g。

四、单验方

1. 鼻咽癌 1 号方

莪术 15g，山慈菇 10g，生南星 6g，山豆根 10g，生半夏 6g，夏枯草 10g，薄荷 6g，半枝莲 10g

主要应用于颈部淋巴结转移者（注意煎药时间要长一点）

2. 鼻咽癌 2 号方

云苓 15g，木通 6g，桃仁 10g，川芎 10g，赤芍 10g，连翘 10g，枳实 10g，泽泻 10g，柴胡 10g，黄芩 10g，当归 10g，桂枝 10g，甘草 6g。

主要应用于鼻咽部肿块明显的病人。

3. 鼻咽癌 3 号方

钩藤 12g，蜈蚣 3 条，蜂房 3g，莪术 10g，山慈菇 10g，半枝莲 15g，桑寄生 15g，全蝎 4g

主要应用于有颅骨浸润的鼻咽癌病人。

4. 鼻咽癌 4 号方

川楝子 9g，石菖蒲 9g，白芍 12g，元参 12g，瓜蒌 15g，生牡蛎 30g，夏枯草 30g，皂刺 15g

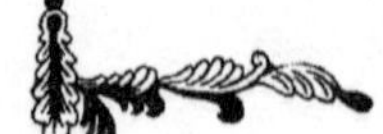

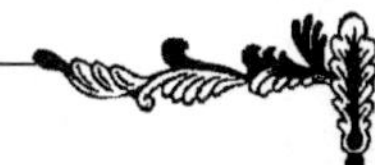

主要应用于淋巴结转移较明显的鼻咽癌病人。

5. 鼻咽癌5号方

辛夷花6g，白芷10g，防风6g，桂枝10g，生甘草6g，生苡仁15g，白僵蚕15g，白花蛇舌草15g，仙鹤草15g

主要应用于口腔分泌物多且伴鼻塞的病人。

6. 鼻咽癌6号方

夏枯草15g，海藻10g，白花蛇舌草15g，公英15g，内金10g，黄芩10g，苍耳子10g，神曲20g，辛夷花6g

可应用各期鼻咽癌。

7. 蜣螂9g，苍耳草15g，鱼脑石15g，铁树叶30g，蚤休15g，莪术10g，皂刺10g

可应用于各期鼻咽癌。

8. 全蝎4g，蜈蚣3条，地龙10g，炮山甲10g，土鳖虫6g。

适用于鼻咽癌气滞血瘀病人。

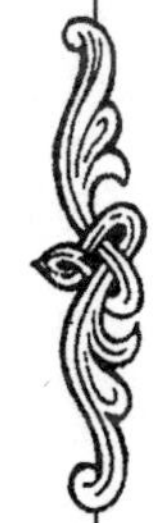

9. 西黄解毒胶囊，3粒（0. 75g），1日二次，连服三个月为一疗程。中国中医研究院广安门医院院内制剂。

可应用于各期鼻咽癌病人。

10. 软坚消瘤片：4片（1.2g），每日三次，中国中医研究院广安门医院院内制剂。

可适用于各期鼻咽癌病人。

五、医案精选

1. 刘某，男性，38岁。

患者1985年7月10日初诊，左侧颈部一蛋黄大小肿块，生长迅速，伴鼻流带血浊涕一个月，经北京某医院行左颈部

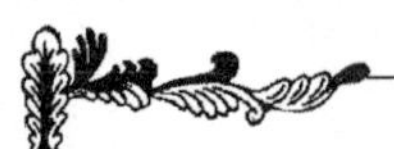

淋巴结活检，病理为转移性低分化鳞癌，再行 CT、MRI 等检查确诊为鼻咽癌，即在该院行鼻咽部及双侧颈部放射治疗，治疗 20 天后患者出现口干舌燥，咽干痛，口腔多处溃疡，饮食困难，苦不堪言，于 8 月 1 日来中医研究院广安门医院请余桂清主任诊治，查体左颈部肿块 2cm×2.5cm，舌质红有裂纹，苔燥无津，脉细数。

中医辨证：火毒内盛，耗伤阴津

治法：润肺养胃，利咽清热

方药：沙参麦冬汤加减

南北沙参各 15g，天麦冬各 10g，玄参 15g，知母 10g，生地 10g，花粉 10g，生石膏 45g，山豆根 6g，射干 10g，半枝莲 15g，牛蒡子 10g，生麦芽 20g。每日一剂，水煎分早晚二次服。用药 2 周后上述诸症均有好转，进食顺利，口干，舌燥，咽痛等明显减轻，即在上方基础上去掉生石膏，牛蒡子，生麦芽，加生黄芪 30g，石上柏 15g，马勃 10g，连续服药二个月，患者顺利完成放射治疗，左颈部淋巴结消失，经 CT 检查鼻咽癌肿块完全消失，继续在我院门诊经余桂清主任巩固治疗半年，随诊十年未见复发和转移，恢复正常工作至今。

2. 陈某，男性，43 岁。

患者 1991 年因咳嗽耳鸣、耳聋，进而发现双颈部肿块，生长迅速，伴精神抑郁，烦躁易怒，胸胁胀满，口苦，咽干，鼻流清涕等并发症，即到北京某医院全面检查，胸片发现双肺多发小结节，鼻咽部肿瘤，颈淋巴结活检病理为转移性未分化癌，即在该院进行姑息性放射治疗，原发肿块及颈部淋巴结均有不同程度缩小，但因体质较差白细胞下降等原因中止化疗，找余桂清主任服中药。

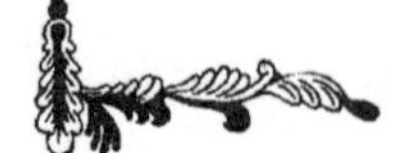

查体，右颈部肿块 3cm×4cm，左颈部肿块 3cm×5cm，舌质暗红有斑，苔黄腻，脉弦细。

中医辨证：肝郁气滞，癌毒内结

治法：疏肝解郁，软坚散结

方药：丹栀逍遥散加减

丹参 15g，山栀 10g，当归 10g，白术 10g，白芍 12g，柴胡 6g，夏枯草 15g，苍耳子 10g，龙胆草 10g，浙贝母 15g，玄参 15g，郁金 10g，炮山甲 10g，黄芩 10g

患者连续服药半个月，癌肿缓解，精神明显改善，饮食增加，在上方基础上去龙胆草加莪术 10g，皂刺 10g，生麦芽 15g，神曲 15g，长期服用。半年后复查鼻咽部肿块及双颈转移淋巴结均有一定缩小，病人行走自如，饮食、睡眠，均恢复正常，并可参加力所能及的家务劳动。

（张宗岐　整理）

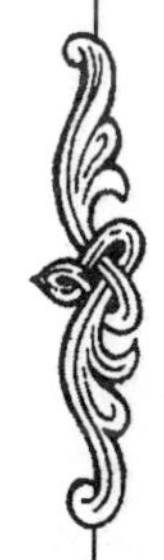

胰腺癌

一、概况

胰腺癌在消化道恶性肿瘤中较少见，其发病率占全身各种恶性肿瘤的 1% ~ 2%，占消化道肿瘤的 8% ~ 10%，排在消化道恶性肿瘤的第 4 位。世界上各国胰腺癌的发病率差异很大，并有种族倾向性，饮食和环境在发病中起一定作用。其高危因素包括年龄、性别、吸烟和饮酒等。其行业相

关包括化工、干洗业、核燃料等。胰腺癌的发病率近年来呈上升趋势，慢性胰腺炎、胆石症与胰腺癌的发病呈相关性，美国报道胰腺癌的发病率40年来已增加了3倍，占肿瘤死亡患者总数的第4位。仅次于肺、大肠和乳腺癌。国内上海地区胰腺癌占恶性肿瘤的第5位。其死亡率增加了3.5倍。北京7所医院354例胰腺癌分析结果显示，胰腺癌多发于中老年。年龄40～70岁者占全部病例的80%，而1/3的患者发病年龄在51～60岁。男女比例为1.7∶1。胰腺癌是肿瘤中死亡率较高的肿瘤之一。

中医对胰腺癌的认识见于汉·华佗《难经·五十六难》，“心之积，名曰伏梁，起脐上，大如臂，上至心下，久不愈，令人病烦心”。说明病变的位置与现代解剖学胰腺的位置相符，其症状在清代林开燧《活人录汇编》中有描述。“心之积为伏梁……乃胆中之气积累而成耳，苟因心境不畅，情志郁结，气逆胆中……，久则形容憔悴，饮食日减，食亦无味，虚寒晨热……。”与胰腺癌症状相似，即胰腺癌的中医病名统称为“伏梁”。

胰腺癌的有效治疗方法首选手术切除。同时姑息性手术切除、化学药物治疗、放射治疗也是重要的治疗手段。近年来的动脉介入治疗也取得一定疗效。而中医药对胰腺癌的治疗应用越来越广泛。是肿瘤综合治疗中不可缺少的方法之一。是晚期胰腺癌的主要治疗方法。

胰腺癌早期多无明显症状，或仅出现某些非特异症状，无特异性的诊断方法，多数病例诊断时已属晚期。近年来CT、MRI的应用及癌胚抗原CEA、CA199的检测，使诊断率大为提高。就手术而言，胰头癌较胰体及胰尾部切除机会大。胰腺癌的外科切除率为5%～15%，国内报道为

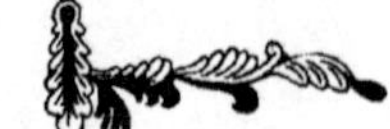

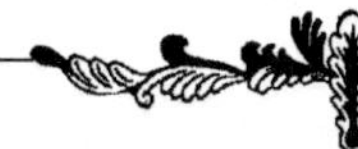

9.8% ~ 26.7%。术后五年生存率为 0 ~ 18.2%。胰腺癌的中位生存期 6 ~ 8 个月。胰腺癌属放射不敏感肿瘤，晚期病例约占 40%，可进行局部放疗，疗后 30% ~ 50% 可缓解疼痛。在一定程度上抑制肿瘤发展。

胰腺癌对化疗敏感性差，不少药物的近期有效率在 10% 以下，联合化疗能提高疗效，其常用的化疗方案有 DDP、5-FU、CF。近年来新的药物如奥沙利铂，健择，泰素均应用于胰腺癌的化疗，使疗效有进一步提高，近 10 年来动脉插管介入局部化疗，在临床应用中也取得了较好的疗效。

中医药对晚期胰腺瘤的治疗近年来有较大发展，尤其是扶正培本原则的建立，更加体现中医对肿瘤的治疗。近年来抗癌中药的不断研制及应用如中药榄香烯注射液，华蟾素等，均取得一定疗效。有止痛，抑制肿瘤生长的作用。扶正培本中药在晚期胰腺癌中应用能明显改善生存质量，延长生存期，减轻痛苦。与放射治疗及化疗合用可起到减毒、增效的作用。

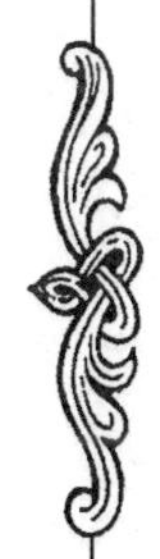

二、中医药治疗

胰腺癌属中医“伏梁”范畴，余桂清主任医师根据 40 年的临床经验认为，胰腺癌病因多为情志失调，饮食不节等因素长期为患，以致肝郁脾虚，湿热蕴蒸，瘀毒内阻而成本病。晚期引起肾气亏损，气血阴液不足。病位多在肝、胆、脾、胃。早期以实邪为主，中晚期多以虚证多见。在治疗原则上主张扶正培本，佐以攻邪。尤其是健脾补肾的运用，强调补先天，调养后天的学术思想。并根据胰腺癌的发展，病变规律，总结出中医治疗方法。在辨证分治的基础上，灵活

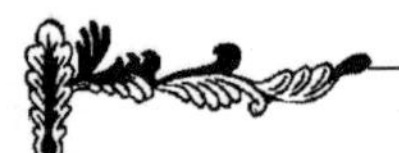

运用。

1. 肝郁脾虚型

症状：上腹隐痛，或胁肋痛，可为持续性或间歇性钝痛或胀痛，或上腹闷胀不适，倦怠乏力，纳呆食少，时有恶心。有时上腹部触及肿块。舌质淡红，苔薄白，脉弦细。

治法：疏肝健脾，软坚散结

方药：逍遥散加减

柴胡 9g，当归 12g，茯苓 12g，白术 12g，枳壳 12g，香附 12g，生黄芪 18g，莪术 9g，姜半夏 9g，陈皮 12g，郁金 12g，元胡 10g，太子参 20g

乏力重者加党参 30g，怀山药 15g，有午后低热者加丹皮 12g，青蒿 10g，疼痛重者加乌药 9g，厚朴 10g，食欲不振者加焦三仙 30g，内金 9g。

2. 湿热蕴阻型

症状：面目发黄，腹胀满疼痛，胸闷热，心烦，不思饮食，厌油腻，恶心欲吐，口苦咽干，消瘦乏力，大便秘结，尿黄，舌质红，苔黄腻，脉弦滑。

治法：清热利湿，解毒退黄

方药：龙胆泻肝汤加减

龙胆草 9g，柴胡 9g，车前子 12g，金钱草 12g，茵陈 30g，虎杖 12g，泽泻 12g，半边莲 30g，龙葵 15g，蛇莓 15g，蜀羊泉 15g，神曲 15g

伴腹水者加大腹皮 15g，葶苈子 12g，大枣 5 枚，黄芪 18g，大便干结者加熟大黄 15g，枳实 9g，腹痛明显者加威灵仙 12g，元胡 12g，木香 10g，厚朴 10g，八月札 10g。口苦患者加山栀子 15g，半夏 10g，玉竹 15g。

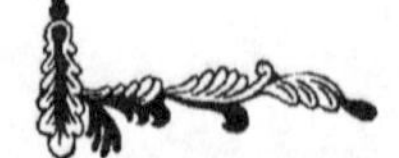

3. 瘀毒内结型

症状：上腹部剧痛，常呈现束腰带样疼痛，串及胁肋腰背部，拒按，腹部包块坚硬，按之不动，身目俱黄，全身乏力，消瘦明显，低热，小便黄，舌质红有瘀点，或青紫，苔薄白或黄，脉弦细。

治法：活血化瘀，扶正抗癌

方药：膈下逐瘀汤加减

桃仁 12g，红花 9g，川芎 12g，生地 30g，赤白芍各 15g，川牛膝 12g，夏枯草 15g，枳实 9g，茵陈 30g，炙山甲 9g，白花蛇舌草 30g，半枝莲 15g，太子参 30g，枸杞子 20g，女贞子 15g，生黄芪 30g，怀山药 20g。

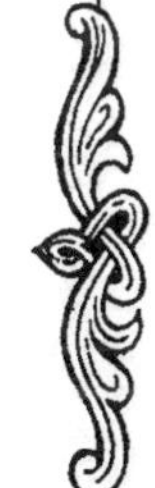

疼痛患者加木香 10g，八月札 10g，凌霄花 10g；低热不退者加地骨皮 10g，白薇 10g，浮小麦 30g，玉竹 15g；黄疸患者加虎杖 15g，山栀子 15g；便秘者加熟大黄 10g，玄参 15g。

4. 气血亏损型

症状：全身消瘦，神疲乏力，倦卧懒动，心慌气短，头晕，动则汗出，腹部胀痛，面色晄白或黧黑，肌肤早错，食欲不振，或恶心欲吐，大便干，尿少黄，舌质淡，少苔，脉细无力。

治法：益气补血，扶正培本

方药：八珍汤加味

太子参 30g，白术 15g，茯苓 15g，生黄芪 30g，当归 12g，熟地 30g，鸡血藤 30g，枸杞子 20g，菟丝子 15g，女贞子 20g，怀山药 30g，焦三仙各 15g，元胡 10g，夏枯草 15g，川芎 15g，阿胶 30g（烊化）。

气短乏力中气下陷者加升麻 15g，柴胡 10g，尿黄者加

茵陈 15g，心烦闷者加郁金 15g，丹参 15g，夜寝不安者加酸枣仁 15g，元胡 15g，夜交藤 15g。

5. 气阴两虚型

症状：全身乏力，形体消瘦，长期低热不退，口干，腹胀如鼓，或恶心，进食后常呕吐，大便干，尿少，舌质红或绛，无苔，脉细弱。

治法：滋阴清热，健脾益气

方药：沙参麦冬汤加味

沙参 30g，麦冬 20g，太子参 30g，玉竹 15g，石斛 15g，丹皮 15g，生地 30g，女贞子 15g，旱莲草 15g，枸杞子 15g，菟丝子 15g，怀山药 15g，玄参 15g，五味子 15g，黄芪 30g

腹胀患者加大腹皮 10g，木香 10g，恶心，呕吐者加旋覆花 10g，代赭石 10g，大便秘结者加麻仁 15g，熟大黄 10g，低热者加地骨皮 10g，青蒿 10g，白薇 10g，浮小麦 30g。

6. 肝肾阴虚型

症状：面色无华，形体消瘦，腰膝酸软，头晕眼花，腹部肿块坚硬，或青筋暴露，纳差欲呕，口渴欲饮，或下肢浮肿，舌淡干、苔黄，脉细无力。

治法：滋补肝肾，扶正培本

方药：一贯煎加味

生地 30g，沙参 15g，当归 15g，麦冬 15g，枸杞子 15g，菟丝子 15g，怀山药 15g，熟地 30g，鸡血藤 15g，续断 15g，牛膝 15g，玉竹 15g，玄参 15g，五味子 10g，党参 30g

午后潮热者加地骨皮 15g，黄精 15g，旱莲草 15g，下肢浮肿患者加桂枝 10g，莪术 10g，茯苓 30g，猪苓 30g，纳差者加麦芽 30g，谷芽 30g，内金 10g。

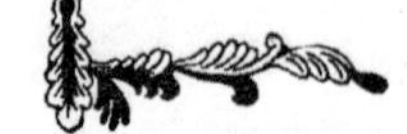

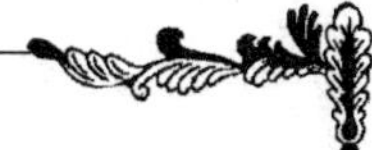

余桂清主任医师认为胰腺癌的中医治疗早期以攻邪为主，中晚期则在扶正基础上佐以攻邪抗癌，特别是扶正培本方法。其疗效及生存质量均有所提高。

三、中西医结合治疗

胰腺癌的治疗目前多采用综合治疗方法。

1. 胰腺癌手术前的治疗：根据患者情况一般采用活血化瘀等多种法则，结合软坚散结，解毒抗癌。常用方：白花蛇舌草 30g，白英 15g，莪术 10g，龙葵 10g，半枝莲 15g，夏枯草 15g，赤芍 15g，桃仁 15g，红花 6g，鸡血藤 30g，八月札 15g，凌霄花 10g，有效地控制肿瘤有利于手术切除。

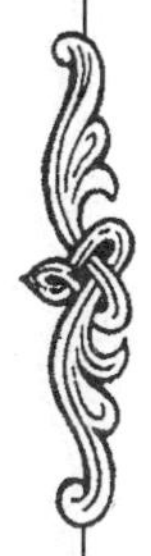

2. 胰腺癌手术后的治疗：患者手术后，正气受损，元气不足，身体恢复慢，服中药有利于身体康复，也可防复发及转移，原则益气补血，扶正培本，常用方：十全大补汤加减。党参 15g，白术 15g，茯苓 15g，黄芪 15g，当归 10g，熟地 20g，枸杞子 15g，鸡血藤 15g，川芎 10g，女贞子 15g 等。

3. 胰腺癌的手术治疗：胰腺癌的手术切除率较低，近年来接近 20%。其姑息性手术目前达 57%。手术切除的死亡率也由 17% 下降为 9%，一般多用术前、术中放疗、术后辅助化疗及中药，姑息性手术主要是缓解黄疸梗阻等症状。

4. 胰腺癌的放疗主要是姑息治疗，缓解疼痛，近年来随着技术的改进，疗效有所提高，在放疗的同时运用活血化瘀，清热解毒方法，能有效地改善患者的一般状况，提高患者的耐受性，减轻放疗的毒副作用，提高免疫功能，常用方：桃红四物汤加味。桃仁 15g，红花 15g，川芎 15g，丹

皮 15g，生地 30g，赤芍 15g，白花蛇舌草 15g，蒲公英 15g，银花 15g，黄芩 15g。

放疗后期属中医伤阴，正气不足，阴液亏损。治法用滋阴清热，益气扶正，常用方药：生地 30g，麦冬 15g，麻仁 15g，五味子 10g，玄参 15g，葛根 30g，地骨皮 10g，玉竹 15g 等。

放疗时局部组织肿胀，胃肠道有充血，水肿，常有恶心，局部疼痛，用行气消肿和胃法，常用方药：白及 10g，竹茹 10g，旋覆花 10g，柿蒂 10g，木香 10g，茯苓 10g，白术 10g，赤芍 10g，乳香 10g，没药 10g，焦三仙各 15g，总之放疗配合中药能有效地防止或减轻毒副作用的发生。

5. 胰腺癌的化学药物治疗是目前较常用的一种方法。胰腺癌的生物学特性决定了患者就诊时属晚期，多选用化疗，现在常用化疗方案有 FAM，PCF，PG 及 PT 方案。最有效的方法有 PDD，Gemcitabine 及 PDD，Taxol，其有效率达 25% 左右。化疗的缓解期较短。化疗造成免疫功能下降，血小板减少，白细胞下降。余桂清主任医师运用扶正培本的方法进行辨证分型治疗，根据中医理论，肾为先天之本，肾主骨生髓，脾为后天之本，为气血生化之源，补后天养先天，扶正培本，即健脾益肾法则。

化疗初期因毒性反应，常出现食欲不振，腹胀，全身乏力，恶心呕吐等，舌质淡白，苔薄白，脉细。

治则：健脾和胃

方药：陈夏六君汤加味

党参 30g，白术 15g，茯苓 15g，陈皮 10g，姜半夏 10g，干木香 5g，焦三仙各 15g，旋覆花 10g，大腹皮 10g，麻仁 10g。

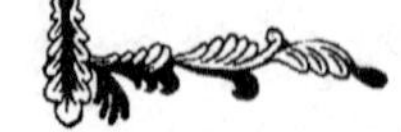

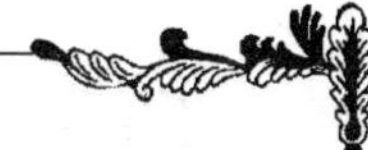

胃胀患者加柴胡 10g，郁金 10g，砂仁 10g 等。恶心呕吐患者加竹茹 10g，干姜 10g，柿蒂 10g。

化疗中后期则表现全身乏力明显，神疲，或口腔溃疡，或脱发，白细胞、血小板下降，头晕，睡眠欠佳等。舌淡，苔白，脉细无力。

治法：扶正培本，滋补肝肾。

方药：健脾益肾方加味

太子参 30g，白术 15g，茯苓 30g，女贞子 15g，枸杞子 20g，菟丝子 20g，补骨脂 15g，鸡血藤 30g，当归 15g，草河车 6g，花粉 15g，石韦 15g，阿胶 15g，黄芪 30g

头晕乏力患者加升麻 10g，柴胡 10g，熟地 20g，气短心慌者加丹参 30g，枣仁 15g，口腔溃疡患者加黄连 10g，玄参 15g，丹皮 10g，白及 10g。

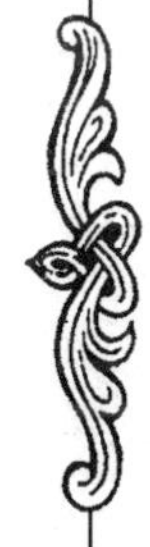

胰腺癌在放射介入动脉插管化疗后常有发热、疼痛、腹胀及较严重的恶心呕吐，或便秘，舌淡苔白，脉细。

治则：调补气血、解毒

方药：四君子汤合连朴饮

党参 20g，白术 15g，茯苓 15g，元胡 10g，茵陈 15g，山栀子 10g，黄连 10g，厚朴 10g，菊花 10g，麻仁 10g，蒲公英 15g，熟大黄 5g，焦三仙各 15g，山楂 30g

6. 胰腺癌的免疫治疗

胰腺癌的免疫治疗近年来有较多应用，胰腺有分泌激素受体功能，也是激素依赖性器官。胰腺癌与激素密切相关。目前常用免疫治疗药物有干扰素、白芥素等。其疗程常达 1 ~ 3 个月。主要作用是激活机体的免疫功能，提高机体抗肿瘤能力，免疫治疗不作为单一治疗胰腺癌的手段。常与放、化疗同时运用。

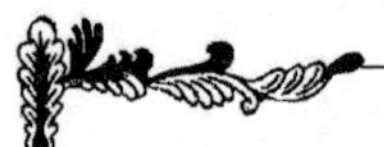

中药扶正培本的方法及药物，能有效地提高机体免疫功能，抑制肿瘤生长。常用方药有：

太子参15g，白术10g，薏米15g，山茱萸10g，百合10g，天冬15g，补骨脂15g，刺五加10g，女贞子15g，龟板30g，黄芪30g等。

7. 胰腺癌的内分泌治疗

胰腺瘤细胞上有雌激素及雄激素，是激素依赖性癌种，现在临床上常用激素治疗，如甲孕酮、甲地孕酮等，激素治疗的优点是除抗癌外，能改善胰腺癌的一般状况，如饮食欠佳，消瘦，乏力等，伴有糖尿病者则禁用。激素使用方法：甲孕酮500mg每日二次，甲地孕酮160mg，每日二次。内分泌治疗也是综合治疗中的一种。中医药运用扶正培本，温肾健脾法，调补阴阳，常用方药：脾肾方即扶正冲剂。主要药物有：党参20g，枸杞子15g，菟丝子15g，补骨脂15g，仙灵脾15g，仙茅10g等。

四、单验方

1. 伏梁丸

人参30g，茯苓30g，姜制厚朴30g，炒枳壳30g，炒三棱30g，制半夏30g，白术30g，面糊为丸，如梧桐大子，各约9g，每次1丸，每日二次，米汤水送服。

2. 鸡内金30g，草河车30g，三七粉30g，青黛15g，人工牛黄15g，紫金锭10g，野菊花60g，共研细末，每次2g，每日3次，温开水送服。

3. 龙胆草15g，茵陈30g，黄连6g，皂刺2g，水煎服，日一剂。

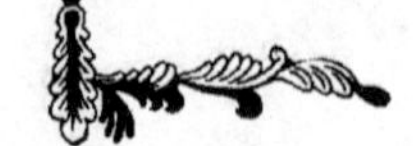

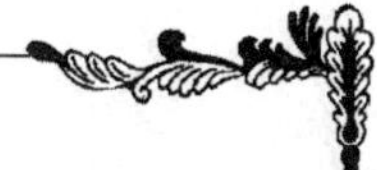

4. 肿节风30g，大黄30g，人参10g，黄芪30g，水煎服，日一剂。

5. 鲜佛甲草6～12g，鲜荠菜9～18g，水煎服，日一剂，3周为一疗程，连服3个周期。

6. 龙葵、蛇莓、蜀羊泉各45～60g，半枝莲、石见穿各30g，水煎服，日一剂。

7. 冬凌草20g，肿节风20g，白花蛇舌草20g，白葵20g，茵陈15g，茯苓12g，白术12g，甘草3g，煎汤代茶用，日一剂。

8. 太子参2g，焦白术9g，茯苓9g，生薏仁3g，生黄芪30g，当归15g，瓜蒌15g，炒柴胡4.5g，广木香4.5g，水煎服，日一剂。

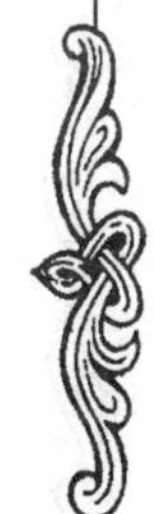

对放疗、化疗中的红细胞、白细胞及血小板下降时常用验方：

①太子参30g，冬虫夏草9g，丹参15g，枸杞子15g，五味子9g，水煎服，日一剂。

②石韦30g，石斛30g，抽葫芦3g，红枣30g，水煎服，每日一剂。

③阿胶60g，龟板胶60g，黄酒120g，蒸化成膏，于一周内服完。

④黄芪30g，全当归15g，龙眼肉15g，五味子15g，红枣7枚，黑豆30g，水煎服，每日一剂。

⑤黑木耳、红枣各30g，水煎每日一剂。

⑥生黄芪30g，太子参30g，生熟地各15g，阿胶9g，鸡血藤30g，炒陈皮9g，焦白术9g，茯苓9g，焦三仙各9g，石斛30g，红枣7粒，水煎，每日一剂。

⑦黄芪30g，党参30g，当归15g，白芍12g，川芎9g，

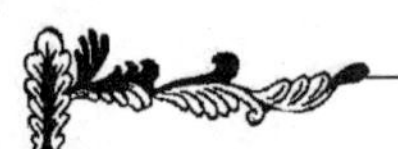

地黄 15g，鸡血藤 30g，陈皮 9g，五味子 9g，水煎日一剂。

⑧党参 30g，黄花 30g，当归 9g，何首乌 15g，茜草 15g，白术 9g，白芍 9g，蒲黄 9g，水煎日一剂。

⑨当归 15g，熟地 15g，党参 30g，黄芪 30g，红藤 30g，金钱草 15g，枸杞子 15g，山药 15g，白芍 12g，仙草 12g，桂枝 6g，水煎日一剂。

五、医案精选

1. 李某，男性，52 岁，吉林人，工人。因上腹部疼痛伴恶心，痛甚时大汗出，于 1964 年 3 月于北京某医院就诊，经消化道钡餐诊为胰腺癌，即住院并手术切除，术后病理证实为胰头癌。术后患者体质差，上腹部疼痛，于 1965 年 3 月到本科门诊治疗，予以中药扶正培本，健脾益气之方，如下：

太子参 12g，生黄芪 30g，当归 6g，白术 12g，茯苓 12g，枸杞子 15g，菟丝子 15g，郁金 10g，香附 10g，元胡 10g，薏仁 15g，女贞子 15g，桑椹子 15g，熟地 20g，焦三仙各 15g，白花蛇舌草 15g。每日一剂，三个月后病情好转，疼痛缓解，食欲增加，存活 7 年后因肝转移死亡。

2. 陈某，男性，60 岁。

患者于 1988 年 6 月份开始出现左上腹疼痛，纳差，消瘦。于北京某医院作 B 超及 CT 检查，发现胰尾部占位性病变，考虑为胰腺癌。1988 年 8 月 6 日于北京某医院作手术切除，术后病理证实为高分化胰癌，腹腔淋巴结转移。1988 年 9 月、11 月分别做化疗，方案为 PDD，5FU，MMC，1989 年 7 月又出现上腹部，腰部疼痛，伴腹胀，再次做 B 超及

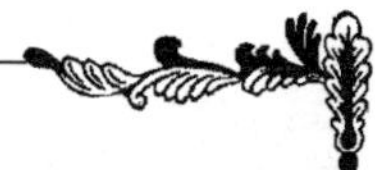

腹部CT检查发现胰体部肿物4.9cm×3.6cm，诊为胰腺癌复发。舌质暗淡，苔白腻，脉弦滑，中医辨证为痰湿瘀阻，治则化瘀抗癌，方药：茵陈30g，山栀子15g，龙葵15g，白英15g，蛇莓15g，白花蛇舌草15g，桃仁15g，元胡10g，赤芍15g，八月札10g，凌霄花10g，焦三仙各15g，山药15g，党参15g，厚朴10g，大腹皮10g。水煎服，每日一剂，服药一月，疼痛消失，上方再加党参30g，生地15g，生黄芪30g，连服三月，复查B超及CT，胰体部肿物消失，后予以扶正培本、健脾益肾中药。方如下：

党参30g，枸杞子15g，女贞子15g，菟丝子15g，补骨脂15g，生黄芪15g，玉竹15g，郁金15g，扁豆15g，山药15g，茯苓15g，白术15g，阿胶15g，夏枯草15g，金樱子15g，连服三月。1991年12月门诊复查未见肿物，腹腔淋巴结不大，后予以西黄解毒胶囊定期服用。目前仍然健在。

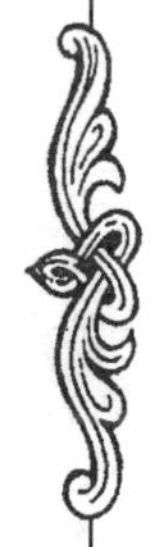

3. 朱某某，男性，49岁，干部，病历号021769。

患者于1992年2月上腹部出现一肿物，疲乏，恶心，腹胀，于1992年3月于北京医院做CT及B超发现胰体部一肿物5cm×6cm，3月于该院作手术切除，术中发现肿物侵犯胃后壁。作姑息切除。术后一月于门诊中医治疗，就诊时，身体疲乏，消瘦，纳食少，大便溏，面色㿠白，查体：皮肤巩膜均黄染，浅表淋巴结未触及，双肺正常，心律齐，80次/分，上腹胀，压痛，可触及包块3cm×4cm。边界不清，舌淡暗，苔白，脉细数，属肝郁脾虚，予以健脾舒肝，抗癌方如下：

柴胡15g，郁金15g，夏枯草10g，赤芍15g，太子参15g，白术15g，茯苓15g，怀山药15g，扁豆15g，白花蛇舌草15g，鸡内金9g，焦三仙各15g，龙葵15g，生黄芪

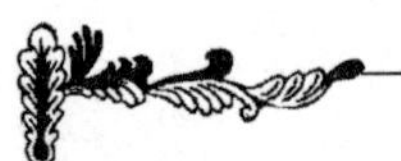

30g，干姜 5g，水煎，日一剂，服一月。

二次复诊时，精神好，面色红润，食饮增加，体质增加，腹胀减轻，无压痛，包块缩小，约 2cm×3cm。舌质淡暗，苔薄白，脉弦。证属脾胃气虚挟瘀，予扶正培本抗癌，方如下：

太子参 30g，白术 15g，茯苓 15g，黄芪 30g，枸杞子 20g，女贞子 15g，补骨脂 15g，阿胶 15g，焦楂曲 15g，川芎 10g，桃仁 15g，半枝莲 15g，菟丝子 15g，仙灵脾 5g，桑椹子 15g，水煎日一剂，服 2 个月。

三月后再次复诊时，精神好，如常人，无明显不适，可参加一般劳动，能坚持上半天班，查上腹部肿物约 1cm 大小，无疼痛，舌质红，苔白，脉弦。予扶正培本，健脾益肾抗癌中药，方如下：

太子参 30g，白术 15g，茯苓 15g，陈皮 6g，姜半夏 10g，山药 15g，枸杞子 30g，女贞子 20g，生黄芪 15g，金樱子 15g，仙茅 6g，白花蛇舌草 20g，杜仲 10g，焦三仙各 30g，水煎日一剂，服三个月。

1997 年再来门诊复查时，精神好，面色红润，体重增加，饮食正常、大小便正常，B 超显示，胰体部肿物 1cm×2cm。

患者为晚期胰腺癌，经中药治疗带癌生存 5 年，肿物得到控制，充分显示扶正培本的学术思想在肿瘤治疗中的作用。

4. 林某某，男性，65 岁，教师。患者因反复发热 1 年，低热，并呈进行性消瘦，体重下降达 20kg。1994 年 6 月于河南第三人民医院诊治，经 B 超发现：胰腺占位性病变 3cm×4cm，考虑胰腺癌，同年 7 月于该院作胰腺癌切除术，术中发现肿物

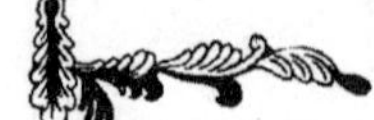

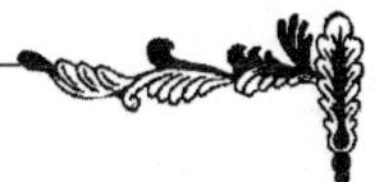

与周围脏器粘连，即行姑息切除。术后一月来诊。

患者精神差，消瘦，全身乏力，上腹部时有不适，或胀或痛，时有恶心，纳差，腰酸，午后低热，头晕，大便干，舌淡白，苔白，脉滑细。证属脾肾两虚，正气不足，予健脾益肾，扶正培本，方用脾肾方化裁如下：

太子参15g，枸杞子15g，怀山药15g，白术15g，茯苓15g，桑寄生15g，续断15g，女贞子15g，熟地20g，麻仁15g，元胡10g，焦山楂30g，谷芽30g，每天1剂，水煎服。

9月10日再诊，服上药后精神好转，食欲增加，体重增加，诸症减轻，上腹部时有疼痛，低热，舌淡红，苔少，脉细弱，证属气阴两虚夹气滞，投以滋阴清热，益气活血，方如下：

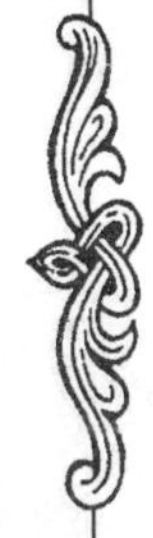

生地30g，地骨皮10g，青蒿10g，沙参15g，麦冬15g，太子参15g，黄芪15g，厚朴10g，桃仁15g，丹参15g，旱莲草10g，赤芍10g，夏枯草10g，半枝莲15g，扁豆10g，白薇10g，黄精15g，麦芽30g，水煎每日一剂。

同年10月18日患者复诊时，精神好，面色红润，体质增加10公斤，食欲好，低热已退，胃脘部时有轻度不适感觉。舌淡红，苔薄白脉弦细，腹部B超显示，胰腺头部一肿块3cm×3.1cm，未见肝转移，证属脾虚。治则：健脾补肾扶正抗癌，方如下：

党参30g，白术10g，茯苓15g，怀山药15g，郁金10g，黄芪15g，枸杞子15g，白花蛇舌草15g，半枝莲15g，龙葵10g，山茱萸15g，菟丝子15g，焦三仙各30g，半夏10g，陈皮6g。水煎日一剂，同时配合服用加味西黄胶囊（广安门医院自制），每日3次，每次2粒，征癌片4粒，每日3次，二者交替服用。

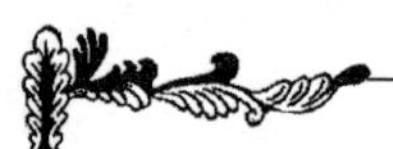

半年后患者来院复查时，精神好，无明显不适，复查腹部CT时，胰腺部肿块2.1cm×2.8cm，较前缩小。舌淡苔白脉细，证属气血不足，治以扶正培本，抗癌方如下：

太子参15g，补骨脂15g，熟地30g，川芎15g，赤白芍各15g，白术15g，扁豆10g，茯苓15g，枸杞子15g，生芪15g，七叶一枝花15g，白花蛇舌草30g，泽兰10g，郁金10g，露蜂房10g，焦三仙各30g。间断服用加味西黄胶囊。

一年后患者再次来诊复查，CT示胰腺肿块无变化。患者自觉无不适，未见转移，说明肿瘤得到控制，为巩固疗效，仍用上方继续服用三月。

1998年6月，患者出现黄疸，B超示肝内转移死亡。

本患者为晚期胰腺癌，未行放、化疗，通过中药扶正培本抗癌控制肿瘤，取得较好疗效，生存质量提高，生存期延长，肿瘤在一定时间内不发展，不转移，表明中药是有效的方法。

5. 陈某某，男性，63岁，工人。患者1992年3月自觉胃脘部疼痛不适，自服胃药泰胃美一周，症状无明显缓解，伴食欲不振，消瘦。同年4月于宣武医院B超示：胰头部占位性病变3.5cm×2.8cm，考虑胰腺癌，腹部CT示：胰头部肿物3.4cm×2.9cm，查CEA 119ng/dl，确诊为胰腺癌，4月27日于该院作手术切除，术中肿物无法剥离，与血管粘连，即行姑息性切除术，术后一月行化疗，方案为PDD，5-FU，MMC，行三个周期化疗。化疗后白细胞下降为2.1×10^9/L，Hb 1.01g/L，BPC 84/L，伴全身乏力，食欲不振，面色㿠白，消瘦，舌淡，苔白，脉细，证属脾肾两虚，化疗后正气亏损，治以健脾益肾，补骨生髓。方如下：太子参30g，白术15g，茯苓15g，生黄芪30g，枸杞子30g，

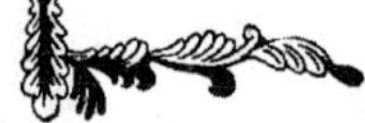

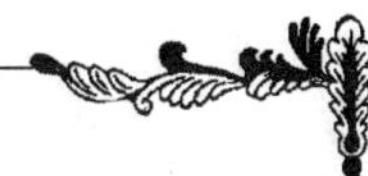

女贞子 15g，补骨脂 15g，菟丝子 15g，石韦 15g，鸡血藤 20g，熟地 20g，旱莲草 15g，丹参 20g，焦三仙各 15g，赤芍 15g，水煎日一剂。

10 天后二诊，患者精神好转，乏力减轻，进食增加，复查血象为 Hb12. 3g/L，WBC 为 5.7×10^9/L，BPC 17. 1 万 /L，恢复正常，后患者再行三个周期化疗，在化疗同时嘱患者坚持服中药，方如下：

党参 30g，白术 20g，茯苓 20g，玉竹 15g，怀山药 15g，丹参 20g，桃仁 15g，菟丝子 20g，补骨脂 15g，白花蛇舌草 30g，生黄芪 30g，枸杞子 20g，女贞子 15g，焦三仙各 30g。水煎日一剂，患者在后三个周期化疗中，白细胞及血小板未下降至异常，顺利完成化疗。

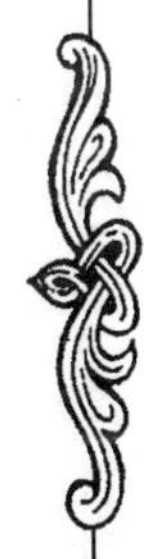

讨论：患者化疗后，骨髓抑制，运用中医肾主骨生髓，脾为气血生化之源理论，在辨证基础上，用健脾益肾，扶正培本法，可以使血象回升，保证了化疗完成，体现了扶正培本的学术思想。

（董海涛　整理）

恶性淋巴瘤

一、概况

恶性淋巴瘤是一种起源于淋巴造血组织的实体瘤，是淋巴结和（或）结外部位淋巴组织的免疫细胞肿瘤。目前国

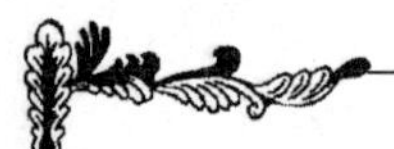

际上统一分为两大类：1. 非何杰金氏淋巴病（简称 NHL），2. 何杰金氏病（简称 HD）。

据 WHO 年报（1998），恶性淋巴瘤在发达国家仅次于肺癌、大肠癌、乳腺癌、前列腺癌、胃癌，占癌症死亡第六位，在发展中国家则在胃癌、肺癌、肝癌、乳腺癌、子宫颈癌、食道癌、口腔癌之后占第八位，我国恶性淋巴瘤相对少见，但近年来发病率逐年上升，据近几年统计，我国恶性淋巴瘤死亡率为 1.5/10 万，占所有恶性肿瘤死亡数的第 11 ~ 13 位。

在本病的两大类型中，何杰金氏病在国外约占 1/4，而非何杰金氏淋巴瘤则占 3/4 左右。而在我国，据全国淋巴瘤病理协作组近万例淋巴瘤统计，前者仅占所有淋巴瘤的 8% ~ 11%。

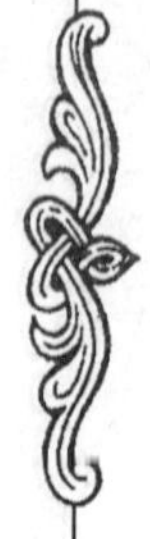

结外型淋巴瘤发病率有逐年上升趋势，几乎很多脏器可以累及，特别是 Weldeyer 环、胃肠道、乳腺等，原发于肝、脾、肾及皮肤等病位者亦不罕见，在我国，结外型淋巴瘤约占 30%。

淋巴瘤的病因目前未完全阐明，与以下几方面有关：

1. 病毒感染：现已发现 E－B 病毒，一种 DNA 疱疹病毒，与非洲儿童的 Burkitt 淋巴瘤密切相关，该病毒 DNA 已从其细胞核提取出来，人类 T 细胞淋巴瘤病毒在成人 T 细胞白血病病因学上有重要意义。

2. 免疫抑制：淋巴瘤的发生与免疫抑制密切相关，因器官移植需长期服药抑制免疫机制的病人，淋巴瘤发生率明显高于一般人群，遗传性免疫系统障碍者，淋巴瘤发生率明显增加。

3. 细菌感染：近年有报道胃幽门螺杆菌不但可导致慢性胃炎、胃癌，也可引起胃淋巴瘤。

4. 电离辐射：在日本广岛和长崎等地遭受原子弹影响的人群，淋巴细胞性和组织细胞性淋巴瘤的发病率明显高于对照组。

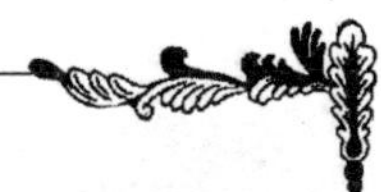

恶性淋巴病的治疗主要有放疗、化疗及中医药治疗等几种疗法联用的综合治疗，何杰金氏病目前已成为治愈率相当高的一种恶性肿瘤。五年生存率Ⅰ期92%，Ⅱ期83.6%，Ⅲ期69.5%，Ⅳ期31.9%。对非何杰金氏淋巴瘤适当地给于综合治疗，治愈率可达到30%以上。80年代以来，应用大剂量化疗联合骨髓移植或外周干细胞移植治疗部分缓解或化疗后复发病人，其中约三分之一可以长期生存。

中医学类似于淋巴结肿大的记载很多，其中包括病种也较复杂，有一些描述与恶性淋巴病近似，如“石疽”、“恶核”、“瘰病”、“失荣”等，至于胸腔、纵隔淋巴病多归“肺积”诸证；胸腔淋巴病又属“积聚”的范围。

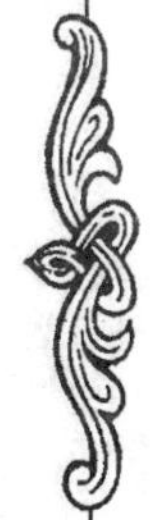

公元1602年，明王肯堂的《证治准绳》中描述石疽是“痈疽肿硬如石，久不作脓者是也。”明·陈实功著《外科正宗》“失荣者，其虽然生于肩之上。初起微肿，皮色不变，日久渐大、坚硬如石”。这些描述很像颈及锁骨上区的转移癌或恶性淋巴瘤。1740年，王维德著《外科证治全生集》记载“阴疽之症，皮色皆同……不痛不坚，形如拳大。恶核失荣者，……不痛而坚如金石，形如石疽也，此等症候尽属阴虚，无论平塌大小，毒发五脏，皆归阴疽”。以上记载说明中医学对于淋巴结肿大的疾病早有认识，其中石疽、恶核、失荣、痰核之中均有与恶性淋巴病表现一致之处。

二、中医药治疗

恶性淋巴病是正气内虚，痰浊瘀毒胶结于经脉甚或五脏六腑所致之恶性肿瘤，以局部肿块，发热，盗汗及体重下降为主要临床表现。

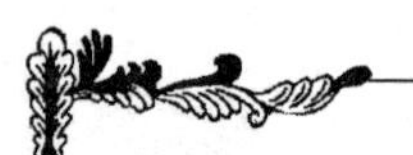

（一）病因

1. 积损正虚，脏腑阴阳失调。正气虚损是患病的主要内在原因，平素体虚，脾肺肾等脏气虚弱，外邪乘虚而入，客邪留滞不去，气机不畅，血行瘀滞，发为肿块。

2. 饮食，劳倦所伤。饮食不节而致脾失健运，不能生化输布水谷精微，从而聚湿生痰。劳倦所伤，伤及肾脏，肾为元气之根，气机失常，血停而瘀。痰湿、水湿、气滞、瘀血胶结，积滞，积块逐渐形成。

3. 六淫邪毒，侵淫脾肾，气机阻滞，血流受阻，气滞血瘀，形成积块。

4. 情志所伤，长期忧思或遭受强烈精神刺激，思伤脾，恐伤肾，脾肾两虚，气机郁滞，血流不畅，瘀结于脏腑，经络，日久结块而为本病。

（二）病机

1. 发病：恶性淋巴病发病主要是脏腑气血阴阳失调，脾肾两虚，在此基础上，痰浊、水湿、气滞、瘀血搏结，积滞而成，故病势发展急骤，若不积极治疗，累及生命。

2. 病位：本病主脏在脾肾，日久累及肺。脾主运化，其气主升，生化气血，为后天之本，又主统血，肾的主要功能是藏精与气化。脏腑功能失调，或感受外邪，或情志内伤，或饮食劳倦，伤及脾肾。先天失养，后天失调，气机内郁，血行瘀滞，日久形成积块，发为本病。

3. 病性：本病病性是本虚标实，脾虚、肾虚为本，气滞、血瘀、痰凝为标。

4. 病势：本病的趋势是由表及里，窜发不定。血瘀，痰毒易于流窜，或流窜于皮下肌肤，或注于筋骨关节，故体表经络筋骨脏腑均可受累，正气日衰，邪毒渐盛，终至正不胜

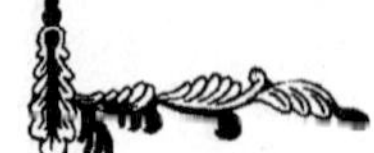

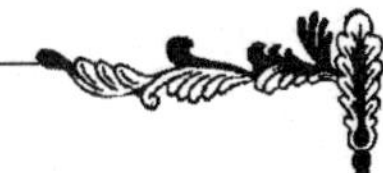

邪，预后不良。

（三）临床表现

1. 局部表现

在临床上，恶性淋巴瘤首先侵犯表浅和/或纵隔、胸膜后、肠系膜淋巴结，少数可发于结外器官，其中表浅淋巴结受侵占69.6%。

（1）淋巴结肿大：较多患者在早期表现为无痛的颈部淋巴结肿大，以后其他部位陆续发现。有1/5左右患者从起病即有多处淋巴结肿大，很难确定何处为首发部位。

（2）纵隔：纵隔也是好发部位之一，多数患者在初期无明显症状，主要表现为X线片上有中纵隔或前纵隔分叶状阴影，NHL纵隔受侵低于20%，HP纵隔受侵发病率为50%。

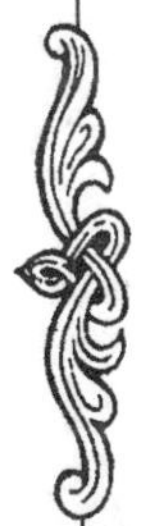

（3）肝与脾：就诊时有肝脾肿大者占23.4%，部分病例可以肝脾肿大为首发症状。

（4）结外器官：在罕见情况可累及结外器官如骨。

2. 全身表现

约10%的病人可以发热、皮痒、盗汗及消瘦等全身症状为最早出现的临床表现。亦可伴有皮肤病变（33% ~ 53%），贫血（10% ~ 20%），神经系统等全身症状。

（四）诊断

必要的诊断程序

1. 标本需符合要求，由有经验的病理专家做出诊断。

2. 详细的病史：包括首发症状，淋巴结肿大的首发病位，时间和生长速度，有无全身症状等。

3. 全面的体格检查：详细检查浅表淋巴结是否肿大，骨骼有无压痛，咽淋巴结环。

4. 必要的实验室检查：血常规，血沉，骨髓穿刺或活

检，肝肾功能，血清碱性磷酸酶，乳酸脱氢酶。

5. X线检查：胸正侧位片，胸膜CT，双下肢淋巴造影，骨髓摄影，胃肠钡餐检查，MRI。

6. 免疫学评价：淋巴细胞转化试验，巨噬细胞吞噬试验。

7. 诊断性治疗。

（五）辨证论治

1. 辨证要点

（1）辨主症

①肿块，是恶性淋巴瘤常见症状之一，脏腑气血失调，外邪入侵，痰凝毒聚，流窜四周，发为肿块。

②发热，10% ~ 20% 的病人早期可以出现发热，痰毒血瘀凝结经脉，气机流转不利，郁而化热，因邪毒胶结难解，常反复发热。

（2）辨标本虚实

恶性淋巴瘤是在正虚的基础上发病的，以正虚为本；而气滞、血瘀、痰凝、毒聚等皆属于标，本虚标实是本病的病机关键，未有仅标实而正不虚的，即使是早期患者，也均有正虚的症状出现。其实者，气滞、血瘀、痰凝、毒聚于经脉脏腑，局部为实；其虚者，全身气血阴阳虚衰，整体为虚。

2. 治疗原则

恶性淋巴瘤的形成、生长过程是一个机体内邪、正斗争消长的过程，是正气先虚，然后客邪留滞，引起一系列病变的结果，《内经》曰“正气存内，邪不可干”“邪之所凑，其气必虚”。人的正气能维持机体的正常生理功能，正气虚弱则卫外无能，易受邪气入侵，故扶正祛邪为治疗总则，扶正

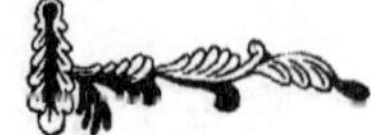

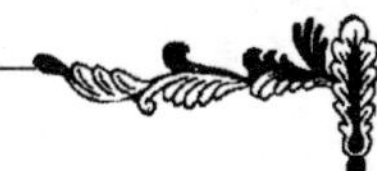

培本，化痰软坚，清热解毒为其治疗大法。余主任根据多年临床经验分以下几型进行辨证论治。

（1）气郁痰结型

症状：胸闷不舒，两胁作胀，脘腹结瘤，颈部等处作核累累，皮下硬结，消瘦乏力，舌质淡红，或有瘀点，苔白，脉沉弦或弦细。

辨证：气郁痰结，石疽恶核

治法：舒肝解郁，化痰散结

方药：舒肝溃坚汤加减

夏枯草 12g、僵蚕 12g、香附 9g、石决明 9g、当归 6g、白芍 6g、青皮 6g、柴胡 6g、川芎 6g、红花 3g、姜黄 3g、生甘草 3g

加减法：

若气郁化火，症见胸胁掣痛，心急烦躁，可去当归，川芎，加丹皮 12g、栀子 11g、黄连 6g 以清肝理气若肝气横逆，脾运失常，见胁痛，肠鸣腹泻，可加太子参 10g、白术 15g、茯苓 15g、苡仁 30g 以健脾止泻。热毒患者，加白花舌蛇草 30g，半枝莲 15g 以清热解毒。

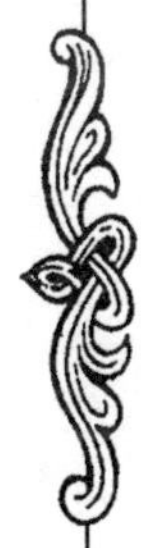

（2）痰湿凝结型

症状：口腻、溲短、便溏，苔腻脉濡滑，可见颈、腋及腹股沟处瘰疬，恶核。

辨证：湿聚痰结，瘰疬恶核。

治法：化湿健脾，消痰散结

方法：内消瘰疬丸合二陈汤化裁

生牡蛎 20g、土贝母 15g、玄参 10g、半夏 15g、陈皮 10g、茯苓 10g、白花蛇舌草 15g、海藻 6g、夏枯草 15g、山慈菇 12g、天葵子 10g

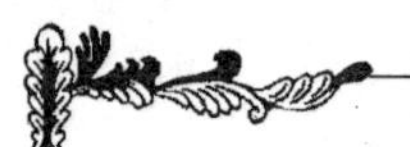

加减法：

脾气虚弱，症见乏力，气短，加黄芪30g，党参15g，生苡仁30g；痰多湿盛，见口淡不饥，加生苡仁30g、白蔻仁6g、杏仁6g、藿香15g、厚朴10g；痰核累累，加黄药子6g，半枝莲15g以加强化痰软坚之功。

（3）寒痰凝结型

症状：瘰疬石疽，表浅淋巴结肿大，多在颈项部，腋下或腹股沟，质韧可活动，可粘连如桃李，难消难遣，胃纳欠佳，或怕冷畏寒，舌淡红苔白厚，脉沉细或弦细。

辨证：寒痰凝滞，毒结肿核

治法：温化寒痰，软坚散结

方药：阳和汤合消瘰丸加减

熟地15g、肉桂6g、白芥子6g、党参15g、牡蛎30g、土贝母15g、马鞭草20g、棉花根20g、徐长卿30g、黄药子10g、猫爪草20g、白鲜皮20g、木鳖子6g、海藻20g

加减法：

偏气虚者，去土贝母、黄药子，加黄芪30g以益气助阳，偏血虚者，去白芥子、棉花根，加当归10g，白芍10g，川芎6g以养血温阳，阴寒盛者可加制附子10g以温元阳，散寒凝。

（4）阴虚热痰型

症状：恶核失荣，淋巴结肿大，坚硬如石，推之不移，潮热盗汗，形瘦乏力，五心烦热，纳少口干，溲黄赤，便秘，舌尖红苔黄，脉滑数。

辨证：痰热伤阴，毒结肿核

治法：化痰清热，解毒散结

方法：内消瘰疬丸合三蛇汤加减

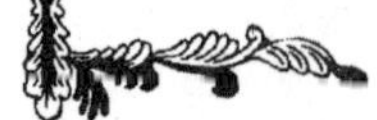

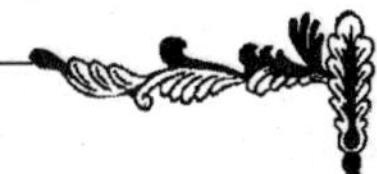

生牡蛎25g、土贝母15g、玄参15g、白花蛇舌草25g、蛇果草10g、蛇六谷10g、首乌藤10g、夏枯草15g、山慈菇10g、孩儿茶20g、海藻10g、内金10g、白术10g、茯苓10g、丹皮10g、鳖甲10g

加减法：

盗汗患者，加麻黄根10g，浮小麦10g，五味子10g，烦热患者，加丹皮10g，赤芍10g，莲心3g，眠差者，加酸枣仁15g，夜交藤10g以养血安神。

（5）痰毒虚损型

症状：阴疽不化，多处淋巴结肿大，坚硬如石，时有疼痛，低热盗汗，胸闷气短，腰酸腿痛，消瘦神疲，面色苍白，口干纳呆，胁下痞块，舌质晦暗苔白，脉细数。

辨证：气血耗伤，痰毒凝结

治法：扶正补虚，解毒涤痰

方药：人参养营物加减

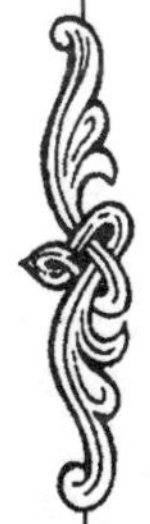

人参10g、甘草10g、当归10g、白芍10g、生地10g、白术15g、黄芪30g、茯苓10g、远志6g、生姜6g、桑椹子15g、菟丝子15g、露蜂房15g、栀子15g、僵蚕10g、夏枯草25g、土贝母15g

加减法：

食少便溏者，加神曲30g，山药15g，生苡仁30g以健脾养胃；血虚患者，加阿胶10g、何首乌15g、紫河车10g以养血；盗汗者加浮小麦15g、山豆根10g。

以上诸方随证加减：

①发热：低热加银柴胡，青蒿，地骨皮，白薇；高热加生石膏，紫雪散。

②盗汗不止：浮小麦，生龙牡，黄芪，五味子，五

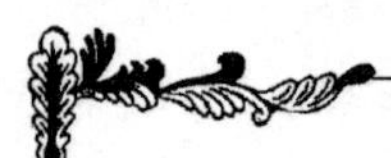

倍子。

③皮肤奇痒：白鲜皮，地肤子，苦参，茵陈，丹参，赤芍，煅龙骨。

④肝脾肿大：大黄䗪虫丸，鳖甲丸等。

⑤贫血：紫河车，仙鹤草，首乌，阿胶，鹿角胶。

⑥口腔溃疡：花粉，石斛，儿茶，乌梅，沙参。

⑦骨骼酸痛：桑寄生，仙鹤草，白屈菜，防己，防风。

三、中西医结合治疗

（一）恶性淋巴瘤的西医治疗

［病理分类］

HD 的病理组织学分类

（1）淋巴细胞为主型：此型较少见，约占 HD 的 20%，一般认为预后较好（LP）。

（2）结节硬化型（NS）：本型好发于女性，发病年龄多在 20 ~ 40 岁之间，发病率在西方国家占四亚型之首位，占 HD 的 35% ~ 40%。

（3）混合细胞型（MC）：此型也较多见，病变介于 LP、LP 两个极端之间，占 HP 的 25% ~ 35%，预后一般。

（4）淋巴细胞衰减型（LD）：此型较少见，占 HD 的 5% 左右，预后较差。

（二）NHL 的病理组织学分类

国际工作分类

（1）低度恶性　A 小淋巴细胞型　B 滤泡性小裂细胞为主型　C 滤泡性小裂与大细胞联合型。

（2）中度恶性　D 滤泡性大细胞为主型　E 弥漫性小裂

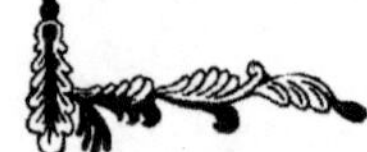

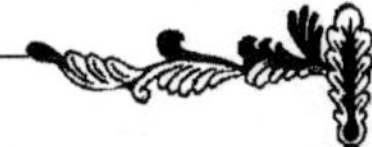

细胞型　F 弥漫性大、小细胞联合型　G 弥漫性大细胞型。

（3）高度恶性　H 大细胞免疫母细胞型　L 淋巴母细胞型　J 小无、裂细胞型。

［**治疗原则**］

1. HD 的治疗原则

Ⅰ A 期　次全淋巴结照射（STNI），根治量 45 ～ 50GY。

Ⅱ B、Ⅱ A ～ Ⅱ B 期，全淋巴结照射（TNI），根治量，妇女除更年期，绝经期者外，不作盆腔照射。放疗后加联合化疗加 MOPP 等 4 个周期。

Ⅲ A 期或Ⅰ Ⅱ期之淋巴细胞消减型及大纵隔（纵隔侵犯超过胸腔横径 1/3）或包块 >5cm 直径的，先用 MOPP 方案化疗 3 个周期，再全淋巴结照射，根治量，再化疗 3 个周期。

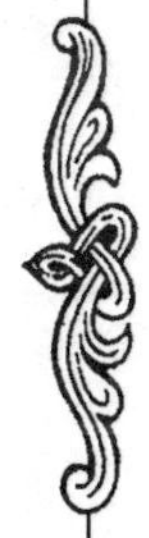

Ⅲ A、Ⅲ B 及Ⅲ A ～ B 期：以联合化疗为主，常用方案 MOPP、ABVD、MOPP/ABVD 交替，注意剂量强度要足够，6 个周期以上。

复发病例：凡放疗后复发，用联合化疗可取得类似初治病例的好疗效；化疗后复发者，凡化疗后缓解 1 年以上复发，用原方案化疗即可，凡化疗后缓解不足一年复发者，则改换化疗方案，如果对 MOPP 及 ABVD 两方案均抗拒的，则改用新化疗方案。

2. NHL 的治疗原则

（1）低度恶性淋巴瘤

Ⅰ、Ⅱ期，放疗次全淋巴结照射，扩大野根治量。

Ⅲ、Ⅲ期联合化疗为主，用 COPP 或 CHOP 方案，必要时局部放疗，或用干扰素注射治疗或全身低剂量放疗 150CGY/5 周。

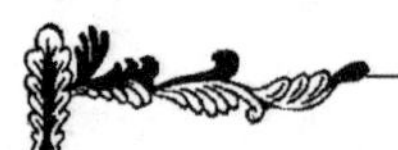

（2）中度恶性淋巴瘤

Ⅰ A ~ B、Ⅱ A 期，放疗全淋巴结照射根治量，化疗 CHOP 或 BACOP × 4 ~ 6 个周期，尤其是弥漫性大细胞型。

Ⅱ B 及Ⅱ A 期侵犯范围广的，化疗 2 ~ 3 个周期→放疗，全淋巴结照射，根治量→化疗（化疗总周期 6 个周期以上，即达 CR 后再加两个周期）。

Ⅲ、Ⅳ期　以联合化疗为主，必要时局部放疗。

（3）高度恶性淋巴瘤

以积极的全身化疗为主，必要时给予局部放疗，用骨髓移植（BMT）或自体外周血干细胞移植（AHSCT）及在集落刺激因子（CSF）支持下的强烈化疗，根据病情加或不加放疗。

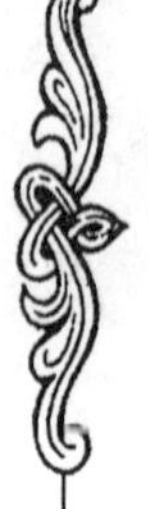

对低、中、高度淋巴病复发的病例的处理原则：或采用比原始化疗强的化疗方案，或改换新化疗方案。或在 BMT、AHSCT、CSF 等支持下进行强烈化疗，必要时加放疗。

（三）恶性淋巴瘤的中西医结合治疗

放疗和化疗作为治疗恶性肿瘤的主要方法，所取得的显著疗效已被人们所共识，而且越来越广泛地应用到临床中去；但由于放化疗所引起的不良反应，产生的并发症影响了在临床的应用。中医认为，放疗所用的射线，化疗所用的化疗药物是一种毒热之邪，可以伤阴耗气，消灼阴液，损伤脏腑功能，影响气血生化之源，从而使机体出现一系列病理性改变，即放化疗毒副反应，按中医的分类主要有恶心、呕吐、腹泻、腹痛、尿血、咳嗽、心悸、发热、口疮、痹证、痿证、疮疡、痈疽、正气虚等等。在这种情况下，可以给予适当的中药以起到减毒增效的作用。

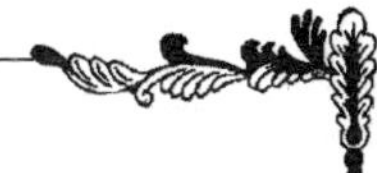

1. 局部反应

进行放射治疗时，放射线对相应部位的皮肤有一定程度的物理性刺激，并由此引起局部皮肤的炎症；一些化疗药物如长春碱类和茴环类等药物，有很强的局部刺激性，注射可引起栓塞性静脉炎，如果药物漏入皮下则可引起局部组织坏死。

（1）放射性皮炎

①表现：主要表现为皮肤的红、肿、热、痛；严重者局部溃破。

②预防：放射治疗中或放射治疗后要保持局部皮肤清洁、干燥，尽量避免使用刺激性药物或物理性刺激（摩擦、外伤等）。

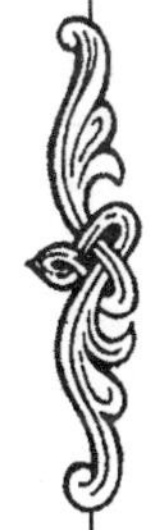

③治疗：出现破溃前可以用四黄膏、金黄散外涂，溃破后禁用，暴露病灶，同时涂擦龙胆紫，注意预防感染，也可口服清热解毒类药物。

常用药物

银花 12g、连翘 15g、板蓝根 12g、黄芩 9g、黄柏 9g、地丁 12g、车前草 12g、栀子 9g、赤白芍各 10g、夏枯草 6g、生甘草 10g

对于溃破日久不愈者，可以用生肌玉红膏外用，以祛腐生肌。

（2）栓塞性静脉炎

①表现：静脉注射部位疼痛，发红，血管变硬呈条索状，沿静脉皮肤色素沉着和静脉栓塞。

②治疗：一般采用湿敷法，如二黄煎（黄连 30g，黄柏 30g，大黄 30g）浓煎湿敷。也可口服清热解毒，消肿止痛之汤药。

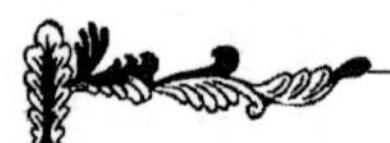

常用药物

银花 12g、连翘 12g、黄柏 12g、黄芩 10g、败酱草 15g、野菊花 10g、公英 10g、生草 6g、鱼腥草 15g、山甲 10g、皂刺 10g

（3）局部组织坏死

①表现：当刺激性强的药物（如常用的表阿霉素，长春新碱等）漏入皮下时，立刻引起局部红肿疼痛，如不及时处理，会引起组织坏死，严重者坏疽，需截肢处理。

②预防：首先医护人员要熟悉化疗药物的药理，注意给药途径，不得误用；在静注这类药物时最好用静脉冲入方法，或采用中心静脉插管来输液。

③治疗：首先用生理盐水进行稀释或用 2% 普鲁卡因作局部封闭。

对于溃破日久，难以愈合者可用益气补血，托毒生肌中药治疗。

常用药物

太子参 20g、生芪 30g、炒白术 12g、当归 10g、鸡血藤 20g、陈皮 12g、升麻 6g、柴胡 9g、阿胶 10g、枸杞 15g、山药 15g

2. 胃肠道反应

（1）呕吐

①表现：放化疗出现食欲不振，腹部胀满，口淡乏味，嗳气呃逆，严重者恶心呕吐，不能进食。

②预防：在放化疗前，同病人谈心，消除病人对放化疗的畏惧心理，以配合治疗，可以用药物预防呕吐。

③治疗：中药拟健脾和胃，降逆止呕为法。

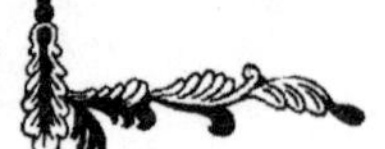

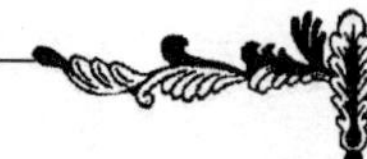

常用药物：

清半夏12g、陈皮12g、旋覆花9g、厚朴10g、代赭石12g（先下）、生姜9g、淡竹茹10g、茯苓12g、太子参15g、生草3g、焦三仙各10g、莱菔子12g，水煎服，日一剂。

（2）便秘

①表现：大便秘结不通，排便时间延长，或欲大便而艰涩不畅。

②预防：在化疗同时，给予润肠通便之中药。

③治疗：中药拟润肠通便为法。

麻仁10g、杏仁10g、芍药10g、枳实10g、厚朴10g、生地10g、麦冬10g、玄参10g。或麻仁润肠丸，每次1丸，1日3次。

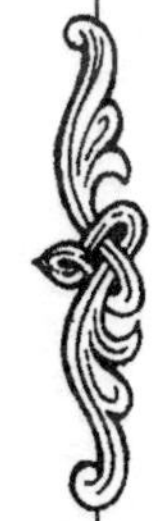

（3）化、放疗后，食欲下降

①症状：疲乏，纳呆，食少，脘痞胀，以上诸症食后益甚，便溏，腹泻，苔薄白或薄黄，脉弦细或细滑。

②辨证：脾胃不和

③治疗：和胃健脾，理气调中

④汤药：香砂六君子汤加减

生芪15g、白术12g、半夏9g、陈皮9g、枳壳9g、木香9g、砂仁6g、淡竹茹12g、焦三仙各15g

恶心，呕吐严重者，加旋覆花12g，生赭石15g。

胃脘疼痛者，加元胡12g、金铃子9g、白芍12g。

腹泻严重者，加炒苡仁18g，肉豆蔻6g，茯苓12g，炒诃子肉12g。

3. 骨髓抑制

恶性淋巴病的化疗一般需要6到8个周期，放疗也经常是大面积的，常常会导致程度不等的骨髓抑制，出现白细

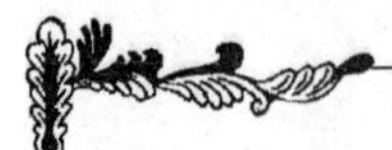

胞，血小板下降，不得不中止治疗。

（1）白细胞下降

①表现：白细胞下降低于正常，伴有乏力头晕，易外感等。

②预防：放化疗时注意血浆变化，并根据血浆变化调整剂量及间隔时间，根据化疗药物对骨髓抑制的程度，出现早晚或持续时间的不完全相同，合理制订化疗方案。

③治疗：中药用健脾补肾，益气生血之法。

太子参 20g、炒白术 12g、熟地 12g、山药 15g、黄芪 30g、山萸肉 10g、茯苓 12g、当归 10g、鹿角胶 6g、阿胶 10g、木香 9g、陈皮 12g、大枣 5g、生甘草 6g、女贞子 15g、枸杞子 15g

（2）血小板下降

①表现：血小板低于 8 万，全身乏力，腰酸腿软，舌暗，苔薄白，脉弦细。

②辨证：脾肾两虚

③治法：补益脾肾

方药：

山药 10g、吴茱萸 10g、生熟地各 15g、泽泻 10g、茯苓 10g、肉桂 6g、仙茅 10g、仙灵脾 15g、女贞子 15g、旱莲草 15g、鸡血藤 15g、石韦 15g

4. 心脏毒性

有心脏病的病人在放疗时会加重心脏的负担，蒽环类的化疗药物有一定的心脏毒性，导致心肌损伤，严重者可引起心力衰竭。

①表现：早期出现乏力，活动性呼吸困难，胸闷，气短，心悸，头晕，心律失常，后期出现心力衰竭可见心率加

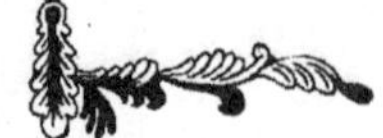

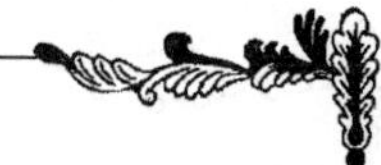

快，不能平卧，心脏扩大，胸水等。

②预防：在放化疗前、中、后，必须检查病人心脏情况，作心电图检查，对于心脏病病人，应当禁用或慎用阿霉素。

③治疗：温阳利水，活血化瘀

党参 15g、生黄芪 30g、附子 6g、麦冬 12g、川芎 6g、五味子 6g、山萸肉 12g、丹参 15g、防己 12g、木通 10g、炙甘草 3g、枸杞 10g

5. 肝脏毒性

对肝脏内肿瘤或其临近器官的肿瘤进行放疗时，常会损伤肝细胞，许多化疗药物在肝脏内代谢，损伤肝功能，引起中毒性肝炎。

①表现：肝区不适，乏力，厌食，伴 GPT 升高，腹胀腹泻，甚至出现黄疸。

②预防：尽量避免对肝脏的大面积、高剂量照射，放化疗前后都要进行肝功检查。

③治疗：健脾益气，化湿消浊

茵陈 12g、茯苓 12g、猪苓 12g、炒白术 10g、泽泻 10g、苡仁 20g、陈皮 10g、太子参 20g、五味子 15g、厚朴 12g、枳壳 12g、生甘草 10g、清半夏 12g、鸡骨草 12g、枸杞子 15g、虎杖 10g

④也可用中成药护肝宁片 4 片，口服，一天三次。或联苯双脂 10 粒，口服，一天三次。

6. 周围神经炎

在进行化疗时，抗肿瘤药物中长春新碱类药物可引起周围神经炎。

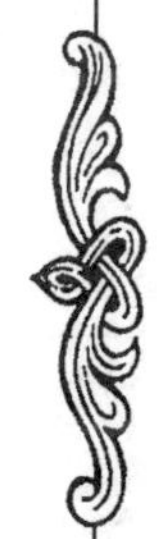

①表现：指（趾）发麻，四肢刺痛，感觉异常，肢端无

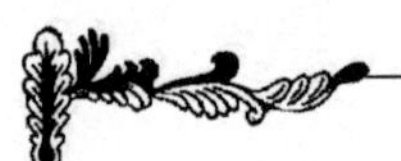

力，腱反射减弱或消失，足背屈外翻无力，有的病人可发生便秘或麻痹性肠梗阻。

②预防：在用长春新碱类药物化疗时，一定要控制用量，一旦病人出现感觉异常，指（趾）麻木，应当立即停药。

③治疗：疏风通络，行气化瘀

天麻 10g、钩藤 12g、川芎 12g、杜仲 12g、防风 10g、地龙 12g、川乌 8g、桑寄生 12g、牛膝 15g、全虫 6g、红花 3g、枳壳 12g、生甘草 6g。水煎服，日一剂。

中成药可用强力天麻杜仲丸每次 2 粒，每日三次。

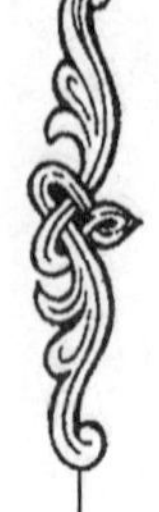

四、单验方

1. 软坚消瘤片。

2. 小金丸。

3. 治淋巴肉瘤方：华东苟雪一两，先煎两小时，再加黄药子，天葵子，红木香，七叶一枝花各 15g，煎汤滤取清汁服。

4. 加味消瘰丸：川贝母，生牡蛎，玄参，僵蚕，海蛤壳，海浮石等量，共研成细末，每次 3g，每日三次。

5. 加味解毒散结汤：板蓝根 30g、马勃 5g、薄荷 10g、公英 30g、瓜蒌 15g、玄参 15g、生地 12g、桔梗 10g、赤芍 12g、草河车 12g、郁金 10g、蜂房 3g。

（石闻光　整理）

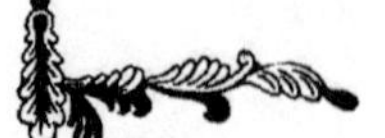

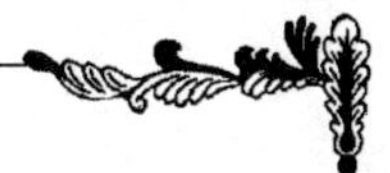

肾 癌

一、概况

1. 现代医学研究

肾癌是泌尿系统常见的肿瘤之一。在瑞典及冰岛的发病率较高，英国、东欧、非洲及亚洲较低。近年来肾癌的发病率有上升的趋势。据 1994 年统计，美国每年有 27000 以上新病例，其中 11000 例死于本病。我国目前尚无全国性肾肿瘤发病率统计。据 1990 ~ 1992 年我国 22 个省市居民死亡率及死因构成抽样统计，肾肿瘤的粗死亡率为 0.32/10 万人。按全国 13 亿人计算，每年约 4000 人死于本病。发病率远低于欧、美国家。肾癌在罕见的情况下可自行缓解，切除原发灶后肺内转移瘤灶缩小或消失。已有转移的肾癌患者的生存差异颇大，应用特异性或非特异性免疫治疗有效，故此在一定程度上可能与机体的免疫功能有关。目前根治性手术仍是首选的有效手段。然而在确诊时，25% ~ 57% 的病人已有转移，常见的部位是肺、淋巴结、肝和骨。

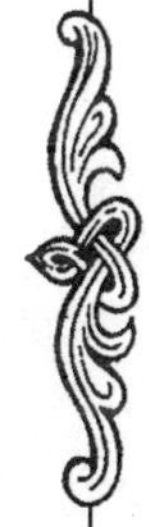

病因：一些环境、激素、细胞和遗传学因素被作为肾癌的致病因素进行了研究。其中吸烟为肯定的致病危险因素，男女的吸烟年数及总量与发病在统计学上呈明显的量反应关系，据统计，30% 的男性患者和 24% 的女性患者可能与吸烟有直接关系。用烟管直接吸入烟草或雪茄的人，其肾癌的

发病率明显增高。一项研究表明，吸烟者肾癌的发病率较不吸烟者高 1.7 倍。肥胖也是肾癌的高危因素，尤其是女性。环境和职业因素与肾癌也有关系。皮革鞣革工、制鞋工及接触石棉的工人肾癌发病率较高。终末期肾病出现获得性肾囊肿者易发生肾癌。

肾癌细胞有三种病理类型，即透明细胞、颗粒细胞和梭形（或肉瘤样）细胞。透明细胞的预后稍好于其他类型，肉瘤样肿瘤的预后最差。肾癌的细胞分级虽不常用，但它与存活有关，特别是对无远处转移的患者。1969 年 Robson 报道各期肾癌患者的 5 年生存率分别为Ⅰ期 66%、Ⅱ期 64%、Ⅲ期 42%、Ⅳ期仅 11%，多年基本保持不变。转移性肾癌患者的 5 年生存率很低，为 0 ~ 20%。随着 CT 和 B 超的广泛应用，偶发癌的检出率已明显提高，预后明显好于有症状的肿瘤，因为偶发癌一般是局限于肾内的小肿瘤。转移性肿瘤出现高血钙者的预后较差。多数研究表明，下列情况下转移性肾癌的存活期将延长：①肾切除术后至发生转移时的无瘤期长；②仅有肺转移；③身体状况良好；④原发肿瘤已切除者。

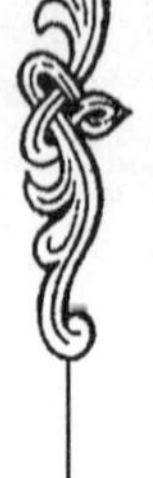

临床表现：肾癌患者多无症状，仅 19% 有典型的疼痛、血尿和腰部包块，常预示为晚期肿瘤。肾癌中转移性肿瘤占近 30%、局部浸润者占 25%、局限癌占 45%，肾癌发生肺、软组织、骨、肝、皮肤和中枢神经系统转移者分别为 75%、36%、20%、18%、8%、8%。

治疗：手术是肾癌唯一有效的治疗方法。放疗、化疗、免疫治疗无肯定的效果，据统计对 5 年的生存率无影响。

2. 中医学对肾癌的认识

中医古籍文献中有关肾癌的记载或描述较少，根据肾癌

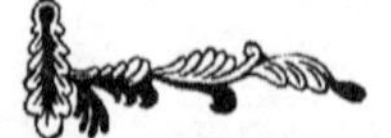

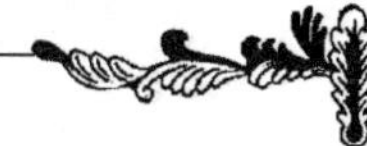

在临床中的表现，多归属于中医“血尿”、“腰痛”、“癥积”等范畴。中医学中提到的“肾岩”，并不是西医学中所谓的肾癌，而是指阴茎癌，两者不可混淆。

《灵枢·四时刺逆从论》中叙述：“少阴，涩则病积溲血”。《金匮要略》五脏风寒积聚篇中说：“热在下焦者则尿血”。清·林佩琴著《类证治裁》中说：“溺血与血淋异，痛为血淋，不痛为溺血，痛属大盛，不痛属虚”。这些描述包括了肾癌的病因和临床表现。

中医学认为本病乃由肾气不足，水湿不化，湿毒内生结于腰府；或外受湿热邪毒，湿热下注，入里蓄毒，气滞血瘀，阻结水道所致。

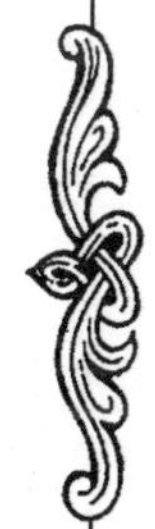

二、中医药治疗

（一）辨证论治

肾癌属于中医“血尿”、“腰痛”、“癥积”等范畴。其临床三大主要症状是无痛性血尿，腰部或上腹部肿块和腰痛。大部分患者在就诊时只有一个或两个症状。早期多以无痛性血尿为主，临床常呈间隙性，无痛性肉眼血尿为肾癌特有的症状。发生疼痛已属晚期，常呈腰背钝痛。腰腹肿块常在体检或影像学检查时发现。本病还表现非泌尿系统症状，如不明原因的发热、贫血、消瘦等。

本病辨证当辨明病期早晚，标本虚实。肾癌早期，多属标实，以湿热蕴毒，气血瘀阻为主。本病晚期，多属本虚标实，以气血双亏，肾虚毒蕴为主。

余主任根据多年临床经验，将肾癌的中医辨证分为以下四型：

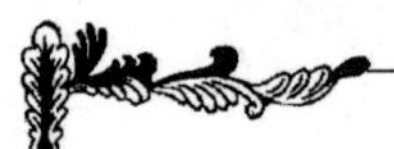

1. 肾气虚弱型

症状：神疲乏力，腰膝酸软，尿血，或午后低热，舌淡红苔薄白，脉沉细。

治法：补肾益气、佐解毒抗癌

方药：六味地黄丸加减

生熟地各12g，山药12g，山萸肉9g，丹皮12g，茯苓12g，生芪18g，白术12g，女贞子12g，淮牛膝12g，白英15g，半枝莲18g，仙鹤草30g，三七粉（冲服）3g

2. 湿热瘀毒型

症状：腰部或上腹部肿块，腰腹部疼痛，小便出血，口干苦，渴喜凉饮，纳呆、恶心呕吐，发热、舌质暗红苔薄白黄、脉弦滑。

治法：清热利湿，化瘀解毒，散结抗癌

方药：小蓟饮子合龙蛇羊泉汤加减

大小蓟各30g，淡竹叶9g，六一散（包）15g，生地15g，蒲黄炭12g，仙鹤草30g，炙乳没各9g，元胡12g，龙葵30g，蛇霉30g，白英30g，土茯苓12g，威灵仙12g，泽兰12g

3. 阴虚火旺型

症状：尿血时止时作，午后潮热、颧红、盗汗、腰酸乏力、眩晕、耳鸣、神疲、舌红苔少、脉细数。

治法：滋阴降火，凉血止血

方药：知柏地黄丸加减

知母9g，黄柏12g，丹皮12g，生地15g，龟板（先煎）12g，泽泻12g，玄参12g，山萸肉9g，女贞子12g，旱莲草12g，大小蓟各18g，藕节炭12g，三七粉（冲）3g，半枝莲30g

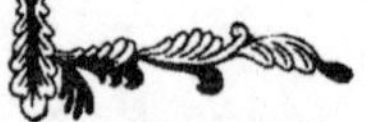

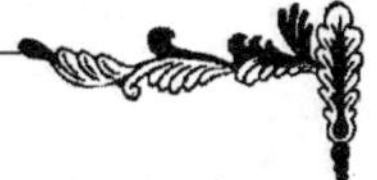

4. 气血亏损型

症状：消瘦、神疲乏力、气短喘息，面色无华，低热、纳差，口干，腰腹部肿物增大，疼痛，尿血，舌淡红或有瘀点瘀斑，苔薄白，脉细弱。

治法：大补气血，扶正抗癌

方药：八珍汤加减

黄芪 30g，党参 12g，白术 12g，茯苓 12g，生地 15g，当归 12g，赤白芍各 15g，炒枣仁 15g，白及 12g，甘草 6g，白英 15g，半枝莲 15g，生龙牡（先煎）各 18g，焦楂曲各 18g

（二）中成药

1. 六味地黄丸：具有养阴补肾之功效，每次 6 克，每日 2 次。适用于肾癌肾阴亏虚者。

2. 金匮肾气丸：六味地黄丸加肉桂、附片组成。具有温阳益肾之功效。每次 6 克，每日 2 次。适用于肾癌肾气虚者。

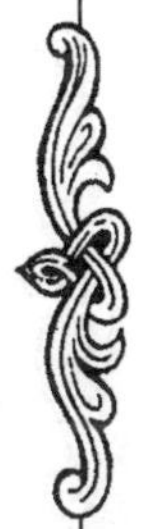

3. 榄香烯乳注射液：莪术的提取物，每日 400 ~ 600mg，连用 15 天为一周期。适用于肾癌阳虚血瘀。

4. 华蟾素注射液：每日 20ml，连用 28 天为一周期。适用于肾癌毒瘀互结者。

三、中西医结合治疗

1. 肾癌常用的治疗方法及适应症

手术治疗：根治性肾切除包括切除病肾、肾周脂肪、肾周筋膜和同侧肾上腺。有报道根治性肾切除的 5 年和 10 年生存率分别为 49% 和 52%，而单纯肾切除的 5 年和 10 年生存率分别为 33% 和 7.1%，故不提倡单纯性肾切除。部分病

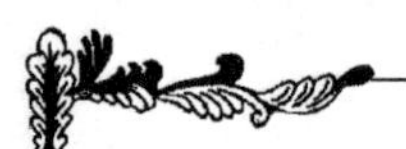

例在明确肾癌诊断时已发现有转移，且大部分为多处转移，其中常见的为肺部转移。对转移性肾癌，多数专家认为：单个转移灶应争取患肾和转移灶一并切除，术后辅以化疗或免疫治疗。孤立性肺转移灶应作肺叶或楔状切除，5年生存率为25% ~ 35%。多发性转移性肾癌，若条件许可，应切除原发灶后给予综合治疗，可缓解症状，延长生存期。偶有转移灶自行消失的报道，故对转移性肾癌应积极治疗。

放射治疗：作为手术前后的辅助治疗，适用于：①肿瘤短期内增长很快，全身中毒症状明显者；②术前放疗可使肿瘤体积缩小，减少术中癌细胞的播散；③对手术切除不彻底者，术后放疗可减少局部复发；④晚期肿瘤，放疗可缓解毒性症状，减轻疼痛、血尿。

免疫治疗：①干扰素通过增强自然杀伤细胞的活性，以及对肿瘤的细胞毒作用，抑制肿瘤细胞的分裂，是治疗转移性肾癌有效的方法。用法：干扰素300万单位肌肉注射，隔日1次或每周5次，连用3个月，可重复使用。②白介素-2：能促进和调节淋巴细胞的免疫功能。③肿瘤浸润淋巴细胞（TIL）：术前将患者的TIL分离、培养、扩增后回输，可提高机体淋巴细胞的反应，增强患者的抗肿瘤能力。

激素治疗：已有证明，部分肾癌与体内激素失调有关。正常肾和肾癌组织中含有雄激素和孕激素受体。对晚期肾癌的患者，激素可减轻症状，延长生存期，这可能与激素受体有关。常见的激素为甲孕酮，每次给予160mg，每日一次，连用3 ~ 6个月。

化疗：肾癌化疗的效果较差。常见的化疗药物：5-氟尿嘧啶（5-FU）、长春新碱（VLB），MMC、BLM、ADM、CTX。VLB的有效率为25%。为提高杀伤癌细胞的协同作

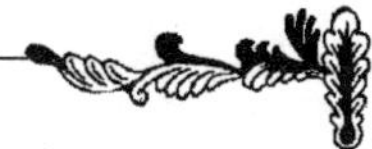

用和减少毒性反应，联合应用几种药物疗效明显，优于单个用药。

中医中药：术后、化疗期间均可口服中药，具有改善临床症状、减轻放化疗的毒副作用、延长生存期的作用，具体应用详见肾癌的中西医结合治疗。

2. 肾癌的综合治疗

（1）局限性肿瘤：目前根治性肾切除已成为局限性肾肿瘤的标准手术，即将肾周筋膜及其内容物完全切除，包括肾及肾上腺，要比单纯肾切除更彻底。

肾切除术后辅助治疗的放射治疗：目前资料显示，无淋巴结转移的 T1 和 T2 期肿瘤患者接受单纯根治术后 5 ～ 10 年生存率达 80%，故这类早期的患者并不适合放疗，只有侵及肾周筋膜、邻近器官或局部淋巴结且无远处转移的肿瘤患者方可接受术后辅助放疗，照射范围包括腋窝、肿瘤部位、主动脉及腔静脉旁淋巴结。

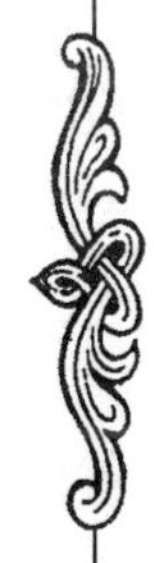

（2）转移性肾癌

①肾及转移灶切除术

对于转移性肾癌，特别是有疼痛、出血、乏力、高血钙、红细胞增多症或高血压者常行辅助或姑息性肾切除，这有可能缓解部分或全部症状。诱发肿瘤自发消退的作用还有待观察。孤立性转移灶切除对治愈率并无明显提高，但可延长寿命。

②肾动脉栓塞

肾动脉栓塞可单独或与肾切除术联合治疗转移性肾癌。有文献报道肾切除前先进行肾动脉栓塞，仅少数转移瘤呈部分或完全缓解，与单纯手术相比，二者的存活期无差异。

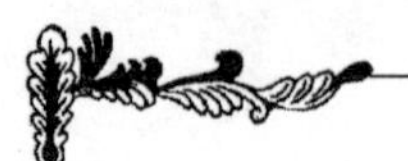

③放疗

肾、肺和脑是肾癌血性转移的主要部位，有肾、脑和脊柱等孤立转移灶者应先手术切除病变，然后放疗。据报道，外照射对 1/2 ~ 2/3 的有症状转移灶患者可产生主、客观缓解。

④化疗

肾癌对化疗不敏感，若按现代客观有效的标准判断各常用化疗药物的有效率，则它们仅为临界值，对延长寿命无明显作用。在常用的化疗药物中，氟尿苷（FUDR）和 5-FU 具有一定的效果，但目前尚无统一标准的常规化疗方案。造成原发耐药的原因可能是肾癌细胞表面有与耐药有关的 P-糖蛋白或其他耐药机制有关。

⑤激素治疗

根据雌激素诱导的叙利亚仓鼠肾细胞癌的临床前期研究结果，几十年来人们应用黄体酮治疗转移性肾癌。孕酮可抑制这些动物的肿瘤发生，大剂量孕酮、切除肾上腺或睾丸可抑制肿瘤生长。此外，观察到男性的肾癌发病率高于女性，男女患者的生存率不同及肾癌细胞上有激素受体，这些现象均支持激素治疗。但 30 年应用黄体酮、睾酮或抗雌激素类药物的经验表明，动物模型并不能真正代表人类肾癌。Kjaer 分析了黄体酮的治疗作用，发现肾癌并非是激素依赖性肿瘤，一般对激素无反应，有效率很低，仅 1% ~ 2%，为部分缓解，缓解期短，无临床意义，同时作为辅助治疗措施也无明显治疗价值，激素受体含量与肿瘤的反应性也无相关性。因此，临床选用孕激素治疗肾癌还有待探讨。

⑥生物治疗

重组 IFN-α 的有效率一般为 15% ~ 20%，缓解期平

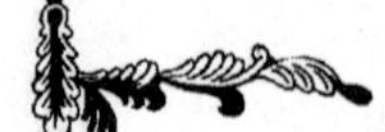

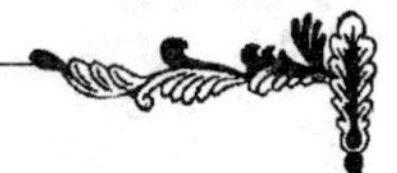

均为 6 ~ 10 个月。目前，尚未确定最佳的治疗方案及疗程，常应用中等剂量，即（5 ~ 10）百万 U/m^2，肌肉注射（IM）或皮下注射（SC），3 ~ 5 次 / 周或每天一次。出现缓解的时间一般较长，常需数月，因此，从抗肿瘤活性和患者耐受性方面考虑，长期用药优于大剂量间歇给药。身体状况良好、已行肾切除及以肺部病变为主者的疗效较好，能延长寿命，而原发肿瘤未切除或转移瘤较大者的效果较差。INF 治疗对延长寿命的作用虽然尚未明确，但由于可使部分患者缓解，而且长期应用无明显的毒副作用，因此得到广泛应用，用以治疗转移性肾癌。

IL－2：大量资料显示，大剂量 IL－2 治疗转移性肾癌的各种治疗方法的有效率为 15% ~ 20%，身体健康、心肺功能良好及先行肾切除的有效率一般较高。大剂量一次性用药方案由美国国立癌症研究院（NCI）的外科医生提出，并在其他中心广泛应用。在第 1 ~ 5 天和第 15 ~ 19 天每隔 8 小时静脉推注大剂量 IL－2 600 00 ~ 720 000IU/m^2，间隔一周后再重复，有副作用时停用。欧洲采用连续输注大剂量 IL－2 疗法，即 120 小时内给予 1.8 千万 IU/m^2，间隔一周，其副作用为低血压，减量后即可恢复正常，一般不用升压药。一次性大剂量给药和持续静脉滴注 IL－2 两种给药方式的疗效无明显差异。同 IFN－α 一样，根据目前资料还很难确定 IL－2 对转移性肾癌的真正治疗价值，但有些患者应用 IL－2 后产生持久的完全或部分缓解，表明这些患者的自然病史可能有显著改变，这也是进行 IL－2 治疗的依据。

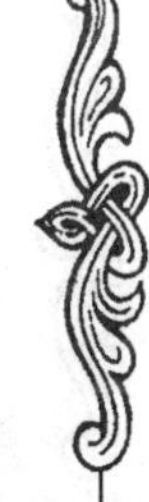

IL－2 与 IFN－α 联用的有效率：IL－2 与 IFN－α 联用的根据是两药单用均对肾癌有效，而且临床前模型显示二者有明显的协同作用。然而当 IFN－α 与 IL－2 联用时则发现

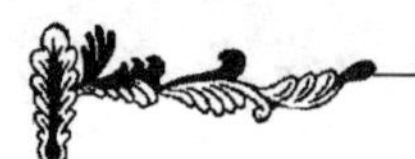

其毒性反应相似或多于单用 IL–2 或 LAK 细胞者，但增效作用仍不十分肯定，法国的一项多中心研究显示：IL–2 与 IFN–α 联合应用可显著提高有效率和存活期。有些资料显示门诊小剂量皮下注射 IL–2/IFN–α 联合治疗，有效率为 15% ~ 35%。

⑦肾癌的中西医结合治疗

肾癌以手术切除为主要治疗手段，但许多肾癌就诊时多已有局部浸润及远处转移，无法切除，部分患者虽已切除了肿瘤，但仍容易发生远处转移，所以仍需与放疗、化疗、中医中药治疗相结合，采用综合治疗以提高疗效，延长生存期。

中医药治疗与手术治疗相结合

肾癌术后常见腰膝酸软，体弱乏力，低热纳呆等，为肾亏气虚，余毒未尽，中药治疗以滋肾益气，解毒通淋，常以左归丸为主加减：生熟地各 15g，枸杞子 15g，女贞子 15g，菟丝子 15g，生芪 30g，太子参 20g，白术 9g，茯苓 15g，山萸肉 20g，杜仲 9g，鸡内金 12g，海金沙 20g，瞿麦 15g，土茯苓 20g，龙葵 20g，半边莲 30g，白花蛇舌草 30g。配合六味地黄丸、西黄丸，可长期服用，巩固手术效果，防止复发和转移。肾癌术后蛋白尿者，可予中药：生芪 30g，桑寄生 30g，党参 15g，山药 15g，菟丝子 15g，山萸肉 15g，仙灵脾 15g，熟地 15g，泽泻 12g，白术 9g，枸杞子 15g，丹皮 12g，牛膝 9g 等，水煎服，每日 1 剂。

手术后复发或中晚期患者治疗以清热利湿、活血散结为主。方以龙蛇羊泉汤化裁：白英 10g，龙葵 30g，蛇霉 30g，半枝莲 60g，白花蛇舌草 60g，瞿麦 20g，黄柏 15g，土茯苓 20g，元胡 15g，大小蓟各 30g，仙鹤草 25g，马鞭草 15g。

中医药治疗与放疗相结合

肾癌患者对放射线多不敏感，单纯放疗效果不佳，但术后配合放疗能降低肾癌局部复发，减少远处转移，延长生存期。放疗不可用于原发病灶周围浸润固定者的术前及已有局部浸润者，肾静脉中有癌栓、局部淋巴结有转移但无远处转移者，能缓解症状，延长生存时间。姑息性放疗能缓解肾癌有远处转移者的临床症状，提高生存质量。放疗过程中，常规配合中医药治疗，可减少放疗的毒副作用，治则拟清热解毒、滋补肝肾、凉补气血、健脾和胃。常用药：银花 20g，黄柏 9g，瞿麦 9g，滑石 15g，生地 15g，枸杞子 15g，女贞子 15g，何首乌 20g，赤芍 15g，桑寄生 20g，山药 20g，白术 9g，茯苓 15g，焦三仙各 12g，车前子草各 12g。

中医药治疗与化疗相结合

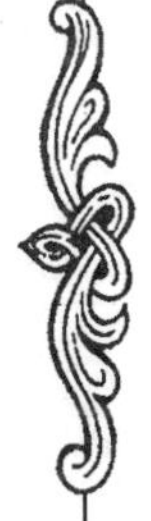

化疗对肾癌的作用较差，联合化疗也未能明显提高疗效，对晚期肾癌部分病例有一时性效果，部分对肺转移灶有稳定作用，可延长生命。常用药包括 5-FU、VLB、ADM、MMC。

化疗期间予扶正中药治疗，化疗期间及化疗后予扶正祛邪中药，能提高疗效。扶正法拟滋补肝肾、健脾和胃、补气养血。祛邪法拟清热解毒、化瘀散结等法。

化疗或晚期者方以八珍汤加减：黄芪 30g，当归 20g，太子参 30g，茯苓 15g，干地黄 20g，赤白芍各 10g，女贞子 20g，枸杞子 20g，黄精 30g，地骨皮 15g，干蟾皮 10g，僵蚕 10g，半枝莲 60g，白花蛇舌草 60g。

手术后复发或中晚期患者的中医治疗

以清热利湿、活血散结为主。方以龙蛇羊泉汤化裁：白英 10g，龙葵 30g，蛇霉 30g，半枝莲 60g，白花蛇舌草 60g，

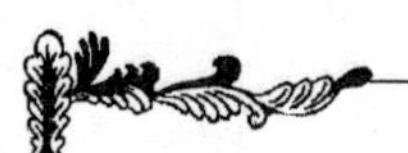

瞿麦 20g，黄柏 15g，土茯苓 20g，元胡 15g，大小蓟各 30g，仙鹤草 25g，马鞭草 15g。

预后：肾癌的预后与肾癌的临床分期密切相关。有静脉癌栓的病例，若肾静脉或下腔静脉内癌栓完全取净，预后良好。肾癌侵犯肾周脂肪组织和筋膜，彻底切除后，45% 生存 5 年；有局部淋巴结转移者预后不良，侵及邻近脏器预后极差。肿瘤大小与预后无明显关系。有报道：根治性肾切除 + 区域性淋巴结清扫术，Ⅰ期病例 5 年生存率为 87.4%，Ⅱ期为 60.6%，Ⅲ期为 44%，而未作淋巴结清扫的 5 年生存率仅为 33%。

四、单验方

1. 小蓟 30 ~ 60g，瞿麦 30g，石见穿 30g，白花蛇舌草 30g，赤芍 15g，炮山甲 12g，补骨脂 12g，川断 30g，牛膝 30g，水煎服，每日一剂。

2. 复方龙蛇羊泉汤：蜀羊泉 30g，龙葵 30g，土茯苓 30g，海金沙 15g，灯心草 3g，威灵仙 15g，白花蛇舌草 30g，水煎服，每日一剂，连服二个月。

3. 大小蓟各 15g，半枝莲 30g，白花蛇舌草 30g，槐花炭 9g，贯众炭 9g，蒲黄炭 9g，茯苓 9g，猪苓 15g，黄柏 9g，生地 5g，水煎服，治尿血不止，每日一剂分 2 次。

4. 活蟾蜍 2 只，纱布包煮烂，服汁，每晚睡前服，连服 3 日，停数日，可再重服，注意勿过量中毒。

5. 半边莲 120g，水煎服，每日一剂。

6. 赤小豆 6g，黑豆 60g，生薏仁 60g，刀豆子 30g，水煎服，每日一剂。

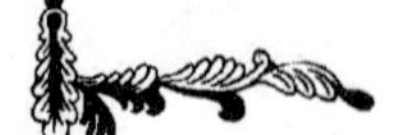

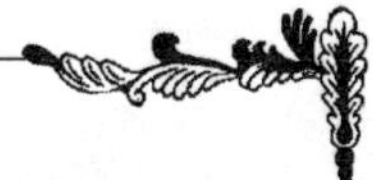

7. 黄药子 9g，半边莲 15g，白茅根 30g，薏米 15g，野葡萄根 30g。疼痛时加海金沙 15g，金钱草 15g；血尿加血见愁 30g，大小蓟各 30g，生地炭 30g，水煎服，每日一剂，分两次服。

8. 猪苓 30g，薏米 30g，汉防己 12g，八月札 20g，石上柏 15g，夏枯草 30g，石见穿 30g，水煎服，每日一剂。

9. 瞿麦 30g，茜草 30g，龙葵 30g，水煎服，每日一剂。

10. 冰片 3g，藤黄 3g，麝香 0.3g，生南星 20g，共研细末，酒、醋各半调成糊状，涂布腰区、腹部疼处，药干可换之。

11. 肉桂 30g，吴茱萸 90g，生姜 120g，葱头 30g，花椒 60g，共炒热，以布包裹，熨腰痛处，冷再炒热，用于肾癌术后肾虚腰部冷痛者。

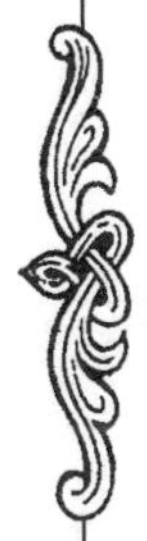

12. 生地 12g，小蓟 15g，滑石 15g，蒲黄 9g，木通 9g，藕节 30g，竹叶 9g，栀子 9g，当归 3g，猪苓 9g，银花 9g，太子参 15g，白术 12g，水煎服，每日一剂，分两次服，肾癌出血或合并感染者用之。

13. 金钱草 30g，海金沙 30g，鸡内金 20g，石韦 12g，冬葵子 12g，滑石 20g，瞿麦 20g，赤芍 15g，木通 9g，泽兰 2g，生甘草 6g，水煎服，每日一剂，用于小便不畅，尿频尿急尿痛等。

14. 单味药煎汤代茶饮，马鞭草 60 ~ 120g，或瞿麦 30 ~ 120g，或藕节 50g，或金钱草 30 ~ 120g 或石韦 30 ~ 120g。

15. 止血散：煅花蕊石 30g，煅龙牡各 15g，阿胶珠 30g，代赭石 30g，大小蓟各 30g，侧柏叶 20g，焦山栀 9g，茜草炭 20g，上药共研细末，加入云南白药 18g，调匀，每次 6g，

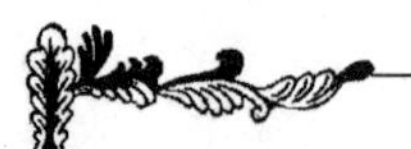

每日 3 ~ 4 次，温开水送服。用于肾癌合并大出血。

16. 蝎鳖蛎甲汤：牡蛎 15g，穿山甲 12g，全蝎 6g，青皮 6g，木香 4.5g，五灵脂 9g，桃仁 9g，杏仁 9g。水煎服，每日一剂。另加鳖甲煎丸 12g，药汁送服。

中医学认为："正气存内，邪不可干"，"邪之所凑，其气必虚"。中医的"正气"又称"真气"和"元气"，是人体生命活动的统帅和动力。人体的正气的生成，来自脾肾两脏。中医认为肾为先天之本，脾为后天之本。明代李士材根据《内经》治病必求于本的说法提出"善为医者，必责根本。而本有先天后天之辨，先天之本在肾，后天之本为脾"。肾癌的发生根本在于正气亏虚，根据该理论，余桂清主任认为肾癌的治疗应以扶正培本为主，其中扶正主要在于健脾补肾，特别是照顾脾胃，后天生化之源不能好好运化，任何补养都不能起到应有的作用。因此，扶正培本中对脾胃的注意应放在首位。此外，在扶正的同时，根据辨证论治，选用有针对性的药物（如归经），将扶正与祛邪同用，比单纯地用抗癌药更为有益，副作用更少。现代研究对该理论提供了一定的理论和实验依据。近期的实验研究结果证实以扶正培本为主的联合治疗具有防止肿瘤转移复发的作用，其分子机制在于可以从多环节、多层次诱导人肿瘤细胞凋亡，其中扶正培本中药作为复方中的重要组成部分，作用尤为突出，研究结果为指导临床用药提供了实验依据。

（李杰　整理）

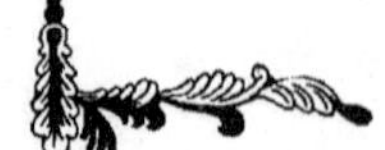

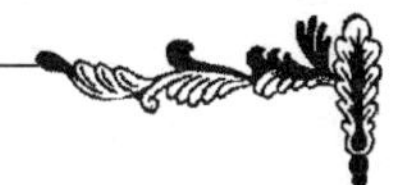

骨肿瘤

一、概况

凡在骨骼系统各种组织如骨、软骨、纤维组织、脂肪组织、造血组织、神经组织和未分化的网状内皮结构等处发生的肿瘤均为原发性骨肿瘤。转移性骨肿瘤不在此列。目前骨肿瘤发病年龄多在 11 ~ 30 岁，据统计，我国骨肿瘤的良恶性之比为 1.9∶1。日本为 2.4∶1。但美国的资料则相反，良恶性之比为 1∶3.2。

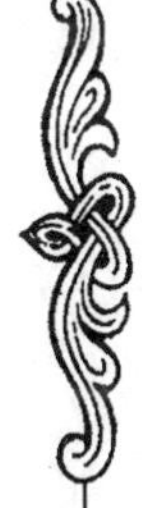

骨肿瘤中最常见的是骨肉瘤和尤文肉瘤，骨肉瘤是青少年最常见的恶性肿瘤之一，约占原发性恶性肿瘤的 35%，占全部瘤癌的 0.3%，美国的发病率 1/10 万，日本 7/10 万，中国和印度为 0.25/10 万。高发年龄在 10 ~ 25 岁，可发生于骨骼的任何部位，尤其是股骨远端、胫骨及肱骨近端。尤文氏瘤也是骨肿瘤的一种，占骨肿瘤的 5% ~ 10%，本病多发生于 3 ~ 20 岁，尤其是 5 岁以下男孩，30 岁以下者约占 85%，男性略多于女性，男∶女之比为 6∶4，本病多发生于四肢长管状骨，如股骨等。

目前对骨肿瘤的病因不明确，认为慢性轻微损伤及慢性感染均可引起骨肿瘤。近年来研究认为与肉瘤病毒及放射性物质如镭、锶等有关。

中医对骨肿瘤的认识最早见于《内经·灵枢》，属中医

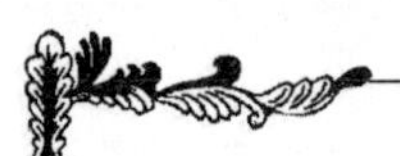

石疽范畴，汉·《华佗神医秘传》“肿不变色，漫肿疼痛，坚硬如石”，与现代骨肿瘤及尤文氏瘤相似，其病因病机中医认为寒伏癌凝，热毒瘀结，与气血相合，伏于骨骼所致。

骨肿瘤恶性程度高，早期即可出现血行播散，预后较差。近十年来骨肿瘤的最大进展是对原发性的进一步认识和骨肿瘤的分类，使诊断及治疗有所提高。其中骨肉瘤的 5 年生存率由 20 年前的 10% ~ 15%，提高到目前 60% ~ 70%，尤文氏瘤的 5 年生存率由 10% 以下提高到目前的 75%，无病生存最长可达 7 年。治疗上骨肿瘤早期局限性病灶应广泛的切除。术后以辅助化疗或放疗、中医药等综合治疗。辅助化疗的治愈率由单纯截肢的 20% 提高到 40% ~ 60%，并能使骨肉瘤早期的肺转移发生率明显减少。术前化疗及动脉插管化疗使手术切除率进一步提高。放疗对骨肿瘤不敏感，而尤文氏瘤对放疗敏感。局部复发率高达 27% ~ 38%。中医药扶正培本对骨肿瘤放化疗减毒增效具有明显作用，中药抗骨肿瘤也有广泛的应用前景。

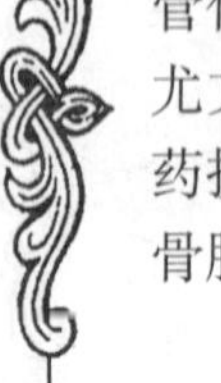

二、中医药治疗

中医对骨肿瘤的认识较广泛，属“石疽”“石痈”“骨痨”范畴。认为肾虚不能主骨生髓，以致寒湿之邪或外力损伤骨骼，气血凝滞，经络受阻，日久不化，蕴结成毒，腐蚀骨骼，邪聚成瘤。余桂清主任认为病位在肾、在骨，病机是正虚为本，邪实为标。并根据多年临床经验按中医辨证分型如下。

1. 阴毒壅滞，脉络不通

症状：病变局部肿胀或肿块，时疼时止，逐渐加重，尤

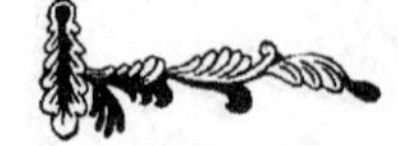

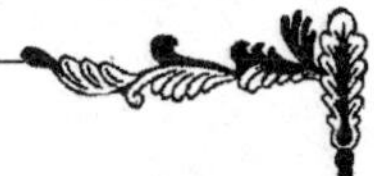

如针刺刀割，遇寒加重，得热则减轻，大便溏薄，小便清长，舌淡苔薄白，或舌体胖大，脉沉迟或涩。

论法：散寒解毒，通络止痛

方药：乌头汤加味

制川乌、制草乌各6g，生黄芪15g，白芍10g，麻黄6g，木瓜10g，防己10g，姜黄10g，木鳖子15g，乳香6g，没药6g，骨碎补，补骨脂，透骨草各30g，白芥子6g、炙甘草10g

怕冷者加肉桂5g，干姜10g，疼痛甚者加元胡10g，川芎10g。

2. 气滞血瘀，毒热蕴结

症状：患处肿胀灼痛，皮肤变紫，逐渐加重，刺痛拒按，时如火烧电灼，口干渴，大便干结，小便短赤，舌绛有瘀斑，苔薄黄或厚黄，脉涩或弦数。

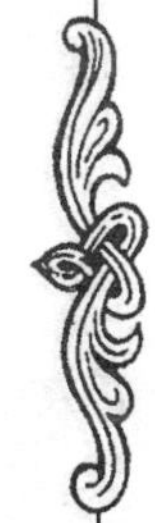

治法：清热凉血，化瘀消肿

方药：白虎桂枝汤加减

生石膏（先下）30g，知母12g，桂枝10g，生地15g，玄参15g，赤芍20g，丹皮15g，金银花20g，连翘12g，黄连10g，栀子10g，紫草根30g，炙甘草10g

口干大便干加大黄10g（后下）、玉竹20g、五味子10g。肿胀疼甚者加公英20g、葛根20g、地丁10g、八月札15g、凌霄花10g。

3. 肾虚髓伤，骨骼瘀毒

症状：患处肿胀疼痛，皮肤青紫或暗红，肢体活动障碍，伴腰膝酸软，头晕耳鸣，或五心烦热，二便不畅，舌质暗红，少苔，脉沉细，多见于晚期骨肿瘤。

治法：填精补髓，化瘀散结

方药：独活寄生汤加减

桑寄生 30g，独活 15g，川芎 15g，生地 30g，山萸肉 18g，土茯苓 20g，女贞子 20g，旱莲草 20g，骨碎补 20g，透骨草 15g，牛膝 15g，丹皮 15g，白芍 15g，黄柏 15g，枸杞子 15g，夏枯草 15g

疼痛甚者加元胡 10g，木香 10g。头晕耳鸣，腰膝酸软者加党参 30g，杜仲 15g，五心烦热甚者加白薇 10g，地骨皮 10g，五味子 10g。

4. 脾肾两虚

症状：上肢或下肢隆起包块、骨胀痛，纳差，腹胀，四肢乏力，腰膝酸软，或午后潮热，面容憔悴，舌淡，苔薄白或无苔，脉细数，多见于骨肿瘤后期。

治则：健脾补肾，扶正抗癌

方药：脾肾方加味

太子参 30g，白术 20g，生地 30g，茯苓 30g，山药 30g，扁豆 15g，泽泻 15g，丹皮 15g，枸杞子 20g，菟丝子 15g，补骨脂 15g，青蒿 10g，地骨皮 10g，女贞子 15g，焦三仙各 10g，黄芪 30g

胀痛甚者加厚朴 10g，香附 10g，川芎 15g，鸡血藤 30g，纳差者加山楂 15g，腰膝酸软者加狗脊 15g，苦楝 10g。

扶正培本在放化疗中的应用

1. 放疗初起为热毒炽盛，局部红肿热痛，口干口渴，大便干，舌质红，苔薄黄，脉数。

治则：清热解毒，凉血活血

方药：五味消毒饮加减

银花 15g，连翘 15g，蒲公英 15g，生地 15g，丹皮 15g，土茯苓 30g，熟大黄 10g，茜草 10g，旱莲草 15g，山药 15g，

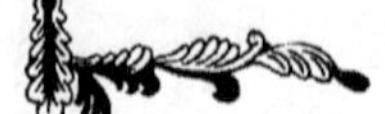

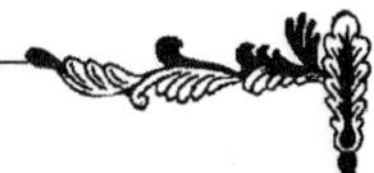

赤芍15g，乳香5g，没药5g，焦三仙各15g

红肿甚者加桃仁15g，红花10g；痛甚者元胡10g，川芎10g，白芍10g。

2. 放疗后期为阴虚内热，表现为口干、消瘦，局部皮肤干燥，低热，五心烦热，舌红少苔，脉细等肺肾阴虚之象。

治则：滋阴清热，养肺补肾

方药：生地12g，天冬、麦冬、元参各10g，川贝12g，黄芪15g，党参15g，百合15g，赤白芍各15g，川楝15g，山萸肉15g，枸杞子15g，女贞子15g，玉竹15g，石斛15g，葛根30g

烦热不眠者加酸枣仁15g，夜交藤15g，低热不退者加白薇15g，地骨皮10g，消瘦明显者加怀山药20g，白术15g，茯苓20g，党参30g。

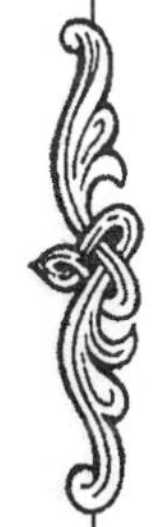

三、中西医结合治疗

骨肿瘤的治疗以手术、放疗、化疗为主，近年来中西医综合治疗尤为突出。通常骨肿瘤初期在术前可服此药，可用解毒消肿止痛抗癌方药，如仙方活命饮加味。

银花15g，防风10g，白芷10g，当归6g，陈皮10g，川贝10g，花粉15g，乳香6g，没药6g，炮山甲15g（先煎），皂刺6g，白花蛇舌草15g，龙葵15g，元胡10g，水煎每日一剂。

服药后肿癌或可缩小，肿痛减轻，有利于手术。

西医治疗通常在术前采取化疗，常可提高手术切除率。常用药物有阿霉素、顺铂等。

放疗加中药的治疗：在骨肿瘤的放射治疗中，尤其是尤

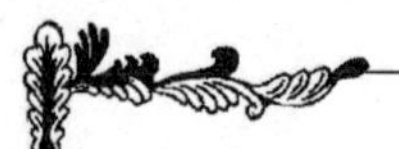

文氏瘤对放疗更加敏感，放疗剂量也较大，放疗过程中出现热毒伤阴，肾精亏损，骨髓空虚，出现放射处皮肤青紫肿胀，瘙痒，伴面色灰暗或黧黑，舌暗有瘀斑，脉弦涩等病。

中医辨证：肾虚髓伤，阴虚血瘀

治法：补肾生髓，滋阴化瘀

方药：牛腿骨60g，石斛、女贞子、旱莲草、杜仲、川楝、当归、刺蒺藜、骨碎补、山萸肉、龟板、牛膝各10g，生地、熟地、黄柏、知母、丹参各15g，全蝎6g，水煎服，日一剂。

化疗合并中医药治疗：目前化疗较常用药物有IFO、ADM、PDD、CTX、VCR等，化疗中容易出现骨髓抑制及消化道症状，此时运用中药可明显缓解消化道反应，保护机体、保护骨髓，提高免疫功能，提升红细胞、白细胞，具体运用如下。

化疗时恶心或呕吐、腹胀、食欲不振、全身乏力、舌淡、苔白、脉细。

治法：健脾和胃，降逆止呕

方药：香砂六君子汤加味

木香10g，砂仁6g，陈皮6g，半夏10g，党参15g，白术10g，茯苓10g，旋覆花10g，黄连6g，焦三仙各15g，白芍10g，干姜10g，水煎日一剂。

化疗时骨髓抑制、白细胞下降、全身乏力、面色㿠白、舌淡、苔白、脉细，证属脾肾两虚。

治则：健脾补肾抗癌，扶正培本，可用脾肾方加味

太子参30g，鸡血藤30g，白术15g，枸杞子20g，女贞子15g，菟丝子15g，补骨脂20g，生地30g，山药30g，茯苓15g，丹皮15g，仙灵脾10g，黄芪15g。水煎日一剂。

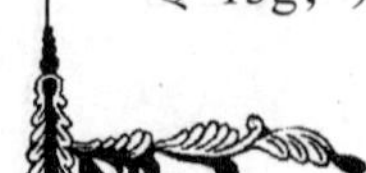

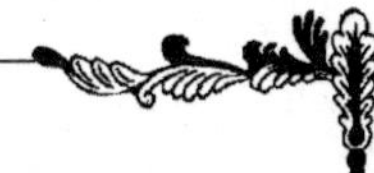

化疗时出现口腔溃疡，皮肤色素沉着，属中医阴虚内热、阴阳失调，临证时用滋阴清热、调和阴阳。方药如下：

生地 30g，土茯苓 30g，玉竹 15g，石斛 10g，黄连 6g，黄柏 10g，桂枝 6g，白芍 10g，五味子 10g，玄参 15g，桃仁 15g，熟地 20g，水煎日一剂。

骨肿瘤的免疫治疗：有报道用干扰素，白介素等治疗，但疗效不十分确定。化疗、放疗后巩固治疗的同时，运用扶正培本抗病方法，提高身体免疫功能，常用脾肾方，即扶正冲剂。主要药物有

枸杞子 15g，黄精 15g，生地 30g，菟丝子 15g，熟地 20g，生黄芪 30g，仙灵脾 15g，白花蛇舌草 30g，半枝莲 15g，补骨脂 15g，党参 30g，女贞子 30g，白术 30g，怀山药 15g，水煎日一剂。

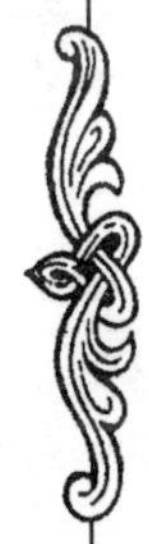

四、单验方

1. 本消丹：由仙鹤草、马钱子、白矾、郁金、五灵脂、枳壳、干漆组成，每片 0.5g，每次 4 ~ 8 片，每日 3 次。

2. 寻骨风、白英、羊蹄根各 30g，补骨脂 15g，水煎服，每日一剂。

3. 牡蛎、牛腿骨各 90g，夏枯草、石斛、首乌、女贞子、杜仲、川断、蒺藜、当归、白术、黄芪、龙骨、骨碎补各 30g，三棱、乳香、没药、熟地各 15g，蜂蜜 500g，熬膏内服，每次 5ml，每日 3 ~ 5 次。

4. 儿茶、硼砂、水银各 3g，冰片 0. 4g，麝香、血竭各 9g，黄柏 15g，共为细末，擦于患处。每日 3 次。

5. 穿山甲用植物油炸成黄色，研成细末，分装，灭菌后

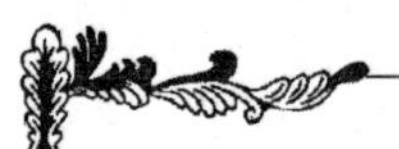

备用。用时将出血处沾干，迅速把细末撒在出血部位，加压包扎，一般1～5分钟内完全止血。治疗骨肿瘤出血。

6. 海藻、昆布、牡蛎、骨碎补、夏枯草各30g，石斛15g。水煎服，每日一剂。

7. 夏枯草15g，凤尾草24g，柴胡、龙胆草各9g，炙鳖甲24g、地骨皮、僵蚕、蝉衣、地龙各12g，板蓝根15g，漏芦6g，生姜2片。每日一剂，水煎服。

8. 硇砂120g，冰片5g。泡高粱酒内，外搽肿起处。

9. 黄芪、生山桂、茯苓、薏苡仁、白花蛇舌草各30g，当归、乌梅、天花粉各10g，狗脊、续断、黄药子各12g，山药15g，水煎服，每日一剂。

10. 补骨脂30g，大麻药10g，萆薢30g，水红参30g，三七6g，痄腮树3g，六方藤16g，刺五加15g，白毛藤30g。水煎日一剂。

11. 干六棱菊15g，水四碗，煎至一碗，每日服一次。

12. 蜈蚣10g，全蝎10g，东丹30g，斑蝥1g，白果皮1g，生石膏15g，共研细末，每次6g，撒在患处。

13. 明矾15g，生石膏15g，天南星1.5g，蟾酥1.5g，东丹60g，红砒2g，乳香、没药各5g，炮山甲、白芷各10g，肉桂45g。共为细末，外敷患处。切忌口服。

14. 生地、石见穿、煅牡蛎各15g，玄参、知母、桂曲（包煎）各9g，寒水石、地骨皮、半枝莲各30g，丹皮10g，水煎服，每日一剂。

五、医案精选

病案一：陈某某，女性，25岁，工人，病案号025721。

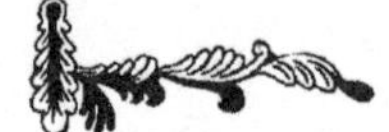

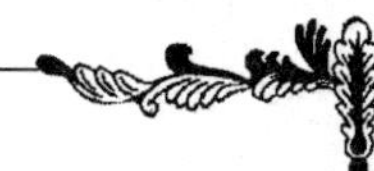

因右腿胫骨肿胀，疼痛4个月，于1970年7月经北京医科大学第一附属医院X线检查诊断为“右腓骨上段骨肉瘤。”于同年8月12日在该院做切除术，术后病理诊断为右下肢腓骨骨肉瘤，术后做化疗三次。出院后右脚疼痛，不能行走，运动时右腿部疼痛，右下肢浮肿，全身乏力，易于疲劳，饮食差，大小便正常，舌淡暗、苔薄黄、脉弦滑。证属：正气不足，肝肾阴虚挟瘀，治以扶正祛邪，滋补肝肾，化瘀解毒。方药：生黄芪30g，生地20g，熟地30g，当归10g，枸杞子15g，女贞子15g，杜仲15g，桑寄生15g，黄柏10g，赤芍15g，川芎15g，丹参15g，白花蛇舌草30g，焦神曲15g，水煎日1剂，服用15剂。

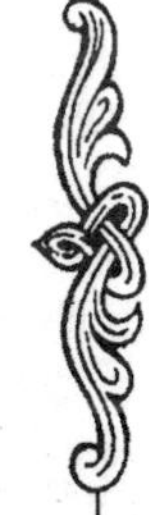

二诊时患者疼痛减轻，精神好，全身乏力好转，右下肢肿胀消退，可以活动，纳差，舌淡，苔白，脉细。证属脾胃虚弱，气血不足。可用健脾养胃，益气补血之方，方药：党参30g，白术15g，茯苓15g，鸡内金10g，陈皮10g，姜半夏10g，怀山药15g，玉竹15g，补骨脂15g，菟丝子15g，鸡血藤15g，熟地15g，麦芽30g，谷芽30g，水煎日一剂，共服30余剂。

三诊时患者精神好，面色红润，体质增强，疼痛消失，可行走，舌淡，苔白，脉细数，基本如常人，遂予健脾补肾强筋骨抗癌中药。方如下：党参20g，白术15g，茯苓30g，独活15g，金樱子15g，女贞子15g，枸杞子15g，续断15g，狗脊15g，丹皮10g，半枝莲15g，焦神曲15g，生薏仁15g，水煎日一剂。征癌片每日2次，每次3片。西黄解毒胶囊每次2粒，每日2次。二者交替服用。

用中医药治疗2年，1972年于北京某大医院复查X线片，未发现转移复发。可参加工作。

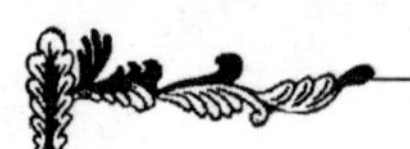

病案二：李某某，男性，15岁，学生。患者于1981年3月初自觉活动后右下肢疼痛，未注意，后逐渐加重，并发现右膝关节下肿物，约鸡蛋大小。同年5月于北京宣武医院诊治，经X线检查发现右下肢胫骨肿物，诊为骨肉瘤，并于6月初于该院手术切除，术后病理为“骨肉瘤”，术后用CTX、HTX局部化疗，3个疗程，化疗后骨髓抑制，白细胞下降为0.5×10^9/L，血小板为6.5×10^9/L，血色素7.5×10^9/L，伴面色苍白，全身乏力，纳差，舌淡，苔薄白，脉细数，中医辨证为脾肾两虚，治疗以健脾益肾，扶正培本，方药为太子参30g，白术15g，茯苓15g，补骨脂15g，枸杞子20g，菟丝子15g，生地15g，石韦15g，淮山15g，鸡内金10g，焦山楂15g，阿胶珠15g，鸡血藤15g，当归10g，熟地15g，麦芽15g，生黄芪20g，丹皮15g，日一剂，水煎服七剂。

一周后复查血常现，白细胞为2.8×10^9/L，血小板为14.2×10^9/L，血色素为19.5×10^9/L，精神好转，乏力明显减轻，面色红润，苔白，脉细，效不更方，拟上方再用七剂，一周后再复查血常现，白细胞为5.6×10^9/L，血色素为12.5×10^9/L，白小板15.7×10^9/L，无明显不适，后用西黄解毒胶囊每次2粒，每日3次，抗癌治疗。五年后复查，未见复发及转移。

病案三：张某某，男性，15岁，学生。

患者于1992年3月自觉右膝关节肿疼，呈阵发性，晚上尤甚，自认为在学校运动时碰伤，用跌打药酒及止痛膏外敷，疼痛略有减轻，同年5月发现左膝关节下一肿块，固定不移在胫骨部长出，即于北京积水潭医院就诊，X线示：胫骨部骨肿瘤，活检病理为骨肉瘤，并做手术切除。术后一周做化疗，药物有MTX、PDD、ADM，共6个周期，化疗期

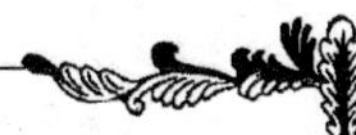

间出现白细胞下降、血小板减少，乏力、脱发，纳差等症。中医属脾胃气虚，热毒伤阴，治疗予以健脾益气，补血的方药，药用党参 30g，白术 10g，茯苓 15g，玉竹 15g，石斛 15g，土茯苓 10g，生地 15g，怀山药 15g，扁豆 15g，山楂 15g，白花蛇舌草 10g，肉苁蓉 1.5g，麦芽 15g，枸杞子 15g，水煎日一剂，连服一月。各症状减轻，白细胞、血小板正常，再做 3 个周期化疗，化疗后出现严重的口腔溃疡，进食困难，疼痛，低热，大便干、舌质红、苔薄黄、脉数，证属阴虚内热，肝肾阴虚。治以滋阴清热，化瘀解毒，扶正培本。方药：生地 20g，丹皮 15g，赤芍 15g，熟大黄 10g，玉竹 15g，麦冬 15g，银花 15g，青蒿 10g，地骨皮 10g，黄精 20g，旱莲草 10g，沙参 15g，党参 15g，焦神曲 15g，日一剂，连进 7 剂，水煎服。一周后基本痊愈，再以扶正培本，调节脾胃之法：补骨脂 15g，牛膝 15g，桑寄生 15g，当归 6g，鸡血藤 15g，枸杞子 15g，菟丝子 20g，山萸肉 15g，金樱子 10g，怀山药 15g，白术 15g，茯苓 15g，党参 15g，日一剂，共服二月余。后辅以征癌片日 2 次，每次 3 片，扶正防癌口服液每次 10ml，每日 2 次，半年后停药，后间断服二周停一周。

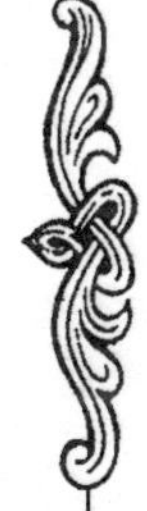

1995 年某医院复查胸片，CT 示未见肺转移，局部无复发，再辅以中药扶正培本，健脾益肾之剂。同时服西黄解毒胶囊每日二次，每次 2 粒。坚持一年，目前患者仍然健在，并参加工作。

病案四：郭某某，男性，14 岁，学生，深圳人。

患者 1992 年 3 月初自觉在打球时因碰撞发现右下肢上 1/3 处疼痛，当时未注意，3 个月后该处出现一肿块，约 3cm × 4cm，硬，固定，即于广州中山医科大学就诊，经拍

片示：右下肢骨肉瘤。同年 7 月于广州中山医科大学肿瘤科切除，术后病理为骨肉瘤，术后一周做化疗，MT × 1g，每周一次，共 6 次化疗，化疗期间出现严重的毒副作用，白细胞下降最低时 0.8×10^9/L，血色素 10.1 g/L，血小板 6.5×10^9/L，全身乏力，纳差，舌淡，苔薄白，脉细数。证属气血两虚，予以益气补血，扶正培本。方药有太子参 15g，白术 15g，茯苓 15g，熟地 15g，丹参 10g，川芎 10g，枸杞子 15g，补骨脂 10g，菟丝子 10g，草河车 10g，怀山药 10g，焦山楂 10g，鸡内金 10g，生黄芪 15g，丹皮 10g，水煎服，每日一剂。共服一周。复查白细胞，血小板，血色素均有提高，恢复正常。每次化疗后皆服此中药。

化疗后二月予以扶正防癌口服液每日 2 次每次 10ml。辅以征癌片每日 2 次，每次 3 片。扶正冲剂每次 9g 冲服，每日 2 次，两者交替使用，每一周交替一次。

1993 年 12 月复查胸部 CT 及局部未见复发转移。又以扶正冲剂 9g，每日 3 次，服用一周后，间断一周再服用，连服一年。1995 年起服药如下：太子参 15g，白术 10g，茯苓 15g，生地 15g，枸杞子 15g，菟丝子 15g，补骨脂 15g，白花蛇舌草 15g，半边莲 15g，生黄芪 15g，女贞子 15g，鸡内金 10g，淮山 15g。水煎服，每日一剂。

患者 1997 年于广州中山医科大学肿瘤医院复查未见复发或转移。目前已大学毕业，参加工作。

（董海涛　整理）

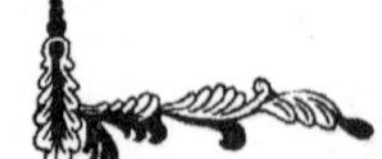

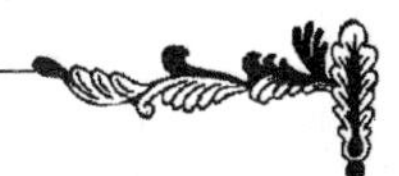

子宫颈癌

一、概况

宫颈癌是妇科最常见的恶性肿瘤之一，占我国妇科生殖系统肿瘤之首，占 72.4% ~ 93.1%，据世界卫生组织统计，20 世纪 80 年代全世界宫颈癌每年新发病例为 45.94 万，我国为 13.15 万，约占总数的三分之一。世界上宫颈癌发病率最高的是哥伦比亚的卡利，为 62.3/10 万，而以色列的发病率低，仅为 4.5/10 万。我国宫颈癌高发区常连接成片，从内蒙、山西、陕西经湖北、湖南到江西，形成一个宫颈癌高发地带，且山区的患病高于平原的三倍。宫颈癌的发病率一般随年龄的增长而显著上升。多见于 40 岁以上的妇女。由于近年来国内外普遍采用了阴道脱落细胞防癌涂片检查，宫颈癌的发病率已明显下降，死亡率也在不断下降。根据我国 29 个省市自治区 1923 ~ 1975 年回顾调查，宫颈癌的标准死亡率为 9.98/10 万，山西省最高为 24.47/10 万，西藏最低为 2.97/10 万。我国宫颈癌患者的平均死亡年龄为 58 岁。对于宫颈癌的病因目前尚无明确定论，多数学者认为可能与以下因素有关：

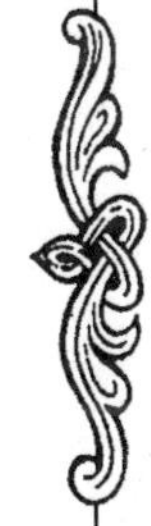

（1）性生活过早：早产多产以及性生活紊乱。

（2）外源因素：男子包皮过长或包茎者，或男子患有阴茎癌或前列腺癌者，这些男子的妻子患宫颈癌的机会增加。

（3）内分泌因素：大多数的报道认为宫颈癌的发生可能与激素有关。

（4）病毒感染：单纯疱疹Ⅱ型病毒，人乳头状病毒的感染与宫颈癌的发病有关。

（5）其他因素：吸烟，不良的生活习惯，精神刺激都与宫颈癌的发病有关。

中医学称宫颈为“胎门”或“子门”，对于宫颈癌的记载，见于中医妇科之“崩漏”“带下”及“癥瘕”的篇章中。《素问》就有“任脉为病，女子带下瘕聚”；“盖冲任失调，督脉失司，带脉不固，因而带下”。中医认为此病为心情所伤，肝郁气滞，冲任受损，肝、脾、肾脏虚损，外受湿热，或积冷结气，血塞伤络所致。

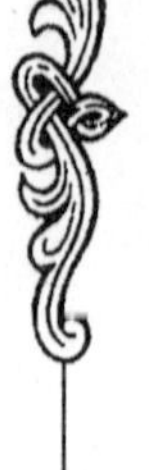

宫颈癌目前的主要治疗手段是手术及放疗。化疗作为一种辅助治疗方法在临床上普遍使用，尤其对于一些晚期患者更为适用。近几十年来，我国的医务工作者应用中医学治疗宫颈癌，也取得了较好的疗效，尤其是中西医结合治疗宫颈癌，已作为一种常规疗法广泛应用于临床。通常宫颈癌发展较慢，如果能早期发现，早期诊断，早期治疗，疗效比较理想，其预后较其他系统肿瘤为好。据我国上海、北京、广州等地报道（1980 年），手术治疗宫颈癌 3867 例的五年生存率为：Ⅰ期 95.4%，Ⅱ期 75.8%，10 年生存率Ⅰ期 95%，Ⅱ期 74%。江西省妇产医院 1972 ～ 1986 年用三品一条枪（中药）治疗早期宫颈癌 230 例均达近期治愈。如果将中医药与手术、放疗和化疗结合起来，可明显减轻放化疗的副反应，提高疗效，延长生存期。

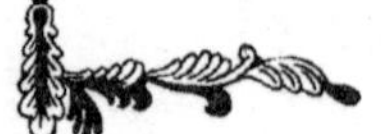

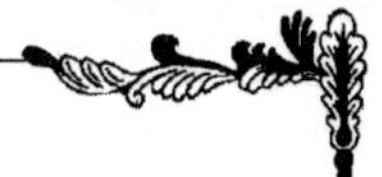

二、中医药治疗

子宫颈癌属中医妇科的“崩漏”、“带下”及“癥瘕”等范畴。我国古代医学家认为“崩漏”与冲任伤损有关。“妇人崩中者，由脏腑损伤冲任二脉，气血俱虚故也，二脉为经脉之海，血气之行，外循经络，内连脏腑，若气血调适，经下依时，若劳动过极，脏腑俱伤，冲任之气虚不能制约其经血，故忽然而下，谓之崩中暴下”。余主任在治疗妇科肿瘤时，重视冲任脉，审证求因，重视正气，强调辨病与辨证相结合。子宫颈癌的发生以冲任损伤，气血亏虚，肝、脾、肾诸脏虚损为根本，而外感湿热，或寒冷积结，气滞血瘀为原因，导致正气损伤，冲任失调，湿热寒毒瘀结而成。辨病就是掌握疾病的本质、发展过程和不同转归的独立病变及其规律性，辨证，是对肿瘤所表现的各种症状和体征的综合，也是对肿瘤发展过程中的病因、病变性质和正邪斗争方面的概括。《医宗金鉴·四诊心法要诀》：“望以目察，闻以耳占，问以言审，切以指参，明其诊道，识病根源，能合色脉，可以万全。”对于宫颈癌的辨证，也应该掌握这些基本原则。余老认为宫颈癌的高发年龄大多是40岁以上的妇女，主要是因为其年近七七，天癸将竭，阴阳失调，正气虚弱，如此时外感湿热邪气，或烦躁易怒，肝郁气滞，瘀血阻于胎宫，结而成肿。如果平常不注意养生之道，房室不节不洁，多产伤肾，温煦无能，冲任失调，这也是易患子宫颈癌的重要因素。余主任在肿瘤的诊治过程中，非常强调“正气”的重要性，“正气存内，邪不可干”，所以“健脾益肾，扶正培本”的理论贯穿于整个肿瘤的治疗当中。但扶正并不等于不祛

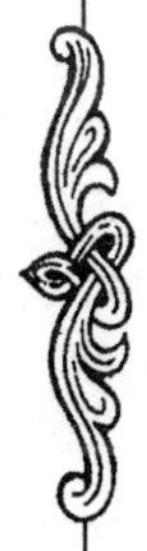

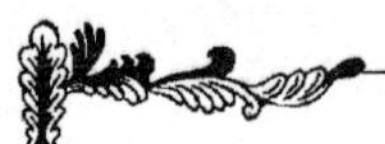

邪，在宫颈癌的早期，应当以清热解毒，化湿祛瘀为主，兼以扶正；而在后期，主要扶正培本，提高机体的抵抗力，兼以活血化瘀，减少肿瘤的复发转移。余主任在平素治疗宫颈癌时大体分为以下五型进行辨证论治。

1. 肝肾阴虚型

症状：头晕目眩，耳鸣腰酸，心烦易怒，夜不安寐，口干舌燥，五心烦热，白带稍多，时有阴道出血，色鲜红，脉弦细或细弱无力，舌质红或有裂纹，少苔。

治法：滋阴养肝，清热解毒

方药：知柏地黄丸加减

生地 12g，麦冬 12g，黄柏 12g，知母 12g，山药 15g，丹皮 10g，山萸肉 10g，地骨皮 12g，女贞子 15g，旱莲草 15g，阿胶 10g，夏枯草 12g，黄芩 12g，赤白芍各 10g

2. 肝郁气滞型

症状：胸胁胀满，情绪郁闷或心烦易怒，少腹胀满，口苦咽干，白带多，阴道出血，色暗，舌质暗红苔黄，脉弦。

治法：疏肝理气，散郁化结

方药：逍遥散加减

柴胡 9g，赤白芍各 12g，当归 10g，茯苓 12g，白术 10g，生甘草 6g，黄芩 12g，白英 12g，川楝子 10g，太子参 20g，枳壳 12g，陈皮 10g，郁金 12g，龙葵 20g，莪术 10g

3. 湿热瘀毒型

症状：白带多，色黄如米泔，味臭，身重体倦，脘腹胀满，纳呆，尿黄，大便黏滞不爽，小便黄浊，舌红苔黄，脉滑数。

治法：清热解毒，利湿消胀

方药：藿朴夏苓汤加减

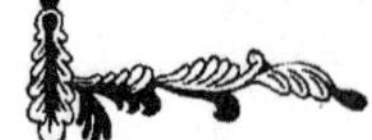

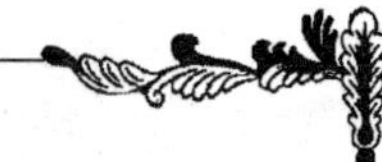

藿香12g，佩兰12g，银花12g，黄柏12g，黄芩12g，连翘12g，山栀9g，清半夏12g，陈皮10g，白芍12g，枳壳12g，夏枯草15g，苍术12g，白花蛇舌草30g

4. 脾肾阳虚型

症状：身倦乏力，腰膝冷痛，纳差，白带多，质清稀或有多量阴道出血，色淡量多，或伴畏寒肢冷，舌质淡苔薄白，脉沉细无力。

治法：健脾温肾，补中益气

方药：金匮肾气丸加减

太子参20g，炒白术10g，茯苓12g，当归10g，生黄芪30g，制附片（先煎）6g，肉桂6g，山药12g，山茱萸10g，鹿角胶（烊化）10g，阿胶（烊化）12g，木香6g，补骨脂12g，生姜9g，生草10g，砂仁6g，焦三仙各10g

5. 气滞血瘀型

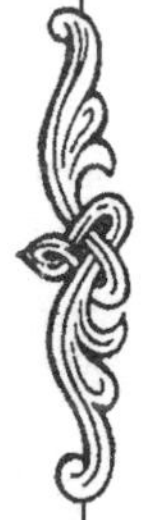

症状：少腹疼痛，痛有定处，固定不移，按之尤甚，面色晦暗，或见唇甲青紫，阴道出血色暗紫夹有血块，舌质暗紫或有瘀斑，脉弦。

治法：活血化瘀，理气止痛

方药：少腹逐瘀汤加减

川芎10g，当归10g，赤芍12g，肉桂9g，小茴香10g，干姜6g，蒲黄6g，五灵脂6g，元胡12g，白芷10g，柴胡10g，红花6g，鳖甲12g，白花蛇舌草30g，三七粉（冲服）3g

三、中西医结合治疗

余桂清教授早年毕业于国立江苏医学院，热爱中医事

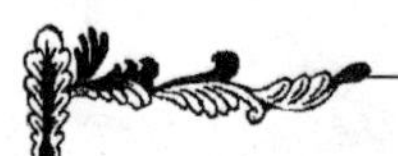

业，参加西学中学习班，师从名老中医，刻苦钻研中医基础理论知识，应用现代医学知识研究中医药，融会贯通，成为我国中西医结合治疗肿瘤的创始人之一。余主任不仅倡导西医学习中医，而且号召中医学习西医，各自发挥优势，开展中西医结合治疗肿瘤。利用现代医学的手术、放疗、化疗和生物免疫尽可能的杀灭肿瘤细胞，以达到“祛邪”的目的，而将扶正培本的中药贯穿在整个治疗过程中，强调人体是一个统一的整体，肿瘤治疗必须是综合治疗。子宫颈癌病人，要根据病人确诊时的情况，早期的或能够手术切除的应当尽量手术切除。不能切除的可采用术前放疗或化疗减小瘤体，创造手术机会；对手术后的病人可根据术中情况及术后病理合理选择放疗，对于一些晚期病人选用化疗。

（一）手术与中医药相结合治疗

宫颈癌手术治疗的原则要尽可能的切除病灶，但要适当地控制手术的范围，减少并发症，在术前应当充分利用CT、MRI等影像学的优势，确定手术切除的范围。宫颈癌Ⅰa_1期行筋膜外全子宫或扩大全子宫切除术，宫颈癌Ⅰa_2期行广泛全子宫切除术，对于Ⅰb期及Ⅱa期需行广泛性全子宫切除术及双侧盆腔淋巴结清扫术。对于早期宫颈癌病人，病人年迈体弱不愿手术或不能耐受手术的，也可用“三品一条枪”中药疗法，可取得比较好的疗效。

余主任认为肿瘤是一个全身性的疾病的局部表现，手术治疗仅仅是“祛毒”，减少了肿瘤负荷，同时手术会伤及人体气血，导致正气虚弱，容易出现复发和转移，故应当采用一些扶正培本，益气养血的中药以扶持人体正气，常用中药有：太子参、黄芪、女贞子、旱莲草、枸杞子、鹿角霜、茯苓、当归等；同时可用少量的清热解毒及活血化瘀的药物以

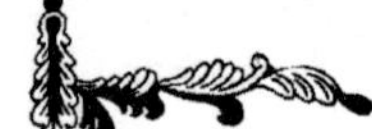

扶正而不留邪，杀死肿瘤细胞，减少复发或转移，常用中药有：龙葵、白花蛇舌草、山慈菇、莪术、红花、夏枯草、半枝莲、白英等。总之，术后口服一些中药汤剂和扶正解毒抗癌的中成药，可以提高宫颈癌病人的生存质量，延长其生存期。

（二）放疗与中医药相结合治疗

放疗是治疗宫颈癌的主要方法，各期宫颈癌都可以进行放射治疗，无论是鳞癌或腺癌均有一定的敏感性，宫颈癌的发展在相当长的时间内，病变局限于盆腔内，同时有自然的腔道便于腔内放疗，早期宫颈癌的放疗与手术的疗效相仿。宫颈癌的放疗应当是体外照射与腔内放疗相结合。放疗也是有副作用的，余主任根据宫颈癌病人放疗后早期所表现出的“热”的症状，认为放射线属“热毒”，早期易伤人体阴液，而后期会伤及人体正气，导致气阴两虚。在治疗方面强调在放疗开始后可口服一些清热解毒，滋阴生津的中药，如：知母、生地、玄参、麦冬、野菊花、黄柏、丹皮、地骨皮等。对于常见的放射性直肠炎，常采用白头翁汤加减，屡屡取得较好的疗效。而对于放射性膀胱炎，出现尿频、尿急、尿痛、少腹部隐痛不适者，常用清利湿热、缓急止痛方法治疗，用八正散加减；对于频繁尿血，如辨证为实证可用小蓟饮子合导赤散，重用小蓟至30g，而对于虚证应当合并用益气养血止血药物，如生黄芪、升麻、血余炭、三七粉、旱莲草等。中医药与放疗相结合治疗宫颈癌，应当辨证论治，灵活应用，中医药对于放疗有减毒增效作用，提高机体的耐受性，增加肿瘤的放疗敏感性。主要适用于宫颈癌中属于血瘀证的病人，使用活血化瘀中药，减少肿瘤组织中的乏氧细胞，常用药物有莪术、川芎、益母草、红花、丹参、当归、

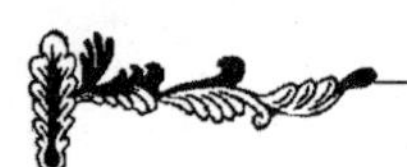

赤芍等。

（三）化疗与中医药相结合治疗

宫颈癌的治疗主要采用手术和放射治疗，但对于晚期或复发转移的宫颈癌病人也可用化疗进行姑息性的治疗。近年来开展的新辅助化疗用于原发肿瘤直径 >4cm 的Ⅰ或Ⅱ期病人，即在手术或放疗前进行化疗，使大块肿瘤缩小后再进行手术或放疗，以提高手术切除率，减少复发转移，延长生存期。另外它可以和放疗同时综合治疗用以改善晚期宫颈癌（Ⅲ和Ⅳ期）的盆腔控制和提高长期存活率，也可以作为复发或转移病人的“挽救治疗”。顺铂一直被认为是治疗晚期宫颈癌的最有效单药，可达到 23%，其次为异环磷酰胺、卡铂，5－氟尿嘧啶和阿霉素也是比较有效的，目前采用较多的是 PVB 方案（顺铂 + 长春新碱 + 博莱霉素）和 BIP 方案（博莱霉素 + 异环磷酰胺 + 顺铂）。余主任认为宫颈癌病人化疗有效率偏低，而且毒副反应严重，非晚期病人一般不主张化疗，主张中西医并用，各自发挥优势，化疗药物杀伤癌细胞祛邪，而健脾补肾中药扶正培本，兼以活血化瘀，软坚散结。对于骨髓抑制严重，血象下降的病人，病人表现为倦怠乏力，头痛，面色苍白，毛发脱落，发热，时有衄血，舌淡苔白，脉细无力，中医辨证为气血两虚，精髓失养，可用健脾益肾，补气养血中药，补中益气汤加减，常用药物有生黄芪，当归，炒白术，茯苓，鸡血藤，大枣，枸杞，女贞子，何首乌，龙眼肉，阿胶，生草，焦三仙等。对于胃肠道反应严重的病人，主要表现为食欲下降，恶心，呕吐，腹胀腹泻，全身乏力，夜寐不安，舌淡苔白厚，脉滑，中医辨证为脾失健运，胃失和降，可用健脾和胃，降逆止呕中药治疗，以四君子汤、二陈汤加减，常用药物有太子参，炒白

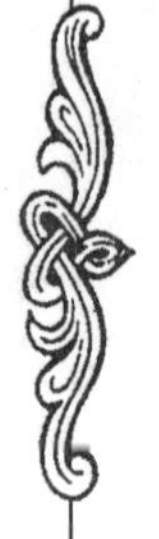

术，茯苓，生苡仁，旋覆花，白扁豆，清半夏，生姜片，陈皮，淡竹茹，厚朴，焦三仙，鸡内金，莱菔子，生甘草等。余老在宫颈癌的治疗中，发现有少数病人，尤其是有慢性支气管炎及慢性肺部疾患病人，在采用博莱霉素化疗后，会引起肺纤维化，常表现为干咳少痰，气短，呼吸不畅，胸部不适，舌红少苔，脉细无力，胸部X线检查有弥散性间质纤维化，中医辨证为毒热之邪，灼伤肺阴，常用滋阴润肺止咳，兼以活血化瘀，可以沙参麦门冬汤加减，药物主要有生地、沙参、麦冬、当归、鲜芦根、川贝、杏仁、款冬花、丹参、鲜梨汁、胆星、川芎、地龙、丝瓜络、橘红等。余老认为，肺纤维化，重在预防，尽量少用此类药物，或提前用中药预防。

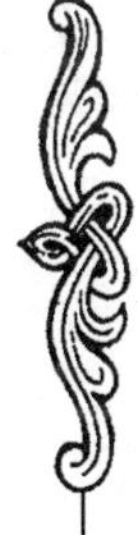

四、单验方

大多数的子宫颈癌根据其临床症状及妇科检查，不难作出诊断。尤其是在城市，由于医务工作者对于宫颈癌的重视，医疗卫生的普及，许多子宫颈癌病人得以早期发现，早期诊断和早期治疗。但在我国的农村及偏远山区，子宫颈癌仍然是严重危及妇女生命的疾病。中医中药在治疗子宫颈癌方面有较好的作用，积累了丰富的经验。余主任在治疗子宫颈癌时，采用中西医结合方法，广泛收集民间验方，去粗去伪，博采众长，筛选出了一些比较有效的验方和治疗方法，在临床上辨证使用，对一些病人起到了减轻症状，提高生存质量，延长生存期的作用，现选录一些，供大家参考。

1. 阴道洗液：主要适用于子宫颈癌阴道分泌物偏多，伴有恶臭；局部疼痛，皮肤瘙痒，可用燥湿解毒，软坚消痛液

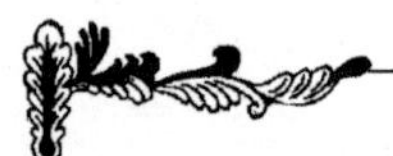

外洗。

苦参20g，蛇床子20g，黄柏12g，花椒叶15g，苍耳子15g，蒲公英15g，蝉衣10g，白鲜皮20g，败酱草15g

煎水300 ~ 500ml后，坐浴或反复冲洗，每日二次。

2. 中药“三品一条枪”锥切疗法：这是由江西省妇女保健院率先使用的，将“三品”放入宫颈管内，敷贴宫颈局部，使宫颈癌灶及其周围组织凝固、坏死，而后自溶脱落，达到根治早期宫颈癌的目的。治疗时应当严格控制其适当症，对于一些年老体弱，不愿意手术治疗的病人，在本人同意的基础上方可使用，要注意药品的消毒，以免引起严重感染。组方如下。

白砒45g，明矾60g，雄黄7.2g，没药3.6g

先将前二种药品混合煅制研末，加雄黄，没药粉混匀，压制成饼、杆的形状，经紫外线消毒后备用。辅助药物为双紫粉（紫草、紫花地丁、草河车、黄柏、旱莲草各30g，冰片3g，共研成细末）、鹤酱粉（仙鹤草、败酱草、银花、黄柏、苦参各30g，冰片3g，共研成细末），均应经高压消毒后外用。

3. 催脱钉：北京妇产医院使用此药治疗宫颈癌，取得了较好的疗效。其组成如下：

山慈菇18g，炙砒9g，雄黄12g，蛇床子3g，麝香0.9g，硼砂3g，枯矾18g，冰片3g

将以上诸药研成细末，加适量的粳米糊制成1cm长的钉状栓剂。

4. 掌叶半夏（上海妇产医院）

治疗方法：以掌叶半夏制成口服液内服，制成栓剂或棒剂外用，口服每天生药60g，外用每栓含生药50g，棒剂

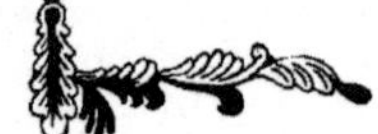

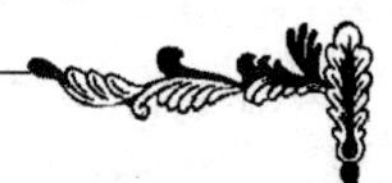

含生药5～7.5g，栓剂贴敷宫颈，棒剂塞颈管，每天一次（此疗法中掌叶半夏有毒性，口服用药要慎用，年老体弱者勿用）。

5. 中成药

（1）软坚消瘤片：属中国中医研究院广安门医院院内制剂，以软坚散结，活血化瘀中药组成，对宫颈癌，卵巢癌有一定疗效。口服，每次3～4片，每日三次。

（2）消瘤丸：属广安门医院院内制剂，对妇科肿瘤及一些良性肿瘤有一定疗效。口服，每次1丸，每日二次。

（3）西黄解毒胶囊：属广安门医院院内制剂，以清热解毒，化瘀抗癌中药组成，对恶性肿瘤均有一定疗效。口服，每次2粒，每日三次。

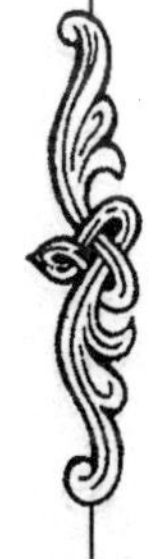

五、医案精选

王某，女，78岁，工人。

患者于1988年10月开始无明显诱因地出现下腹部隐痛，白带增多，有腥臭味，患者自以为劳累所致未予重视。症状加重，腹痛加剧，伴有阴道出血，于1988年12月18日在北京妇产医院经阴道脱落细胞学检查诊为宫颈鳞状细胞癌。因患者有糖尿病史23年，冠心病史15年，年纪大，体质弱，患者及家属不愿手术治疗，决定采用放射治疗及中医药治疗，故于1989年1月开始在医科院肿瘤医院行宫颈癌放射治疗，在放疗期间，患者在我科门诊服中药治疗，当时患者下腹隐痛，腰膝酸软，口干口渴，白带量多，腥臭，伴阴道出血，舌红少苔舌面干燥少津，脉细弱无力。余主任认为患者年老体弱，加之有消渴病多年，放射线属热毒，更易伤津

耗气。患者应属阴虚火旺，治疗方面应当益气养阴，兼以清热解毒，凉血止血，拟方为：大生地30g、沙参12g、麦冬15g、知母12g、黄柏9g、女贞子15g、旱莲草15g、枸杞子15g、夏枯草15g、仙鹤草12g、制元胡12g、白英12g、生草6g、三七粉（冲）3g、白花蛇舌草30g。每日一剂，水煎服，日二次。患者在放疗期间连续服用，口干舌燥，腰膝酸软症状缓解。当白细胞下降时，在上方基础上加上生黄芪30g、当归10g、鸡血藤20g以养血生血，使患者顺利完成了放疗。在放疗结束后，根据病人情况应用健脾益肾，活血化瘀，软坚散结等汤剂及软坚消瘤片、健脾益肾冲剂治疗，病人病情一直稳定，于1996年7月因急性心肌梗死抢救无效死亡。

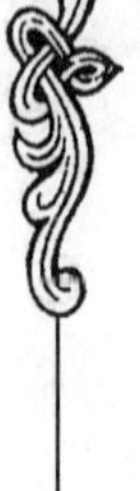

（侯炜　整理）

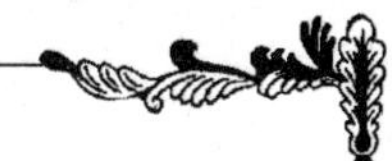

诊余漫话

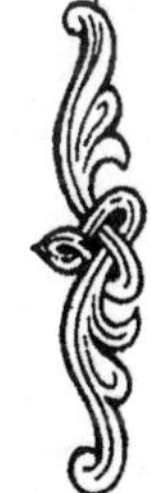

余桂清扶正培本治癌思想

恶性肿瘤是严重威胁人类健康的杀手。中医药在治疗肿瘤方面历史悠久，疗效确切。中国中医研究院广安门医院余桂清主任医师，从20世纪70年代起，在国内率先开展对扶正培本法治疗肿瘤的研究。多年来，他积累了大量的经验，在他的带动下扶正培本法治疗肿瘤在国内外产生了重要影响，推动了中医肿瘤学的发展。

一、扶正培本法治疗肿瘤的理论探源

中医学认为：恶性肿瘤是全身性疾病在局部的表现。中医对肿瘤的认识重视整体观念以及人体正邪的消长。《内经》中提出“正气存内，邪不可干”，“邪之所凑，其气必虚”。《素

问·至真要大论》说："因其衰而彰之。"《医宗必读》记载："积之成也，正气不足，而后邪气踞之。"张景岳进一步明确论述："凡脾肾不足及虚弱失调之人，皆有积聚之病。"因此，正气内虚是肿瘤发生、发展的根本原因。

余桂清主任认为与现代医学的手术，放、化疗等治疗手段不同，中医药治疗肿瘤是在整体观念指导下，通过培补脏腑气、血、阴、阳不足，调整机体失衡状态，使内环境趋于稳定，增强患者体质和抗癌能力。中医药的疗效特点，并非直接清除瘤体、杀灭癌细胞，而是在保持瘤体稳定的前提下，更注重使患者获得较高的生活质量和较长的生存时间。扶正培本法最能体现中医药治疗肿瘤的这一特点和优势，因此，也是肿瘤治疗领域应用最为广泛的法则。

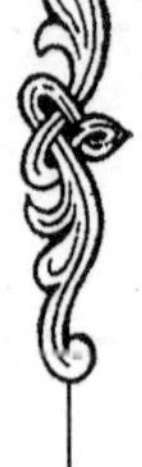

运用扶正培本法，特别应区别于一般的支持疗法，它包括"扶助"和"调理"两个方面，既强调扶植本元，培补正气，又强调协调脏腑气、血、阴、阳平衡，最终的目的是使机体恢复"阴平阳秘"的状态。古者所谓"温之、和之、调之、养之，皆补也"也正是这一含义。扶正培本治则拥有丰富的内涵，具体又可演化出众多不同治法。

1. 健脾益气法

由于恶性肿瘤多有整体为虚，局部为实的特点。对此顽疾，中医从整体出发，认为当以调补脾胃，建立中气最为重要。余桂清主任特别推崇李东垣注重脾胃的学术思想，他认为，中医治疗肿瘤不求取效于一时，而在徐图养正，累以寸功，往往可使患者获得长期生存之效果。特别对于晚期患者，尤需时时注意顾护胃气。胃气一振，则化源充足，诸证缓解，或可重现生机；胃气一绝，诸药罔效，势必不救，故《内经》云"有胃气则生，无胃气则死"。运用健脾益气法宜

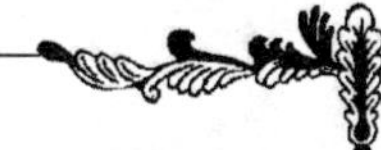

选太子参、白术、茯苓、生黄芪、陈皮、薏苡仁等，宗四君子汤、补中益气汤之意而治之。临床实践证明，上述方药对于改善肿瘤患者生活质量，延长生存时间确有较好疗效。药理试验发现这类方药能显著改善肿瘤患者机体免疫功能，有直接或间接抑杀癌细胞的作用。

2. 养阴生津法

该法主要适用于放、化疗后阴液大伤及晚期表现为毒热炽盛的患者，症见口干咽燥或烦渴不欲饮，五心烦热，午后低热，便秘溲赤，夜寐不安，舌红苔薄，脉弦细数。常用药物有：生地、沙参、麦冬、石斛、玉竹、黄精、玄参、山药、枸杞子、天花粉、熟地、知母、鳖甲、五味子等。现代研究发现：免疫功能缺陷可能是阴虚证的本质之一。上述养阴药可以延长抗体存在的时间，调节交感神经和内分泌系统，缓解代谢亢进状态，保持内环境的稳定，促进单核细胞的吞噬功能和骨髓细胞增生，降低蛋白分解。运用养阴药物应注意防止滋腻碍胃，特别是脾虚胃弱、痰湿内阻、腹满便溏患者慎用，或配伍健脾理气之药。

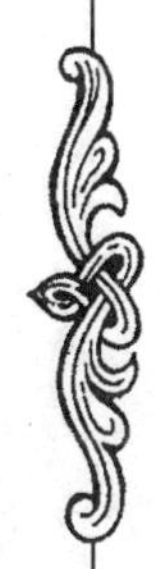

3. 补肾温阳法

中医认为：肾为“先天之本”，主骨生髓，又主一身之阳气。“久病必伤及于肾”。这一观点同免疫学和内分泌学的研究结果相符合。肾虚造成的免疫状态低下与肿瘤发生、发展密切相关，而温补肾阳类药物能激活机体免疫系统，提高垂体－肾上腺皮质系统兴奋性，对遏制肿瘤的发生、发展起着一定作用。

补肾温阳法主要适用于晚期恶性肿瘤患者，特别是老年或妇女乳癌去势术后，有形寒肢冷、神疲乏力、腰酸冷痛、尿频而清、大便溏薄、舌淡胖、苔薄白、脉沉细等肾阳

亏虚或脾肾不足之证。常用药物有：补骨脂、肉苁蓉、仙灵脾、仙茅、巴戟天、熟附子、冬虫夏草、杜仲、川续断以及肾气丸、右归丸等方药。现代药理研究证明：补肾壮阳药物能调节人体免疫功能，提高巨噬细胞吞噬作用，促进核酸和蛋白质合成，调节细胞代谢，促进抗体形成，使血浆皮质酮和雌二醇明显提高，具有内分泌激素作用，并可使大鼠细胞内 cAMP 含量升高，使阳虚得到纠正，促进人体淋巴细胞转化，恢复骨髓造血功能，并有直接抗癌或抑癌作用。应用补肾壮阳药应注意避免温燥，对阴虚火旺病人慎用或配伍其他药物，以免助火劫阴。

4. 益气生血法

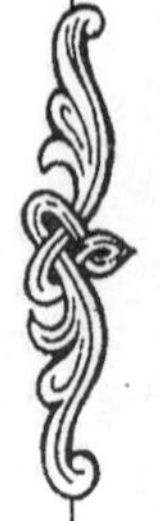

由于恶性肿瘤消耗以及手术，放、化疗损伤，常造成患者血象下降而有头昏耳鸣、心悸气短、倦怠乏力、面色萎黄、舌淡苔薄、脉细弱等气血不足之证，对此可选黄芪、当归、白芍、首乌、熟地、龙眼肉、红枣、鸡血藤、紫河车、枸杞子以及当归补血汤、四物汤等方药。现代研究表明：益气生血药物可显著提高患者血象，改善骨髓造血功能，特别是能够克服西药生血药物造成的血象不稳，对此有较好疗效。应用益气生血药物，如适当配伍滋补肝肾类药可增强疗效；少佐健脾行气药，可制腹胀纳呆之弊。若患者有虚热之证，尚须佐以清解虚热药物。

以上几法是余桂清教授在肿瘤治疗中常用的法则，当然，肿瘤患者的治疗不可无扶正，中医的扶正法则也很多，关键是对证合理，这也是余桂清用之有效和巧妙之处。

二、扶正培本法治疗肿瘤的临床与实验研究

近年来，在中医药治疗肿瘤的临床与实验研究中，出现了一些比较公认的特色治法，它们多以扶正培本为主线，在临床上取得了较好的疗效并得到实验证实。多年来，中国中西医结合学会肿瘤专业委员会在余桂清主任委员主持领导下，就肿瘤的扶正培本法进行广泛临床和实验研究，取得了大量成果。

（一）扶正培本法治疗肿瘤的临床研究

1. 益气养阴为主治疗肺癌

原发性肺癌在各种恶性肿瘤中的发病率，一直高居榜首。其中非小细胞肺癌不可手术病人，5 年生存率为 28% ~ 40%。小细胞肺癌如不治疗，自诊断起中位生存期不足 3 个月，2 年生存率 <1%，单药化疗有效率为 15% ~ 45%，有效时间 2 ~ 4 个月，应用化学药物治疗，中位生存期为 10 ~ 12 个月，大多数病人会在化疗后出现复发转移。

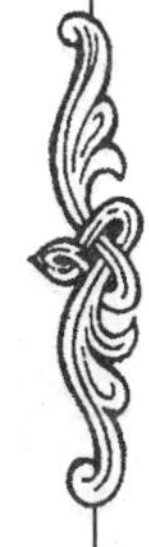

中医治疗肺癌，各家分型及治法虽略有不同，但大多侧重于阴虚及气阴两虚，益气养阴法多贯穿于肺癌中医治疗的各个阶段，或单独应用，或以该法为主配合清热解毒、理气化痰、活血化瘀诸法，如：

中国中医研究院广安门医院肿瘤科以益气养阴为主，配合清热解毒、理气化痰药物制成肺瘤平膏（黄芪、党参、沙参、麦冬、杏仁、桔梗、川贝、败酱草、白花蛇舌草等）对晚期肺癌进行临床观察与实验研究，对首次接受治疗，未经放疗或化疗患者服用肺瘤平膏 28 例，生存 1 年以内 6 例，1

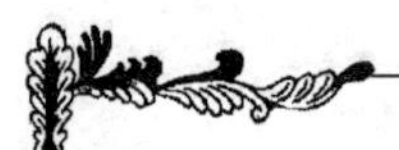

年以上15例，2年以上4例，3年以上3例；平均生存期12.5个月，中位生存期为9.5个月，化疗组17例中生存1年以内14例，1年以上3例，没有生存2年以上者。平均生存期为7.5个月，中位生存期6.6个月。从患者症状、肿瘤病灶稳定率、免疫功能、延缓CEA增加、血氧分压等各项指标分析，对照肺瘤平治疗组195例与化疗组144例，中药组均优于化疗组。

2. 调补脾肾为主治疗胃癌

胃癌是我国最常见恶性肿瘤之一。近年来随着早期胃癌发现率的提高，手术方法的改进和综合治疗，胃癌的治愈率有所提高，胃癌根治术后的五年生存率由过去的20%上升到40%～50%，姑息切除术后的5年生存率为11.7%。

中医学认为：胃癌中晚期多有中焦虚寒的病理特点，手术、化疗后更造成元气大伤，极易出现命门火衰。肾为先天之本，内育真阴真阳；脾胃为后天之本，气血生化之源，因此治疗胃癌当从调补脾肾入手。明代张景岳对治疗噎嗝反胃也主张："健脾益胃，温肾滋润，舍此二法，别无它法"。

余桂清主任等以健脾益肾冲剂（党参、白术、枸杞子、女贞子、菟丝子、补骨脂等）配合MFV方案化疗，经组织全国20多家医院对669例（其中Ⅲ期451例，Ⅳ期218例）临床验证，健脾益肾冲剂合并化疗组患者消化道反应、全身反应及血象变化明显好于单纯化疗组，化疗顺利完成率为94.01%，而单纯化疗组完成率为73.73%，显示了中药对化疗较好的减毒增效作用。对Ⅲ期胃癌（术后）303例加用健脾益肾冲剂患者远期随访，一年生存率为99.01%（300/303），三年生存率77.31%（184/238），五年生存率为53.40%（102/191），均优于国内外文献报道的结果。

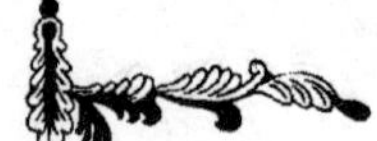

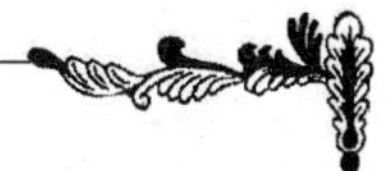

3. 健脾理气为主治疗肝癌

原发性肝癌是临床最常见的恶性肿瘤之一。以往肝癌治疗，预后极差，仅1%患者生存期超过5年。放射治疗对肝癌不敏感。化疗药物如5－氟脲嘧啶、甲氨喋呤和阿霉素，作全身和动脉灌注用药，仅能暂时使肿瘤退缩。由于诊断水平提高，外科技术的发展，各种综合治疗的开展，上海医科大学肝癌研究所305例肝癌证实，不能切除者，5年生存率已达21.4%。

中医治疗肝癌，根据大样本临床观察（1000例以上），发现出现频率较多的症状依次为上腹胀痛、扪及肿块、乏力、纳差、恶心呕吐、发热、腹泻，以及腹水、黄疸等，依据藏象理论，这些证候多归属脾胃，据此认为，肝癌虽其病位在肝，但病本当在脾（胃），治疗应以健脾理气为主。临床证明：运用健脾理气为主治疗肝癌，效果优于单独应用清热解毒、活血化瘀、软坚散结等法，如：

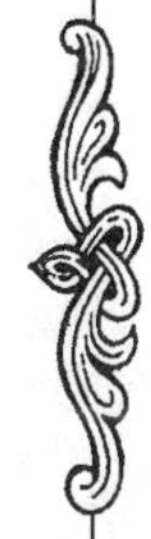

中国中医研究院广安门医院肿瘤科以“平肝饮”（太子参12g、黄芪20g、炒白术10g、茯苓12g、鳖甲12g、郁金12g、枸杞15g、八月札15g、凌霄花15g、仙鹤草12g、僵蚕12g、神曲9g、白花蛇舌草15g）为主治疗38例原发性肝癌。平肝饮每日1剂，随证加减，并用“抗癌1号”4ml肌注，日2次，“清开灵”10～20支（20～40ml）加入葡萄糖500ml中静滴，每日或隔日1次。治疗两个月为1疗程。给药后大部分病人症状稳定或减轻，生存质量有所改善。经随访的27例病人（另7例正在门诊或住院治疗，4例失访）Ⅱ、Ⅲ期单纯型患者平均生存期分别为13.7个月和8个月，而炎症型分别为10.7个月和5.7个月。临床观察显示中医药是治疗肝癌的一种有效方法。

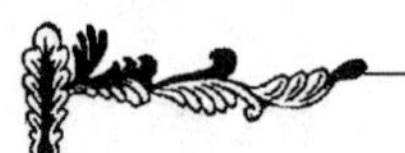

4. 益气活血为主防治肿瘤复发转移

复发转移是恶性肿瘤最本质的生物学特征之一。现代医学认为：这是一个多因素参与、多步骤的复杂过程。机体免疫监视功能缺陷是造成恶性肿瘤复发转移的关键因素。血液高凝状态也与其密切相关。

中医学者依据祖国传统医学理论，结合现代研究成果提出：正气内虚是肿瘤复发转移的内在根本原因，瘀血凝滞是促进复发转移的重要因素，故采用益气活血为主防治肿瘤复发转移，并开展了大量研究。

中国中医研究院广安门医院肿瘤科将益气活血为主的肺瘤平Ⅱ号（黄芪、西洋参、桃仁、三七、重楼、白花蛇舌草等）分高、中、低三个剂量组，观察其对 Lewis 肺癌转移率分别为 39.7%、54.6%、64.1%，与对照组比较，有显著差异（$P<0.01$ 及 $P<0.05$），临床治疗肺癌 35 例，随机分为治疗组（25 例）和对照组（10 例），结果显示其在稳定瘤体、控制转移方面存在优势，治疗组与对照组比较稳定率及远期疗效差异明显（$P<0.05$）、转移灶比例差异显著（$P<0.01$）。

（二）扶正培本法治疗肿瘤的基础研究

扶正培本研究很多，特别是近年来，研究逐渐广泛和深入，主要研究可归为以下几个方面：

1. 增强和调节免疫功能

现代研究认为：四君子汤有较强的促进淋巴细胞转化和活性花斑形成作用，并能显著升高血中 IgE 含量；补中益气汤能增强网状内皮系统吞噬功能，提高细胞和体液免疫；四物汤能促进细胞免疫；生脉散能使网状内皮系统活跃，巨噬细胞吞噬功能显著提高；六味地黄汤对细胞免疫反应有促进作用，增强单核细胞吞噬功能；促进淋巴细胞转化；当归补

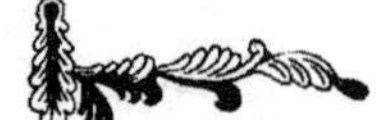

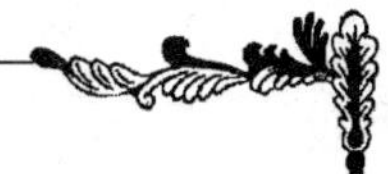

血汤有双向免疫调节作用，既能提高非特异性免疫，又能抑制丙种球蛋白的抗排斥作用。实验研究证明：黄芪、党参、白术、云芝、茯苓、人参等可促淋巴细胞活化，使免疫监视系统复活，提高淋巴细胞数量，促进单核巨噬细胞吞噬作用。此外，许多补气、温阳、补血、活血药物，都具有增强免疫功能的作用。

2. 调节内分泌功能

激素失调与肿瘤的发生、发展有密切关系。实验研究表明，不少补脾肾药物有调整内分泌功能，如黄芪、附子、甘草、五味子、蒺藜等，均有增强肾上腺皮质激素的功能。化疗组病人皮质醇含量下降，加用扶正药物治疗后皮质醇含量提高，说明扶正固本药能调节内分泌，调节激素水平。肿瘤患者大多表现为虚证或本虚标实证，而扶正培本药均能使肿瘤患者病情得到改善。

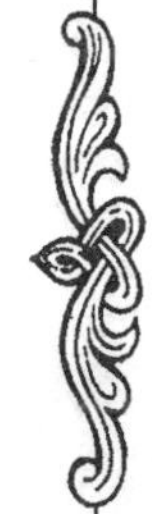

3. 增强物质代谢

扶正培本药物可以调节消化系统功能，促进胃肠蠕动，增强消化酶（如唾液淀粉酶，胃泌素等）的分泌，增加小肠吸收功能，促进蛋白质合成。如有研究发现：四君子汤可纠正大黄及利血平所致动物“脾虚”的胃肠功能失调，改善消化、吸收功能，调整物质代谢。人参提取物可以提高肿瘤病人食欲，使其体重增加，症状改善，红细胞、血红蛋白升高，免疫状况改善，网状内皮系统功能增强。

4. 调整细胞内 cAMP 含量及 cAMP/cGMP 比值

细胞内的 cAMP 及 cGMP 对细胞的生物活性和生理功能具有调节和控制作用（是传递多种激素的重要物质，参与许多重要的细胞代谢环节，具有多种生理功能），是某些药物和其他生物活性物质作用于细胞受体的“第二信使”。二

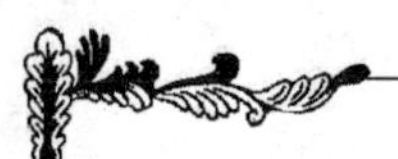

者失调或比值改变均可引起生理功能失调。实验研究表明细胞内的 cAMP 及 cGMP 含量和其比值变化与肿瘤病关系密切。cAMP 能抑制肿瘤细胞的增殖。恢复接触抑制，发生形态和生物化学的分化，使肿瘤细胞向正常细胞转化。因此，cAMP 对瘤细胞具有促进分化和抑制增殖的效应。某些扶正药物能提高细胞内的 cAMP 含量及 cAMP/cGMP 比值，在细胞恶变过程中发挥防治作用。

5. 激活与改善骨髓造血功能

扶正培本药对提高血象，改善骨髓造血功能，有良好作用。能提升红细胞和血红蛋白的药物有：鹿茸、补骨脂、锁阳、巴戟天、紫河车、女贞子、枸杞、熟地、当归、首乌、黄芪、阿胶、龙眼肉等。能提升白细胞的药物有：人参、丹参、鸡血藤、山萸肉、黄芪、白术、菟丝子、补骨脂、穿山甲、淫羊藿等。能提升血小板的药物有白芍、生地、熟地、土大黄、山萸肉、紫河车、肉苁蓉、狗脊、旱莲草、仙鹤草、三七参、红枣等。

6. 抑制肿瘤细胞，阻止基因突变

有报道益气药黄芪能有选择的破坏含有病毒信息的癌细胞，而对正常细胞无影响。具有补肾壮阳，温脾止泻作用的中药补骨脂，其有效成分——补骨脂素（psoralens）对肉瘤细胞，艾氏腹水瘤，淋巴瘤均有杀伤作用。中药复方（附子、肉桂、补骨脂）对人体胃腺癌细胞株（SGC－7901）作体外温化癌细胞药理试验，并与 5－FU 对照，24 小时后，试验组抑制率为 100%，而 5－FU 对照组为 89%。此外，邱佳信等报道单味中药黄芪，枸杞子等有明确的反突变作用，白术及健脾类方剂有较强的反启动作用。

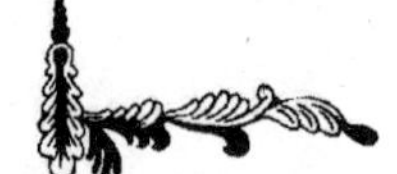

7. 调整微量元素

肾阳虚患者下丘脑－垂体－肾上腺皮质系统功能低下，并发现其与微量元素锌、铜缺乏相一致。因此，补肾生髓药物既能治疗放、化疗引起的白细胞减少症，同时还能调整微量元素，临床应用疗效显著。

8. 调节神经系统的机能——协调阴阳

神经系统对人体各种机能活动起主宰作用，在病理生理过程中具有重要意义。人体脏腑组织的物质基础与机能活动，类似于中医学的阴和阳，阴阳两纲是宇宙间一切事物及其运动状态的代表，即“阴阳者，天地之道也，万物之纲纪”。在正常情况下，人体阴阳相互拮抗、相互依存、相互制约，以维持机体的平衡与稳定。如阴阳失调，必然产生阴虚或阳虚的病理变化，令人得病。阴阳之平衡，有赖于神经内分泌体液调节系统功能之稳定。因此，根据阴阳盛衰，分别采用益气健脾、温阳补肾、滋阴清热、养血补血方药治疗，调整阴阳平衡，恢复内环境稳定。使肿瘤细胞不能生存。这就是扶正培本法防治肿瘤的最终目的。

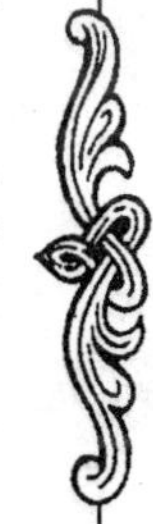

9. 抑制肿瘤复发转移

抑制肿瘤复发转移是现代肿瘤研究的热点之一。邱佳信等报道白术等健脾类中药能明显抑制 Lewis 瘤细胞的肺转移，推测其选择性杀伤具有转移能力的肿瘤细胞亚群是其作用机制之一。人参是传统中药中具有扶正培本作用的要药。1993 年日本北川首先发现人参提取物——Rg3 具有选择性的抑制癌细胞浸润和转移的作用。1996 年富力等发现人参皂甙 Rg3 给荷瘤小鼠口服给药，能抑制 B16 黑色素瘤和 Lewis 肺癌自发转移，并认为这与其抑制肿瘤细胞附着和浸润基底膜的纤维连接蛋白和层连蛋白有关。朴炳奎等对 PG

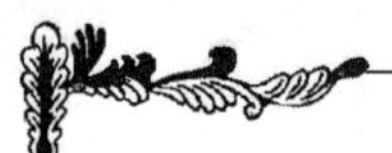

细胞（高转移人肺巨细胞肺癌细胞系）基底膜迁移实验，发现人参皂甙 Rg3 对 PG 细胞向基底膜迁移具有抑制作用，其抑制率与浓度梯度具有相关性，浓度越高，抑制率越高。通过鸡胚尿囊膜新生血管形成实验方法，表明人参皂甙 Rg3 具有抑制鸡胚尿囊膜新生血管形成的作用，高剂量组抑制率可达 70.0%。对 PG 细胞种植于裸鼠腋下，观察其抑制率的同时，用免疫组化法观察了 Rg3 对血管内皮细胞生长因子（VEGF）表达的影响，结果发现，高、中、低剂量组均明显降低 VEGF 的表达。

三、扶正培本法在肿瘤综合治疗中的应用

扶正培本法是肿瘤综合治疗中的重要组成部分，通过合理安排，配合其他治疗手段（如手术，放、化疗、生物治疗等），能够获得最佳的治疗效果。具体说来，应当根据病人病情进展、机体邪正消长状态，采取不同的阶段性的治疗策略：当患者初诊邪盛时，应尽可能的采用手术，放、化疗治疗以打击和消灭肿瘤（攻邪为主），同时要注意保护正气（辅之以扶正培本治疗）；待肿瘤负荷大大降低后，即将治疗重点转以扶正培本为主，最大限度地促进造血机能和免疫功能的恢复（重建正气）；经过免疫功能和骨髓功能的重建，必要时还可转入以打击肿瘤为主的第三阶段，巩固疗效，尽可能地清除体内的残存癌细胞；以后再进入长期扶正培本为主的治疗，预防肿瘤复发转移或在保持瘤体稳定的前提下使患者获得较高的生活质量和较长的生存时间。这种将中医扶正与现代医学手段结合起来的方法是具有中国特色的肿瘤综合治疗模式，以余桂清主任为创始人的中国中医研究院广安

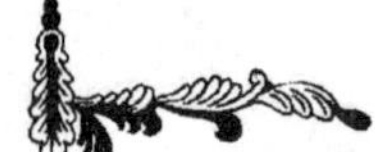

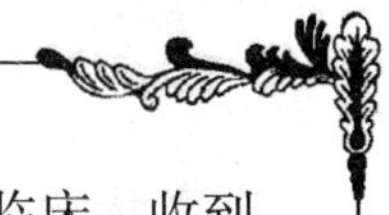

门医院肿瘤科称其为扶正三阶段，并广泛应用于临床，收到很好疗效。

1. 扶正培本与手术相结合

（1）术前调理，保证手术顺利进行

手术是肿瘤治疗的主要方法，术前病人机体内部常常存在着不同程度的阴阳失衡状态。如水电解质紊乱、营养不良、贫血、炎症、精神恐惧而出现阴虚或阳虚证候，这些会降低病人机体的耐受力和抗癌力，此时若进行手术，术中易出血或血压下降，术后并发症较多，恢复也较慢，如果在术前1～2周配合应用扶正培本药物，可以调理患者脏腑功能和气血、阴阳，使机体保持“阴平阳秘”的状态，不但有利于手术顺利进行，术后并发症也较小。常用的扶正培本法有补气养血、健脾和胃、滋补肝肾，方药如四君子汤、补中益气汤、四物汤、八珍汤、十全大补汤、保元汤、六味地黄汤等。

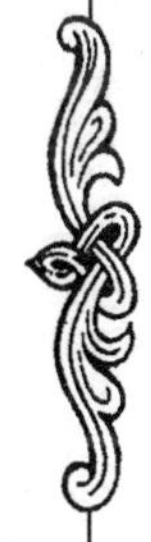

（2）术后促进恢复，防治并发症

由于手术损伤往往造成身体脏器功能紊乱，特别是胃肠功能失调、免疫能力下降、伤口愈合困难以及并发症。依据中医辨证，常用的扶正培本法包括：

益气固表：适用于术后患者出现气短、乏力、汗出、恶风等气虚卫表不固证候，方选：玉屏风散，药用黄芪、防风、白术。

养阴生津：适用于手术失血过多，伤及阴液，以致胃阴大亏，口咽干燥、舌红少津、脉细数。方选：沙参麦门冬汤、五汁饮。

健脾和胃：适用于术后脾胃不和，胃肠功能紊乱，纳差、腹胀、便秘。方选：香砂六君子汤、参苓白术散、补中

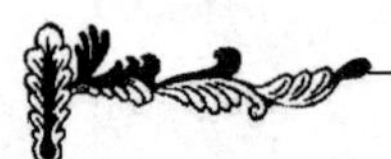

益气汤。

益气解毒：适用于术后伤口难以愈合者，药用：炙黄芪，当归，银花，丹皮，连翘，皂角刺，党参。

2. 扶正培本与化疗相结合

化学药物治疗是肿瘤治疗的重要手段。由于化疗药物的毒副作用，人体往往产生不同程度的化疗反应，主要表现为：骨髓抑制导致白细胞、血小板下降及贫血；消化道反应（如纳呆食少、恶心呕吐、腹痛腹泻）以及影响心、肝、肾功能。

中医学认为：化疗药物损伤人体气血津液、导致脏腑功能紊乱。扶正培本能够减少化疗的毒副作用，减轻症状，增强机体免疫功能，提高化疗通过率，对某些化疗药物还有增敏作用。特别是在治疗化疗引起的血象下降时，不仅效果明显，而且能够克服西药生血药引起的血象不稳。

（1）治疗化疗引起的血象下降

对于化疗引起的骨髓抑制，血象下降、血小板减少，中医多认为是气血两虚，脾肾亏损，治以益气生血，健脾补肾，方选：当归补血汤加减。药用：黄芪、当归、大枣、麦芽、陈皮、鸡血藤、石韦等。

（2）治疗化疗引起的消化道反应

对于化疗引起的纳呆食少、脘痞胀满、嗳气泛酸、恶心呕吐以及便溏腹泻、苔薄白腻或薄黄、脉细滑或细弦等，中医多辨证为脾胃不和，治以健脾理气和胃，投以香砂六君子汤合半夏竹茹汤加减。方药：生黄芪，白术，半夏，陈皮，枳壳，木香，砂仁，淡竹茹，焦三仙。恶心，呕吐严重者，加旋覆花，生赭石；伴口干、胃脘灼热、泛酸甚者，去半夏，砂仁，加麦冬，石斛，海螵蛸；胃脘疼痛者，加元胡，

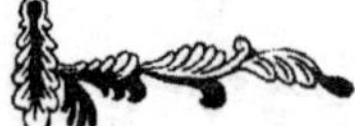

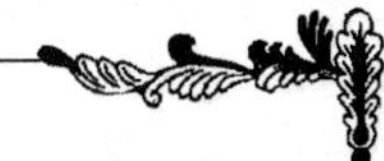

金铃子，白芍；腹泻严重者，去淡竹茹，加厚朴，炒薏苡仁，茯苓，补骨脂，肉豆蔻。

朴炳奎认为投以益气健脾和胃中药，如人参，党参、白术、山药、黄芪、淡竹茹、焦三仙、木香、砂仁、法半夏、陈皮等可治疗恶心、呕吐、腹胀、食欲减退等症状。成方如香砂六君子汤，香砂养胃丸之类。

（3）治疗化疗引起的多脏器功能损伤

很多化疗药物对心、肝、肾功能有一定损伤，中医应用扶正培本方法，治以补血养心，药用茯苓15g，桂枝6g，白术12g、甘草9g、黄芪30g、酸枣仁12g、茯神12g、当归12g、龙眼肉12g、远志12g、大枣9g、五味子9g、制附子6g，水煎服，日一剂。或生脉饮、参麦口服液，可有效预防心功能损伤。或治以滋补肝肾，药用炒柴胡，山栀，丹参，当归、女贞子、茯苓，桑寄生，黄精、枸杞等可以治疗肝肾功能损害。

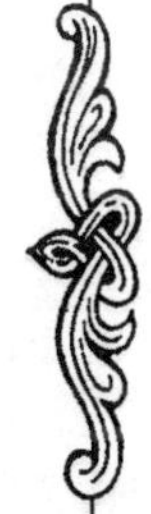

3. 扶正培本与放射治疗相结合

放射治疗对机体常有不同程度的耗气伤阴，甚则损及津液脏腑。临床表现为胃脘不适，倦怠乏力，纳呆食少，脘胀不适、恶心欲吐、口干喜冷饮，心烦，小便黄赤，大便干结，舌红或暗红，苔黄，脉弦、滑、数。中医认为这是热毒内盛，津液受损、气血不和、脾胃失调，肝肾亏损。故而治疗以扶正培本为大法，采用：

益气养阴：生地，玄参，麦冬，石斛，天花粉，芦根，天冬

凉补气血：生黄芪，沙参，西洋参，生地，丹参，鸡血藤

健脾和胃：党参，白术，茯苓，陈皮，半夏，木香，砂

仁，甘草

滋补肝肾：枸杞子，女贞子，何首乌，山萸肉，菟丝子，补骨脂

清热解毒：银花，连翘，山豆根，黄连，天花粉，蒲公英，板蓝根

中国中医研究院广安门医院肿瘤科采用扶正增效方配合肿瘤放射治疗。该方依据祖国传统医学理论，认为放射线具有“火热毒邪”的病理特点，作用于人体易导致热毒过盛，津液受损，气血损伤，脾胃失调，肝肾亏损，故采用天门冬、天花粉生津润燥；鸡血藤、生黄芪凉补气血；太子参、炒白术健脾和胃，枸杞子、女贞子滋补肝肾。全方以扶正培本为主，配合活血化瘀药物，既增强机体对放射治疗的敏感性，又能扶助正气，调整脏腑，提高免疫功能和骨髓造血功能，从而减轻放射治疗的副反应。经临床 74 例验证，观察组与对照组差异明显（ $P<0.05$ ），显示了扶正增效方配合放射治疗具有较好的减毒增效作用。

四、扶正培本法治疗肿瘤的探索与发展

目前，扶正培本法治疗肿瘤的研究还要不断挖掘和发展，以余桂清主任为首的中医学者认为在扶正培本的研究里还有许多工作要做。

（1）治则治法是中医治疗学的核心内容，是中医药研究的重要切入点。应当立足于临床实践，进一步丰富扶正培本治则在肿瘤治疗中的不同治法，以及与其他治则治法的配伍应用，以提高疗效。

（2）有效的控制复发转移常是肿瘤临床治疗成败的关

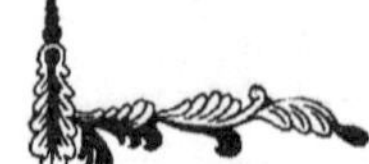

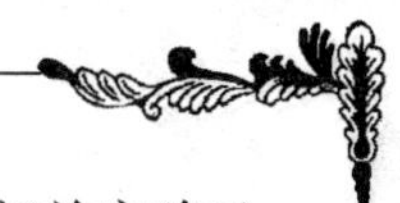

键，应重视扶正培本法在这一领域的研究，一些相关实验已经显示出较好的苗头，扶正培本法在控制肿瘤的复发转移方面有望发挥更大的作用。

（3）中医药治疗肿瘤的疗效特点不在明显的缩小瘤体，而在于保持瘤体稳定的前提下，使患者获得较高的生活质量和较长的生存时间。这一特点也符合现代医学“以人为本”的先进理念。因此，应区别于生物医学模式下只重视肿瘤客观缓解率的评价标准，建立更符合中医药治疗肿瘤特点的科学的疗效评价体系。

（4）扶正培本法治疗肿瘤的临床研究，应引入现代循证医学的思想，组织多中心、大样本、随机、双盲的临床试验，来验证扶正培本方药在治疗肿瘤中的作用，拿出可靠的数据以便于同国际接轨，促进扶正培本治疗肿瘤的方法走向世界。

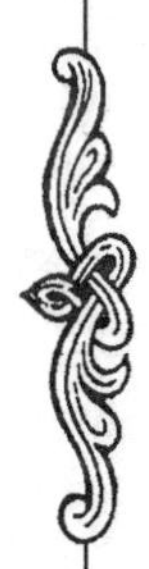

（5）现代研究认为：中药复方具有多途径，多靶点调节人体的作用。因此，对于扶正培本治疗肿瘤的有效方药要着眼于从整体、细胞、分子多个水平的研究，以进一步揭示其作用机制。

总之，余桂清主任在扶正培本研究和治疗肿瘤方面取得了巨大成绩。在他的工作和领导下，扶正培本的治则已广泛应用于肿瘤的临床，这一方法推动了中医治疗肿瘤的学术发展，促进了中医药走向世界的步伐。余桂清主任殷切希望立志于中医肿瘤的学者们对扶正培本法治疗肿瘤的研究进行得更深入，研究得更透彻，应用得更广泛，在现有的基础上更上一层楼，为造福人类，战胜癌魔做出更大的贡献。

（林洪生　整理）

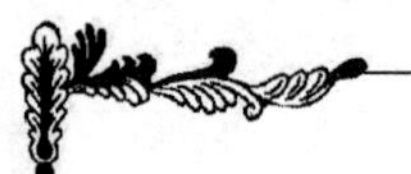

肿瘤中医证治漫谈

中医学对恶性肿瘤的认识，历史悠久，殷墟甲骨文已有瘤”的病名记载，公元前十二世纪的《周礼》中已设有“肿疡”专科，其中包括恶性肿瘤。我国最早医学经典著作《黄帝内经》对良性及恶性肿瘤的病因，发病部位，不同的良性瘤，如气瘤、血瘤、骨瘤、筋瘤、肉瘤及脂瘤和一些恶性肿瘤如噎膈（食管癌）、反胃（胃癌）、癥瘕（包括子宫癌、卵巢癌）、积聚（腹腔肿瘤）等均有较详细的描述。

一、中医学对恶性肿瘤病因认识简介

现代医学对恶性肿瘤病因从外源性因素（如自然环境中的致癌因素，物理、化学、病毒、饮食及空气污染等）及内源性因素（如神经、内分泌、免疫功能、遗传等）进行了多方面的研究与探讨，迄今尚无定论。中医学对恶性肿瘤的病因，医家各有不同的立场，概括起来有下列几种观点。

（一）情志内伤

古代医学家认为肿瘤的发生、发展与情志内伤密切相关，人的七情（喜、怒、忧、思、悲、恐、惊）太过或不及，也就是过度的兴奋与抑制均会引起气机的变化，如喜则气缓，怒则气上，忧思气结，悲则气消，恐则气下，惊则气乱，均会引起脏腑功能失调，过喜伤心，暴怒伤肝，忧思伤

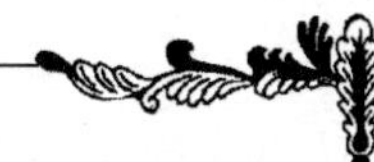

脾，过悲伤肺，过恐伤肾，一些恶性肿瘤，例如噎膈（食管癌）与情志有关，“膈塞闭绝，上下不通，则暴忧之病也”，再如乳岩（乳癌）是由于“忧思郁结，肝脾气逆”所引起的病变。

（二）气滞血瘀

气血是维持生命活动及生理功能的物质基础，气行则血行，气滞则血凝，气滞血瘀日久，则郁结成块，形成肿瘤。明代徐灵胎说：“噎之症必有瘀血，顽痰逆气，阻隔胃气”，清代王清任说：“肚腹结块，必有形之血”。气血失调，极易引起“血瘀证”，与肿瘤的发生密切相关。

（三）痰湿邪毒

痰湿是脏腑病理产物，脾虚不能运化水谷、水湿不化、津液不布，易成湿毒痰邪，肾阳不足，水气上泛，亦能化为痰邪。古人说：“五脏瘀血浊气痰滞皆可成瘤”，邪毒内蕴，痰浊瘀血均可阻塞经络，郁而成结。

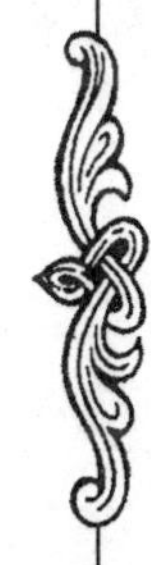

（四）六淫之邪

现代医学认为80%肿瘤病人与自然环境致癌因素有关，中医学也认为六淫之邪（风、寒、暑、湿、燥、火六种邪毒）客于经络之中，与肿瘤致病因素相关，也就是肿瘤的发病与天时、地理、自然环境有一定的关系。

（五）脏腑内虚

《内经》说：“邪之所凑，其气必虚”，脏腑功能失调，在人体正气内虚的基础上，六淫邪毒才乘虚侵入人体，使人体内环境失去控制，病邪日久，正虚邪盛，耗精伤血，使身体抗癌能力降低，这就是正气内虚而致癌的道理，因此，提高肿瘤病人的免疫功能，增强机体抗癌能力，调整人体内环境，扶正祛邪，对防治肿瘤的发生与发展有着重大意义。

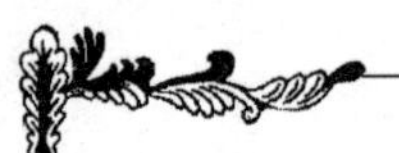

总之，肿瘤病因极其复杂，应提倡用中西医结合的观点，审证求困，探求肿瘤病因学的新途径。

二、中医诊治恶性肿瘤

辨证论治是中医学重要内容之一，各种肿瘤症状表现极其复杂，如何从复杂变化过程中，对各种症状作全面的归纳、分析，订出治疗措施，这就是肿瘤辨证论治的根本目的。目前在中医肿瘤治疗中，辨证极其复杂，辨证分型不一，治疗方法也是多种多样，如何能使肿瘤的辨证论治得出一个有规律性的纲领呢？

（一）肿瘤辨证

1. 辨人：当接触到肿瘤病人，应注意到病人性别、年龄、籍贯、职业、体态的胖瘦、皮肤色泽如何，目光有神无神，言语开朗或低沉，还应该注意患者的生活嗜好、习惯、性格。例如肥胖肿瘤病人多痰多湿；忧思气结或易暴怒的肿瘤病人容易伤肝；多愁善悲的肿瘤病人容易伤肺。

2. 辨病所在：主要是辨别肿瘤病人病灶的部位，或在内或在外，或在上部，或在下部，或在右或在左，或在胸或在腹，例如表浅部的脂肪瘤，多按痰湿治疗，上部眼内的肿瘤，多按肝经治疗，因为肝之精气上注于目。下部宫颈癌，流黄白带时，多按湿热治疗。观察病的所在，还应该注意到与脏腑的关系，骨肿瘤一般要治肾，这就是肾主骨的道理。

3. 辨病因：中医的病因常是结合病理反应的综合名称。病因的辨别不单纯就是辨别六淫外因所引起的病变，抑或七情内因的因素，同时要结合证候来看病因，即所谓“治证就是治因”。

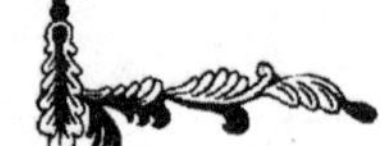

4. 辨病机：病机这个名词，见于《内经》，是一种症状分类法，是从复杂的症状中提出纲领，作为辨证求因的依据。辨别肿瘤的病机，不但要看到现在的症状，并且要了解既往症状，同时需推测将来的演变及预后，例如肺癌，一般先有肺气虚，时间较久可出现肺阴虚的症状，是气病及阴，当然也可以累及脾胃引起食减便溏，所以在治疗肺癌时要健脾和胃，培土生金。

5. 辨证分型：疾病的症状，虽是千头万绪，但也可以找出其一定的形态，加以归纳分类，以便于诊断与治疗，肿瘤的辨证基础，还是根据八纲辨证、脏腑辨证及营卫气血辨证的原则加以分型的。例如：湿热型、虚寒型、阴虚型、阳虚型等，这是按八纲辨证来分型的；气虚型、血虚型、气血双亏型，这是按营卫气血辨证来分型的；所谓脾胃虚寒、肝胃不和、肝胆湿热、心脾两虚、肝肾阴虚、脾肾阳虚等，又是八纲辨证与脏腑辨证交叉进行的。当疾病在发展过程中，各方面的因素有所变化的时候，辨证分型亦可随之而变。例如乳癌初期可能为肝郁气滞型，及至晚期可以转变为气血双亏型，有时由于病情复杂，辨证分型可以有兼型。例如食管癌的阴虚火旺型可以夹痰、夹瘀，因之辨证分型不是一成不变的。研究肿瘤分型的目的就是希望从肿瘤病人身上找出矛盾的特殊性和矛盾的普遍性，利用不同辨证分型，不同的治疗方法来解决不同的矛盾。

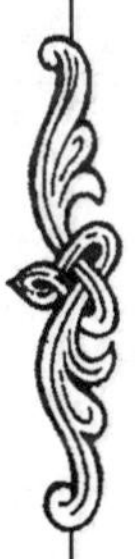

6. 辨证与辨病：辨证是诊断的基础，但对各种疾病进行诊断，还必须对各种疾病有所认识。同是一种病，可以出现不同的证，而不同的病，却可出现相同的证。例如两个肝癌的患者，他们的症状可以完全不同。一例可能是肝胆湿热型，而另一例则是阴虚型，因之在前者应当清热利湿，后者

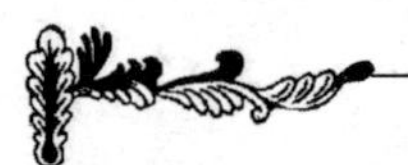

则应滋阴清热。再如结肠癌与宫颈癌是两种不同的肿瘤，但是它们可以出现相同的症状，如腰痛、腰酸、头晕、脉弦细舌质赤，辨证分型是肝肾阴虚型。治疗方法是滋补肝肾，这就是同病异治，异病同治的道理，只有辨证与辨病结合起来，才能较全面认识疾病。

7. 四诊合参：近些年来，在肿瘤四诊客观化方面取得了进展，20 世纪 80 年代，中国中西医结合学会肿瘤专业委员会及中国抗癌协会中医诊断协作组对恶性肿瘤 12448 例的舌象进行了临床观察，并与非癌患者及健康人对照分析，癌症病人暗红舌及青紫舌为非癌患者及健康人的 2 倍多，食管癌及贲门癌暗红舌及青紫舌高达 36.13%，腻苔以肝癌最高，舌脉异常可作为血瘀辨证依据，其癌症异常率达 37.56%，肿瘤舌诊对判断病情、预后及指导治疗有一定实用价值，应用活血化瘀药可使恶性肿瘤病人青紫舌消减。各地对肿瘤耳穴探测，经络穴位探测，望诊结合眼征，皮肤白斑，指纹等进行了观察，肿瘤脉象若见到弦滑数脉，常表示病情发展，口腔颌面癌症尺脉弱占 50%，福建肿瘤工作者应用“吞水音图”探讨上消化道肿瘤无创伤辅助诊断方法，取得较好苗头，一些单位四诊合参结合现代科学如病理学、血液流变学、酶学、细胞学及微量元素分析等从宏观到微观进行四诊客观化的研究，取得较好的进展。

（二）肿瘤论治

1. 治病求本：恶性肿瘤的种类很多，症状很复杂，因之在治疗方面，首先必须有正确的辨证，有了正确的辨证，才能有正确的治疗，我们必须透过现象寻找本质，这就是“治病求本”的道理，因之在肿瘤的中医治疗方面，必须抓住主要矛盾，根据《内经》的原则，将肿瘤的中医治疗原则归纳

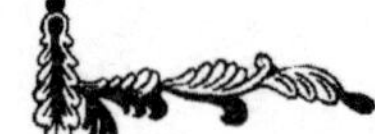

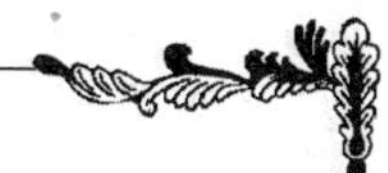

为四句话叫做“坚者削之”“结者散之”“留者攻之”“损者益之”，我们认为这就是治病求本的思想，肿瘤患者的症状很复杂，但是其主要矛盾是由于“瘤”而来，不软坚，不散结，不攻瘤，症状如何消除呢？但是攻瘤、软坚、散结还要看病人体质，还要调整局部和整体的关系，一味攻瘤，全然不顾病人的体质，脾胃功能，精神状态，各种内在的因素，这就是忘了“损者益之”“虚者补之”的道理。我们曾见有人治疗肿瘤不问虚实，常规蜈蚣 100 条，蝎子 200 个，还有乌梢蛇、眼镜蛇、白花蛇、蝮蛇霜等药，这一类药能不能用于临床呢？能用（在《药典》规定的剂量范围内），但盲目滥用，则结果虚者更虚，愈治愈坏。因之在肿瘤的治疗过程中，必须正确认识“治病求本”的道理。

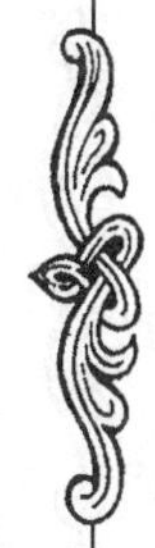

2. 扶正与祛邪：正气与邪气，是两种不同性质的矛盾。在肿瘤治疗中离不开“扶正”与“祛邪”两个方面，古人说：“正气存内，邪不可干”，“邪之所凑，其气必虚”，这说明了邪和正的关系，正气为本，邪气为标，正气是矛盾的主要方面，在攻邪的时候必须考虑肿瘤病人正气恢复的问题，过用攻邪药是会伤正的。同时在扶正时也要考虑邪气的祛除，扶正虽可以祛邪，但扶正太急，也会留邪，其结果对正气的恢复不利。一般而论，癌瘤初期，病人体实，正气旺盛，邪较轻浅，宜攻邪；癌瘤中期，正气较弱，邪气较深，宜攻补兼施；癌瘤晚期，邪盛正衰，宜以扶正为主。这就是扶正祛邪的原则。常见有人喜用砷、砒、矾、甘遂、大戟、芫花、红娘子、毒蛇等剧毒药，不问病期，不顾肿瘤患者的虚实，结果不但不能祛邪、攻瘤，反而使病人正气大伤，有的甚至引起食管穿孔，有的损伤肝肾，前车之鉴，不可犯虚虚实实的错误。

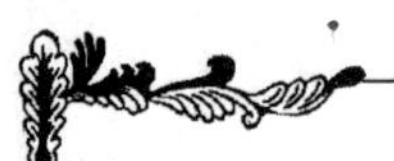

3. 内外兼治：对于肿瘤，不能孤立地只看作是一个局部问题，它是全身病变的局部反应，因之中医治疗某些肿瘤，如乳腺癌、宫颈癌、阴茎癌、皮肤癌等应用内外兼治的原则。例如用中药半夏、南星局部外治宫颈癌，同时内服土茯苓、半枝莲等清热解毒、敛疮生肌、软坚散结的中药，都取得较好效果。河南鹿邑县用“皮癌净”治疗皮肤癌、阴茎癌，均有显著疗效。

针灸疗法是肿瘤外治法的一种手段，针灸对肿瘤症状特别是癌痛有较好的作用，它还可激发机体免疫功能，平衡阴阳，调节脏腑。

4. 以法带方：多少年来，我国对恶性肿瘤广泛开展了中医治则、治法的研究，取得了一些成绩，开辟了应用现代科学方法研究中医理论方药的新途径。大量临床研究表明，恶性肿瘤患者使用扶正培本法（如健脾益肾法对胃癌、健脾理气法对肝癌、益气养阴法对肺癌等）可有效提高肿瘤病人生存率，可以减轻肿瘤病人放疗或化疗的毒副反应，还可提高手术效果，对治疗癌前病变也有一定作用。以法带方，我国各地对传统民间治疗癌症单验方如小金丹、犀黄丸、梅花点舌丹、六味地黄丸等也进行了研究，并取得一定疗效。

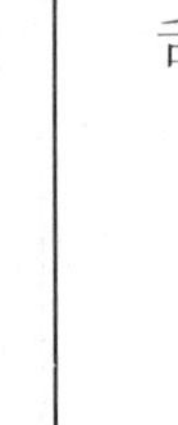

三、常用抗癌中草药简介

中草药治疗肿瘤有许多宝贵经验，是我国珍贵遗产的一部分，40 余年来全国筛选了中草药 3000 余种及近百个复方，其中有抗癌作用的中草药数十种，简介如下。

（一）抗癌中草药的植物科属分布

大部分有抗癌作用的中草药，其植物科属分布多在豆

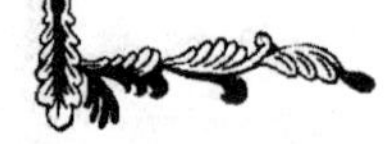

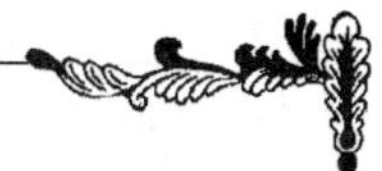

科、百合科、毛薇科、桔梗科、茜草科、天南星科、唇形科、伞形科，葫芦科、茄科、蔷薇科、大戟科等。

（二）抗癌中草药的筛选方法

近十余年来在抗癌药物的筛选方面，积累了一些经验。对于实验动物的生物学特性和用于筛选的价值有了一定的认识。我国常用的动物移植性肿瘤，即筛选所用的动物模型有小鼠肉瘤 -180、肉瘤 -37、艾氏腹水癌、白血病 -615、大鼠瓦克癌 -256 和吉田肉瘤腹水型等。常用于筛选抗癌中草药的方法有动物瘤株体内法和体外法。所谓体内法就是给动物体内接种一定量的瘤细胞后，用中草药进行实验治疗，通过一定时间以观察疗效，所谓体外法就是用生物化学、组织培养、微生物等体外试验方法进行抗癌中草药的筛选。

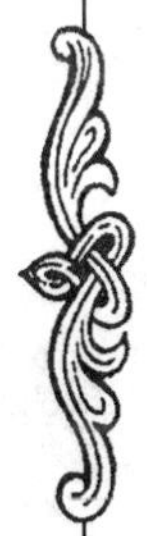

（三）抗癌中草药筛选概况

通过大量本草植物的筛选和动物实验，证实有明显抑制肿瘤细胞生长作用的成分很多：有生物碱，如喜树碱、野百合碱、长春花碱、长春新碱、秋水仙碱等，有多糖和蛋白质，如猪苓、茯苓、灵芝等，其抗癌作用较好。他如喜树、莪术、农吉利、三尖杉、秋水仙酰胺及斑蝥。有抗癌作用的中草药尚有：半枝莲、白花蛇舌草、女贞子、山萸肉、天冬、马钱子、夏枯草、旱莲草、藤梨根、草河车、菝葜、蜀羊泉、石上柏、瓜蒌、蒲公英、冬凌草；天南星、生半夏、石蒜根、白头翁及狼毒等。

（四）抗癌中草药的分类

根据抗癌中草药的作用可分为祛邪和扶正两大类

1. 祛邪类

（1）清热解毒类药物

这类抗癌中草药具有清热、解毒、降火作用，一般多有

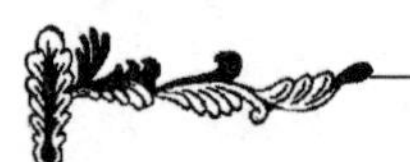

抗菌消炎作用，性味多属苦寒或寒凉。凡见肿瘤患者有邪热亢盛的症状，如身热、口干、咽干、尿黄、舌质赤苔黄、脉弦数等，可应用这类药物。如白花蛇舌草、半枝莲、野菊花、草河车、夏枯草、山豆根、土茯苓、石上柏、鱼腥草、藤梨根、紫草、鬼针草、苦参、山慈菇、龙葵等，这类药物虽无毒性，但久服易伤脾胃，宜加入健脾胃药。

（2）活血化瘀类药物

这类抗癌中草药具有活血化瘀、散结破积的作用。中医学认为肿瘤发病与气血失调、气滞血瘀等有一定关系。凡见肿瘤患者有肌肤甲错，痛有定处，舌质青紫或绛红，舌体可见瘀血线、瘀血斑等症状，可应用这类药物。轻症可用归尾、赤芍、川芎、益母草，一般可用丹参、红花、凌霄草、八月札、落得打，重症可用三棱、莪术、水蛭、虻虫、穿山甲等。通过动物实验研究，这类药物对机体血管功能，血凝状态，微循环均有改善作用，且可增加外周血流量，对毛细血管的通透性均有一定影响。根据中医理论“气为血帅”，“气行则血行，气滞则血凝”的原理，应用活血化瘀药物有时要配用理气药，如元胡、香附、降香等。

（3）化痰散结类药物

中医学认为，有的肿瘤是痰邪凝滞所引起，这类肿瘤多不痛不痒，大小不一，患者多痰，舌苔白滑而腻，脉滑。在治疗上可用化痰散结的天南星、半夏、贝母、礞石、白芥子、海浮石、瓜蒌等。肿物坚硬者可用软坚散结的昆布、海藻、元参、牡蛎、夏枯草、猫爪草、山慈菇、鳖甲等。某些宫颈癌患者应用化痰散结类药物，如石蒜、生南星、生半夏局部治疗，也获得了一定的效果。

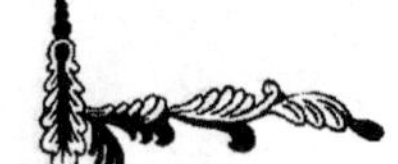

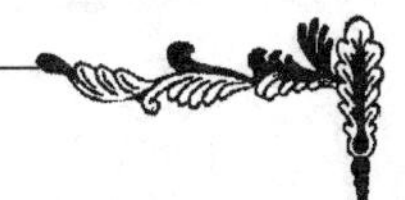

（4）以毒攻毒类药物

有人听到“以毒攻毒”这四个字，就望而生畏，实际上这是中草药治疗癌症的一种手段。这类药物大致可分为三种：一是攻下药，如大黄、芒硝、甘遂、大戟、芫花、巴豆等，适用于身体尚好、有痞满实积，如癌性胸腹水等实证的肿瘤患者，但用药剂量、时间均应严格控制。二是矿物金石类药，如汞、砒、火硝、硇砂、章丹等，这类药物有剧毒及腐蚀性，多用于外治，如治疗宫颈癌，皮肤癌，若内服，必须注意毒性和剂量，服食过量极易中毒而发生恶心、呕吐、腹泻，或产生肝肾功能损害等症状，有时甚至能腐蚀内脏，发生穿孔，因此要慎用。三是昆虫、动物类药，如白花蛇、乌梢蛇、全蝎、蜈蚣、蜂房、红娘子、壁虎、斑蝥、蟾酥等，有活血化瘀、攻积破坚、镇惊止痛、解毒消肿等作用。这类药物中有的毒性峻猛，如斑蝥、蟾酥、红娘子，过量极易中毒。因此应用时要注意患者的体质，药物的配伍，并应严格控制剂量。

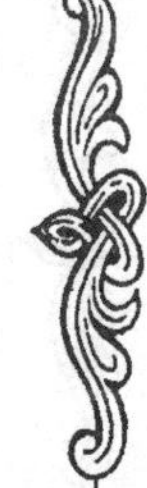

2. 扶正类

中医学认为“积之成者，正气不足，而后邪气踞之”，这说明正气虚损是形成肿瘤的内在条件。所以有的古代医学家提出“养正积自除”，主要在于调整机体的阴阳、脏腑、气血和经络的生理功能，充分发挥机体内在的抗癌能力，使扶正和祛邪妥善给合，这就是扶正类药物治疗肿瘤的理论依据。扶正类药物大致可分为如下几种：

（1）益气健脾药

这类药物用于脾气虚的肿瘤病人。常用人参、党参、太子参、黄芪、白术、茯苓、甘草、大枣等。

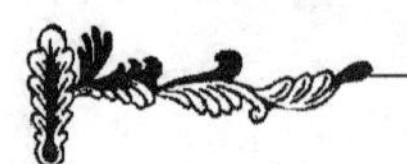

（2）温肾壮阳药

这类药物用于肾阳虚的肿瘤病人。常用附子、肉桂、鹿角胶、仙灵脾、巴戟天、肉苁蓉等。

（3）滋阴补血药

肿瘤病人有阴虚及血虚症状可用当归、生地、熟地、阿胶、制首乌、枸杞子、龙眼肉、鸡血藤、花生衣等。

（4）养阴生津药

多用于阴虚内热，津液亏损的肿瘤病人，有生地、麦冬、沙参、元参、石斛、天花粉、玉竹、黄精等。

有关扶正类药物的治疗原理，目前正在探讨中，可能与调节机体的免疫功能、增强激素与酶系统的调节能力有一定关系。

四、中医治疗恶性肿瘤实验研究

40 余年来，我国应用现代科学方法，在肿瘤领域中，对中医理论、治则、治法进行了一些实验研究和机制探讨，例如在扶正培本治则研究中不但使“动物实验模型”成功被运用，作为肿瘤辨证论治的实验研究，同时证实一些扶正方药如人参、黄芪、枸杞子、女贞子以及四君子汤、六味地黄丸等具有较好免疫训控作用，能提高荷瘤小鼠免疫功能，增强对化疗药物的耐受性，促进骨髓有核细胞及造血干细胞的增殖，激活非特异的巨噬细胞和 NK 细胞，加强 T 淋巴细胞的分裂及诱生干扰素等作用。再如在肿瘤活血化瘀的实验研究中揭示有些活血化瘀中药如赤芍、红花、三棱、莪术、水蛭、穿山甲等具有直接杀灭癌细胞作用，它们还能改善血循及机体高凝状态，降低血小板黏附聚集性，降低纤维蛋白元

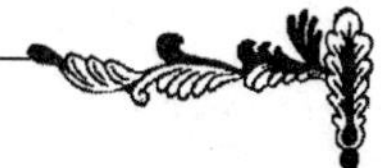

含量，增加血流量，能抑制结缔组织增生，防止放射纤维化，尚有抗感染消炎作用，在恶性肿瘤的科研范畴中，由于临床与基础紧密结合，因之提高了科学水平。

五、开展中西医结合肿瘤预防

2000多年前中医经典著作《黄帝内经》对疾病的防治提出“预防为主”的思想，80年代世界卫生组织提出：“三分之一的癌症可以预防；三分之一如能早期诊断可以治愈；三分之一可以减轻痛苦，延长生命”，通过传统医学及现代医学的两种战略思想，一反过去“癌症不可治”，癌症等于死亡的陈腐观念，形成了对恶性肿瘤的新概念，癌症可防可治，“癌症不等于死亡”。

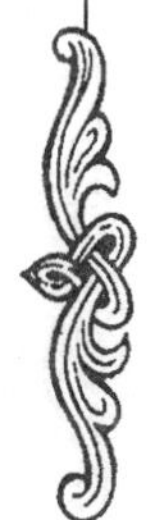

中西医结合预防肿瘤，不但要有组织的保证，建立健全防癌组织，开展防癌普查及宣传，尽量做到早期发现，早期诊断，早期治疗，还要采取具体措施。

1. 根据祖国医学在肿瘤发病因素中重视七情内因的认识，七情太过或不及都会引起脏腑气血功能失常，避免精神刺激，调正机体内环境，增强机体的抗癌能力及免疫功能，对预防肿瘤有一定积极意义。

2. 中医认为“四时八风之邪客于经络之中为瘤病也”，说明癌瘤的发生与气候、季节、周围环境息息相关，要防止外界致癌因素，防止环境污染，处理三废，禁止吸烟。

3. 重视营养

古人认为“谷肉果菜，食养尽之，无使过之，伤其正也”。所谓食养就是食疗，饮食得宜，可以养生益寿，预防

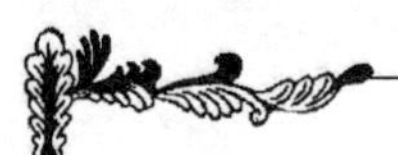

肿瘤。要重视食物总热量，食物中含有适量蛋白质，脂肪，碳水化合物，维生素及微量元素，食疗可与药疗相互结合。某些民间食品如银耳、山楂、香菇、紫菜、芦笋宜常服，忌口不宜太多，食谱不宜过窄，预防霉变食品，忌食烟熏食品及人工糖精。

4. 增强体质，加强锻炼：我们的身体是在运动中体现生命的活动，锻炼的方法很多（如跑步、打球、游泳、散步、打太极拳、作气功），适宜的选择取决身体具体情况。

5. 治疗癌前病变

肿瘤发生有一个相当长的过程，一些慢性病症，如组织上皮不典型增生，若不治疗，就会由癌前变发展为癌，防止癌前病变，有助于降低癌症发病率。

在肿瘤的预防中，既要重视中西医结合，提高疗效，改善病人生存质量，强调整体观念，又要有效控制和消除癌细胞，既要扶正又要祛邪，既要审证又要求因，形成中西医结合防治肿瘤的新概念。

（刘洁　整理）

肿瘤患者心理调护五法

恶性肿瘤严重危害人类健康。许多资料证实：肿瘤的发生及预后与患者的心理因素密切相关。有调查 250 例癌症病人：发现 150 例在患病前受过强烈精神刺激。美国医学心理学会调查 120 例肝癌患者的性格特点发现：内向型性格、不良心理、社会刺激、长期情绪压抑和家庭不和睦是引起癌症

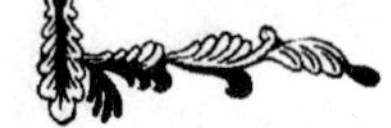

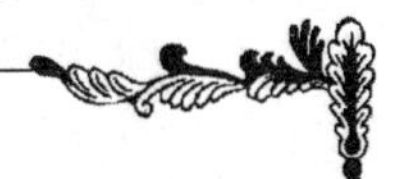

的主要因素。我国学者研究证明：①多疑善感，情绪抑郁者；②易躁易怒，忍耐力差者；③沉默寡言，对事物态度冷漠者；④性格孤僻，脾气古怪者。具有上述性格特点者是癌症的高发人群。但是经过个人的文化修养和努力，也可以潜移默化地使性格受到影响和改变，从而减少癌症的发生。对心理社会因素诱发肿瘤进一步探讨发现：大脑皮质或下丘脑改变，内分泌系统功能失调，免疫监视系统失控可能是其作用机制，而病人患病后经常出现的抑郁、焦虑、孤独、恐惧等情绪可能又加重了上述病理过程。

中医学历来重视心理因素在治疗中的作用。《内经》中就记载了情志之间互相制约的关系，并总结出“以情治情”的治疗方法。后代医家更明确提出：“善医者，必先医其心，而后治其身也”。对于肿瘤病人的心理调控依据传统的中医学理论，一般多采用下列治疗方法。

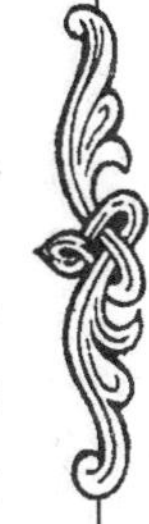

1. 静志安神法：中医理论十分重视精神“内守”在防治疾病中的作用。正如《内经》强调的“恬淡虚无”。庄子亦提出“无视无听，抱神以静，形将自正；必静必清，无劳汝形，无摇汝精，乃可以长生，目无所见，耳无所闻，心无所知，神将守形，形乃生长。”静志安神法与现代所称的自我调整法，打坐冥想、松弛疗法有相似的内容。这种方法来源于我国的气功、佛教的禅宗、印度的瑜珈功等东方古代修身养性的方法，是通过静坐或静卧，内忘思虑，外息境缘，亦不为病痛所扰，使精神清静宁谧，真气自然从之，病气逐渐衰去的方法。古代医案中对思虑劳神过度所致病变，以及某些慢性久病等，常用此法而使疾病痊愈。

临床上常采用参禅，独室静坐，静卧的方法，让患者独处一室，要求其平心静气，排除一切思想杂念，抛弃一切恩

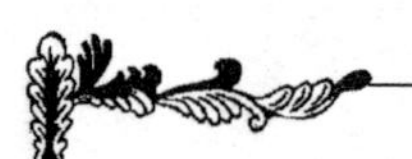

怨慕恋，方能渐至“恬淡虚无，真气从之，精神内守”。《内经》反复强调静心安神，使神志安宁的方法在防治疾病中的能动作用。

《千金要方》道：“病有四种：一冷痹，二气疾，三邪气，四热痹。若有患者，安心调气，无有不瘥也。”如《友鱼斋医话》中载：“蒋先生患病，唠血几不起，先生乃弃医药，借寓道林一室，只以一力自随。闭目迭足，默坐澄心，常达昼夜，不就席。一日忽香津满颊，一片虚白，炯炯见前，猛然有省之间，而沉疴已霍然去体。”龚廷贤在《病家十要》中亦强调：“须当静养，念虑一除，精神自安。”《明医杂著》又说：“昔人有云，我但卧病，即于胸前不时手写死字，则百般思虑俱息，此心使得安静，胜于服药，此真无上妙方也”。

以上静志安神之法的论述，说明中医学历来都把静志安神，澄心静养作为常用的心理治疗方法之一，并广泛用于临床，对于肿瘤病人尤为适用。

2. 言语开导法：通过言语过程，向病人讲解一定的医学知识，使患者知道疾病的发生、发展、病情的深浅轻重及其危害，设法帮助患者消除紧张、恐惧和消极心理，同时引起对疾病的注意和重视，增强其战胜疾病的信心，积极配合治疗，争取早日康复。这一疗法主要是正确运用“语言”工具，调动病人的主观能动性。它是一种基本的心理疗法，临床上常用于肿瘤初发期治疗。

首先，耐心倾听患者的诉述，启发诱导病人倾吐内心的痛苦郁积和隐私真情，这不仅利于医生了解病情，同时本身就是一种“心理疏泄”法。善于引导这一过程，并善于解释，这是此疗法实施的关键步骤。然后针对不同病人，分析

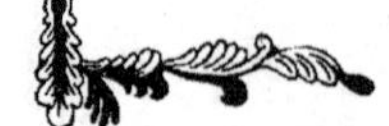

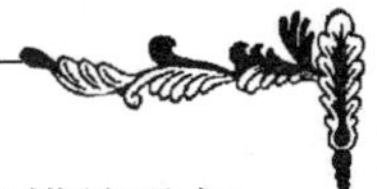

病史病情，找出致病原因，并告诉病人具体的治疗措施及如何自我调养，最终提高病人对疾病的认识，解除病人的消极心理状态，克服焦虑和紧张，从而起到改变病人精神及躯体状况的目的。正如《灵枢·师传》篇曰："告之以其败，语之以其善，导之以其所便，开之以其所苦"，是对此法内容和方式的精辟论述。根据病人恶死乐生的心理状态，"告之、语之、导之、开之"的心理疗法包括了说服、解释、鼓励、安慰、保证等言语治疗之法。

本法适用于情志不畅而致不寐、心悸、惊悸、癫狂、郁证、畏死等病症。《续名医类案》中记载的芦不远治沈君鱼一案，是进行说理开导疗法的例子："沈君鱼，终日畏死，龟卜噬数无不叩，名医之间无不造"。但病情总不减轻。一日，请芦诊治。芦一边开方给药，一边言语开导，正面说理解释，沈君鱼的思想负担略有减轻，但第二天一早，沈又来对芦说，卜卦者说自己十日当死，更为恐惧，不敢独睡。芦就"先留宿斋中，大壮其胆"。接着，又带沈到青山丛中的寺庙小清谷禅大师请授生命之原，当他明白了人为什么有生有死的道理后，精神状态好转了，思想安定了，恐惧心理消除了，沈君鱼的病也不药而愈了。如一个人丢失了一枚针，怀疑是自己不小心误吞了。于是就感到了身上有可怕的病症，甚至感到喉部也肿了起来。他找医生检查，没有发现什么病象，就耐心劝他回去仔细找找，后来，他无意中发现了遗失的那枚针，才醒悟自己并没有吞针，满腔的疑虑解决，症状病象也消失了。

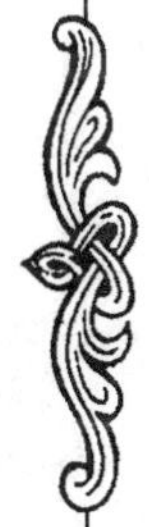

采用本法应注意创造安静的治疗环境，融洽的气氛，取得病人的信任感、安全感。在言语交流过程中，词语要用得适当慎重，并注意替患者保守秘密。劝说开导，要针对不同

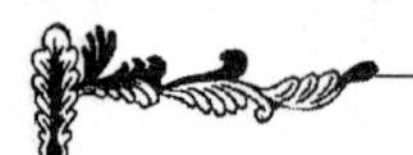

病人的个性特征和实际情况，有的放矢，细致入微。

3. 解惑释疑法：解惑释疑法就是根据病人存在的思想顾虑，通过一定的方法，解除患者不必要的疑虑，帮助病人去掉思想顾虑，增强同疾病做斗争的信心。心存疑惑是患者较普遍的心理状态，特别是性格内向，抑郁的患者表现更为明显。故破疑释误，阐明真情，剖析本质，以解除病人疑虑，从迷惑中解脱出来，是每个临床医生不可推卸的责任。对患者的疑心、误解、猜测首先要询问最初的原因，而后通过对话，循因释疑，据理解惑。如“杯弓蛇影”疑虑致病，一语道破，沉疴顿减。有的人患病之后，疑神疑鬼，疑心重重，怀疑自己得了这样那样的病。但是，实际上，疑之既深，便不会轻信解释，因此有时还要采取假物相欺，以谎释疑，“诡诈谲怪”，以巧转意的方法，才能取信于病人，而获得预期疗效。《北梦琐言》中载一病案：唐朝京都医生亢桢曾治一妇女，她伴随其夫从外地回家途中误食一虫。于是怀疑虫在腹中作怪而患了大病，久治无效。亢桢前往诊视，弄清了病因后，并不马上开方，他选择患者身边细心谨慎的一个侍女，悄悄地对她说：“我准备用催吐药让你女主人呕吐，你用木盘接着，当她呕吐时你就说，看见一条虫从女主人嘴里呕吐出来逃掉了，但绝不能让病人知道这是假的”。于是侍女遵照医嘱办了，病人听说后以为腹中之虫已经吐出，病也就逐渐好了。用本法施治时医生态度要严肃认真，做到耐心细致，注意尊重事实，语言有理有据，具有说服力，在以谎释疑，以假解惑时，要假戏真作，切不可因敷衍而被患者识破，使病难愈。

4. 移情易性法：移情易性法又称“移精变气法”，现代称之为转移注意法。通过语言和行为等，转移患者对疾病的

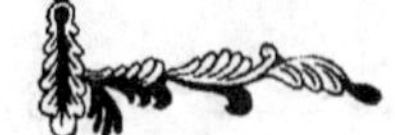

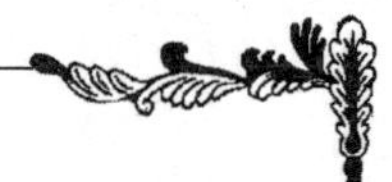

注意力，从而起到调整逆乱之气机，使精神安定，疾病减轻的目的。人在病中则常虑其病，甚至紧张、焦虑和恐惧。《续名医类案》中指出：失志不遂之病，非排遣性情不可，此法作为一种常用的辅助疗法，在临床上行之有效。《临证指南医案》说：情志之郁，由于隐情曲意不伸。郁证全在病者能移情易性。这里讲的就是“移情易性”的意疗方法。分散病人对疾病的注意力，使其思想焦点从病所转移于他处，或改变其周围环境，使患者不与不良刺激接触；或改变病人的内心思恋的指向性，使其将某种情感转移于另外的人或物上，可称之谓“移情”。通过学习交谈等活动，排除病人内心的焦虑，或改变其错误的认识和不良情绪，或改变其不良生活习惯与思想情操，可称之为“易性”。“移情易性”的具体方法很多，要根据病人的不同病情，不同心理和不同环境等，采取不同的措施，选择运用。如《北史·崔光传》讲的：“取乐琴书，颐养神性”，即为一种方法。吴师机《理瀹骈文》亦指出：“七情之病，看书解闷，听曲消愁，有胜于服药者矣”。图书、音乐能影响人的情绪，转移情志，具有陶冶性情的作用，可以起到治病的作用。

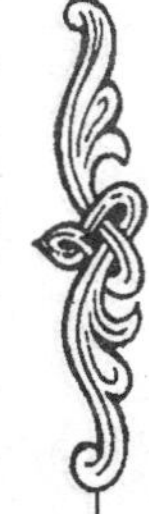

5. 顺情从欲法：顺情从欲法又称怡悦开怀法。就是顺从病人的意志、情绪，满足其心身需要，用以治疗情欲不遂的病症。古代许多医家认为，只有顺情从欲，怡悦开怀，心情舒畅，再配合服药，才能取得良好疗效。否则，心情不畅，情志抑郁，草木无情，石药无功，服药再多也是收效甚微。故本法是中医常用的心理疗法之一。《灵枢·师传》篇说：“未有逆而能治之也，夫惟顺而已矣。百姓人民，皆顺其志也”。朱丹溪指出：“男女之欲，所关甚大，饮食之欲，于身尤小”。这说明衣、食、住、行等是人们生存所必需的，生理和心理

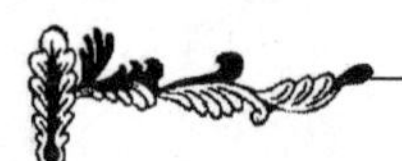

的需要和欲望是客观存在的。如目欲视物，耳欲闻声，饥而欲食，寒而欲衣，劳则欲息，男婚女嫁，疾痛情欲都是人类最基本的生理要求。需求的满足与否，会直接影响人的情绪，通过情绪进而影响生理活动，加重病情。因生活欲望不能得到满足而致的病证，单靠言语开导，移情易性等方法，是不能有效的，故须配合顺情从欲法方可奏效。如张景岳所云："以情病者，非情不解，其在女子，必得愿遂而后可释"。

李中梓说："境缘不偶，所求未遂，深情牵挂，良药难医"。指的是由心理的欲望得不到满足而致的疾患，则往往需要欲从愿遂，方能解除病情，相反则医之无效。而且在疾病的过程中，病人情绪最易变化，对此也应顺其情，从其志，使患者怡然喜悦，心情舒畅，方可对病愈有积极的促进作用。临床上医生应详细询问患者及家属亲朋，了解患者的嗜欲和情趣以及与发病的关系，分析所得情况，找出真正原因。根据实际情况，在许可的条件下，尽量满足病人的欲望和需求，如思念亲人，使其团聚；欲陪伴者，给予照顾；远其所恶，即创造条件改变其所处环境；对病人的想法表示同情和理解等。如陈士铎《石室秘录·意治法》说：如病人喜寒食，即以寒物投之，病人喜热食，即以热物投之也。随病人之性，而加以顺性之方，则不违而得大益。倘一违其性，未必听信吾言，而肯服吾药也。所以古人有问可食蜻蜓蝴蝶否，而即对曰可食者，正顺其意耳"。

综上所述，本法可以用于治疗情思不遂所致各种肿瘤。使用中应注意，对于某些患者胡思乱想，淫欲邪念，放纵无稽等不切实际的欲望，不能迁就和纵容，应当善意而诚恳地说服教育，另外，某些疾病当忌口者，亦不能顺从其欲。

（刘浩　整理）

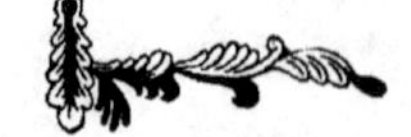

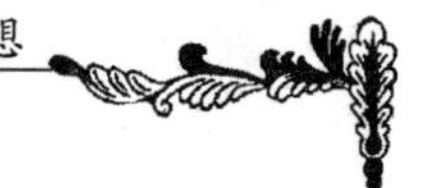

余桂清教授中西医结合防治肿瘤的业绩及学术思想

中医肿瘤治疗在我国肿瘤治疗中起重要作用，中西医结合治疗肿瘤是中国肿瘤治疗的特色之一。由于中医或中西医结合肿瘤研究工作者，几十年来辛勤劳动和不断探索的结果，中医和中西医结合治疗肿瘤取得了很大的成绩，这个成绩使中医在肿瘤治疗中占有一定的位置。这是中国对世界肿瘤学的一个贡献。我们这一代人看到这些成果在发扬，继续着这些成果的延伸。我们承担着中西结合肿瘤事业的重任，沿着老一代开辟的中西医结合的道路走，将创造更大辉煌。为此，我们有必要追溯取得这一成果的历史，要追溯创造这一历史的带头人——余桂清教授所走过的路程及业绩。

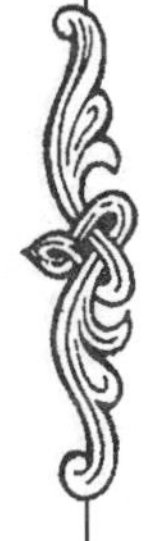

虽然中国古代早就有有关肿瘤的记载，历代中医药著作也有防治肿瘤的论述，但在中国现代肿瘤学科的开展始于20世纪30年代，直到1958年我国才建立第一个肿瘤医院即中国医学科学院肿瘤医院。这是中国肿瘤学发展史上的一个重要标志。1959年冬，在天津市召开了全国第一届肿瘤工作会议，在这第一届肿瘤工作会议上讨论制定的恶性肿瘤研究规划（1960 ~ 1962年）中提到了“中医中药治疗恶性肿瘤规划”。余桂清教授就是在这个年代开始投入了中医中药治疗恶性肿瘤的事业。他和段凤舞、张代钊教授一起开始思考和商议筹建中医肿瘤科的事宜，经过不懈地努力，得到了上级领导的支持和批准，终于在1963年春在北京成立了

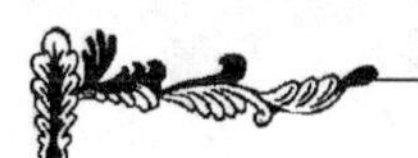

中国中医研究院广安门医院肿瘤科，这是我国第一个中医肿瘤科，也是中医肿瘤学形成的起点。这一阶段正是余桂清教授长期跟随老中医系统学习中医，在古代的文献中挖掘中医药防治肿瘤的理论和经验，而且建立肿瘤科的过程中不断地与医科院肿瘤医院联系，通过相互交流中了解并掌握了西医肿瘤学。1969 年起参加了医科院肿瘤医院的河南林县医疗队，与他们一道共同参加食管癌的普查和防治工作，在这里运用中医中药治疗食管癌并研制了“抗癌乙丸”，为后来治疗食管上皮重度增生的研究提供了宝贵的处方。余桂清教授在总结这一段经验的基础上，于 1975 年秋自行组织了中国中医研究院肿瘤防治医疗队到河北滋县张二庄建立了中医中药防治肿瘤的医疗点，后来扩展到整个邯郸地区，在这一阶段不仅出色地完成了医疗任务，还培养了一批广安门医院肿瘤科的中医肿瘤医生和研究人员，这在当时的环境是非常不容易的。余桂清教授从医疗队回来立即派一批医生去医科院肿瘤医院进修，这样使他们不仅精通中医，也掌握了一些现代医学知识，为今后的中西医结合肿瘤临床与基础研究打下了良好的基础。从那时起凡是进入肿瘤科的医生不管是中医学院毕业还是西医学院毕业，都要到肿瘤医院进修临床或基础，这已成为无形的制度。1974 年春，广安门医院建立了肿瘤科病房。当时广安门医院只有三个病区，即内科病区，针灸科病区和骨眼外科病区，增设一个肿瘤科病区意味着上级对肿瘤科的重视，也意味着广安门医院肿瘤科在余桂清教授带领下做出了突出的成绩，这样，为广安门医院肿瘤科的长足发展，为广安门医院发挥中医肿瘤特色打下了基础。这时开始做了猪苓多糖注射液的临床研究并出色地完成了这项任务。1981 年夏，新的病房大楼建成时，由于当时的需要，

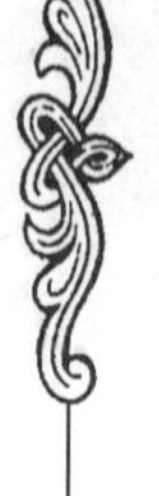

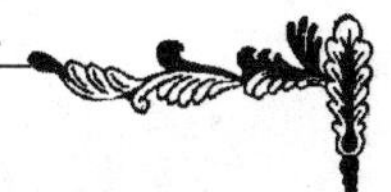

肿瘤科设立了两个病区，余桂清教授借助这一良好机遇，极力推动肿瘤科的建设和发展，他不仅培养临床医生，也培养细胞学诊断和内窥镜等人员，这样肿瘤科自已有较高诊断水平的细胞诊断室、内窥镜检查室（胃镜、支气管镜）。2000年，肿瘤科扩展到三个病区，成为全国中医肿瘤界病室最多的科室。余桂清教授自20世纪70年代起为中西医结合肿瘤治疗和研究考虑过肿瘤科应设立放射治疗设施，现在终于在上级领导的支持下，购置了^{60}钴装备，培养了二名医生和一名技术员，已经治疗了不少肿瘤患者。

科研是发展的动力之一，余桂清教授非常重视科研，他贯彻以中医理论为基础，应用现代科学成就包括现代医学科学去研究中医的方针，促进了广安门医院肿瘤科的发展。20世纪60 ~ 70年代起余桂清教授亲自购置实验室仪器，从普通的光学显微镜，试管，电冰箱，到安排实验室技术人员，历尽艰辛，建起了非常简陋的中医肿瘤实验室。在这样的条件下，做了筛选抗癌中草药的工作，研制了软坚消瘤片（征癌片）、西黄解毒胶囊（人工牛黄散），做为院内制剂应用了几十年。余桂清教授在“六五”、“七五”期间承担健脾益肾冲剂（扶正冲剂）胃癌术后患者化疗相结合的临床和实验研究，证明它能延长胃癌术后患者的生存期，减轻化疗的副作用，并被国家批准正式生产，这一成果是在中医扶正培本理论指导下，治疗肿瘤药物研究的典范，引起了中西医肿瘤界的良好反响，也促进了扶正培本法的进一步研究。在余桂清主任的影响下，广安门医院在“七五”期间获得了三项国家攻关课题，而且都是中医药防治肿瘤的课题，这在当时全国中医药系统中占领先地位。余桂清教授继续承担“八五”国家攻关课题，也参加了姜廷良教授的“六味地黄

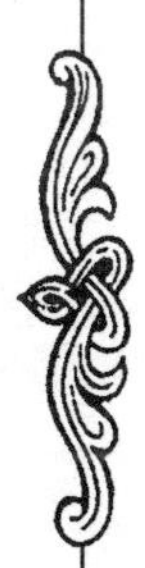

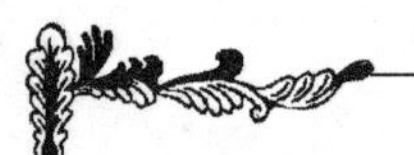

丸治疗食管上皮重度增生预防食管癌”的“七五”国家攻关课题。他还参加和主持了“舌诊”的研究，参加了“扶正增效方配合放疗治疗肺癌”的研究，都取得了很好的成绩。

余桂清教授重视科研，以科研促进学科发展的指导思想，对广安门医院肿瘤科的科研工作具有极大的影响。到目前为止肿瘤科已完成数项课题（其中国家攻关题项，中医药管理局课题项，自然科学基金项，中医研究院项，所级课题项）。科研课题的承担培养了科研技术人才，这使我们有条件设立细胞培养室，流式细胞仪室，并添置了激光共聚焦显微镜等一批具有高水平的设备，从普通的实验研究已达到研究细胞分子生物学的水平。因而建立了国家中医药管理局重点实验室，以及广安门医院 -SK 中韩合作实验室。

余桂清教授的业绩不仅仅限于广安门医院，同时也为中国中医肿瘤事业和中西医结合肿瘤专业队伍的形成和发展做出了极大的贡献。1965 年 2 月 23 日至 3 月 3 日，在上海召开了第二届全国肿瘤工作会议，在这次会议上提出了“中医、西医都要密切协调合作”的决策。1977 年 6 月 17 日至 7 月 2 日，在北京召开了第四届全国肿瘤工作会议，这次会议的议题是“总结在肿瘤防治和研究工作中努力发掘祖国医学遗产，走中西医结合道路的经验。”余桂清教授参加了这次会议，并做了重要的工作。余桂清教授在这些会议精神指导下，积极参加中医肿瘤学术活动，他组织了多次中西医结合防治肿瘤协作会议，在这些活动中显示出他对中医肿瘤事业的热情，表现出了他的学识渊博和非凡的组织能力。1985 年全国中西结合肿瘤专业委员会正式成立，余桂清教授被选定为主任委员，接着又任中国抗癌协会传统医学肿瘤专业委员会主任委员。近二十年的时间里，他组织了九届中西医结

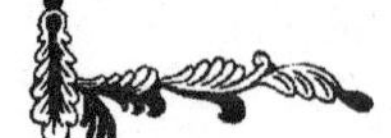

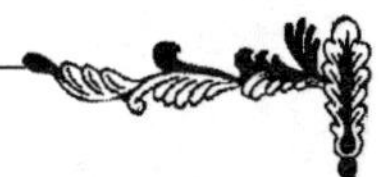

合肿瘤学术会议和三次国际中医肿瘤学术研讨会。

余桂清教授在肿瘤治疗中始终坚持发挥中医药的特色，把握中医药的优势去治疗肿瘤。他与他的同道一起，提出了扶正培本，清热解毒，活血化瘀，软坚散结等中医肿瘤治疗法则，这些法则的提出，促进了中医药治疗肿瘤的临床和基础研究，指导了中医肿瘤临床实践。他特别重视中医扶正培本这一法则，重视中医的整体观和中医药的调节作用。扶正祛邪是余桂清教授防治肿瘤的最主要的指导思想，他依靠中医重视机体自身的抗病能力的观点，去探索中医药如何提高机体自身抗癌机能，并研制了著名的扶正冲剂（健脾益肾冲剂）。

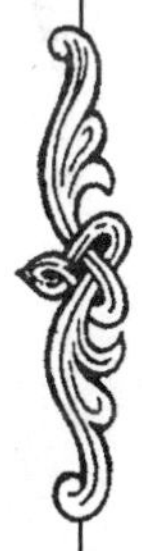

余桂清教授在肿瘤的治疗中始终坚持中西医结合的道路，不论在创建中医肿瘤科时期，还是在医疗队期间和建立肿瘤科病房时期，一直强调在临证时必须明确诊断，治疗后要有准确的判断标准，也就是国内或国际肿瘤统一的标准。正因为在这种学术思想的指导下，广安门医院肿瘤科全体人员十分明确，现代医学的病理细胞学，放射诊断学及各种生物化学和生物分子学的指标在中医肿瘤学术发展中的重要性。在这一学术思想的指导下，广安门医院肿瘤科的医生，临诊时在明确诊断的前提下，首先要考虑的是最佳的治疗方案是什么，如何很好地去与手术、化疗或放疗相结合的问题，而不是一遇患者只开中药方子而不考虑其他治疗手段。余桂清教授这一学术思想体现了中西医结合肿瘤治疗的三大原则，即局部与整体相结合，扶正与祛邪相结合，中医与西医相结合。

余桂清教授在改革开放初期有一个口头禅，“我们要走向世界，打到国外去”。他经常鼓励大家学习外语，而他自

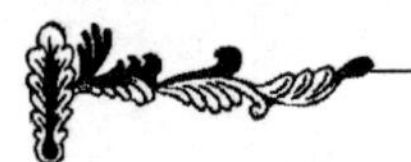

身掌握着流利的英语。

自从1980年春季出访日本开始，近20年间他去意大利、法国、美国、英国、朝鲜、韩国、印度尼西亚、泰国、新加坡等国进行学术访问，讲学或诊病，把中医和中西医结合肿瘤学传输到世界上去。他不仅鼓励我们走向世界，还亲自去实践。

余桂清教授孜孜不倦，呕心沥血，为中国的中西医结合肿瘤事业做出了重大贡献。正因为如此，他荣获无数次劳动模范，先进工作者，有贡献的科技工作者称号，多次获得了部级和院级的科技进步奖。1988年世界文化委员会授予阿尔伯特·爱因斯坦奖，1994年被美国传统研究所载入《国际名人录》。2000年中国中医研究院授予他中国中医研究院资深研究员。

余桂清教授是大家公认的中国中西医结合肿瘤事业和中医肿瘤学科的创始人，是中医肿瘤学界的泰斗。

余桂清教授性情豁达，为人热情，胸怀宽阔，广聚同仁，因而在当今中国形成了团结奋进的中西医结合肿瘤队伍，也是由于他任劳任怨，不计得失，艰苦奋斗，坚忍不拔的精神才引导大家造就今天这样的中西医结合肿瘤事业的新局面。

（中国中西医结合学会肿瘤专业委员会主任委员　朴炳奎）

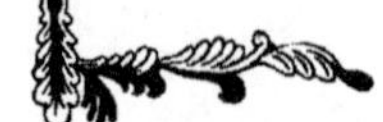

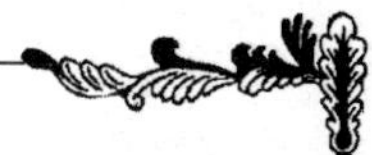

年　谱

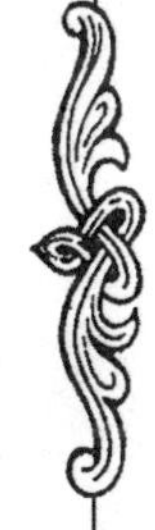

1921 年 9 月出生于湖北武汉，祖籍安徽黟县。

1940 年就读四川北碚国立江苏医学院。

1947 ~ 1955 年先后在江苏镇江基督医院、汉口普爱医院和武汉第二工人医院工作。

1955 年奉调卫生部中医研究院，随我国著名中医外科专家段馥亭学习继承中医外科、肿瘤临床经验。

1960 年参加卫生部首届西学中班。

1962 年主编《中医外科证治经验》。

1963 年创建我国第一个中医肿瘤专业科室——中国中医研究院广安门医院肿瘤科（现为全国中医肿瘤医疗中心）。

20 世纪 60 ~ 70 年代，受卫生部委派，率医疗队多次到河北磁县、武安、涉县等食管癌高发区进行防治研究。先后研究出辅助食管癌诊断的“舌诊法”，并与姜廷良教授合作完成“益肾阴法六味地黄丸治疗食管上皮重度增生预防食管癌”和“抗癌乙丸治疗食管重度增生预防食管癌”两项部

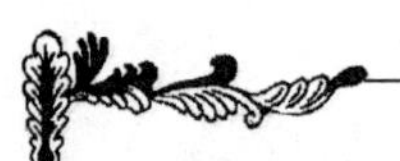

级科研成果，筛选了数十种抗癌中草药，对征癌片、抗癌乙片、二术玉灵丹、人工牛黄散等中医方药治疗肿瘤进行系统观察研究。

1973 年参加周总理医疗小组。

20 世纪 70 ~ 80 年代牵头在国内率先开展扶正培本法治疗肿瘤研究，先后组织了三届全国中医肿瘤扶正培本研讨会。主持国家“六五”“七五”八五攻关中医肿瘤课题研究，其中健脾益肾方药治疗晚期胃癌临床与实验研究、猪苓多糖治疗肺癌研究，分别获卫生部和中国中医研究院成果奖。主编《历代中医肿瘤案论选萃》《中西医结合治疗肿瘤有效病例选》、《中西医结合防治肿瘤》等专著，并任中国中西医结合学会肿瘤专业委员会第一、二届主任委员及中国抗癌协会传统医学专业委员会主任委员。

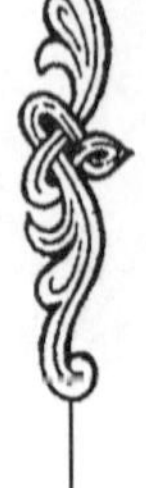

1987 年应邀在意大利罗马主讲“中医治疗肿瘤”、“针灸治疗肿瘤”。

1988 年被世界文化委员会授予阿尔伯特·爱因斯坦奖。

1994 年被中央保健委员会授予中央保健工作奖状。

1994 年应邀在英国牛津大学主讲“现代中西医结合治疗肿瘤研究进展”、“肺癌、胃癌中西医结合防治”，并被美国传记研究所载入《国际名人录》。